Anita Brookner

# Ein tugendhafter Mann

ANITA BROOKNER

# Ein tugendhafter Mann

ROMAN

Aus dem Englischen
von Wibke Kuhn

EISELE

Besuchen Sie uns im Internet:
www.eisele-verlag.de

Die Originalausgabe »Lewis Percy«
erschien 1983 bei Jonathan Cape, London.




Gesetzt aus der Quadraat Pro
Satz: LVD GmbH, Berlin
Druck und Bindearbeiten: GGP Media GmbH, Pößneck
Printed in Germany
ISBN 978-3-96161-198-0

# 1

Madame Doche, deren gönnerhafte Miene nicht weniger großzügig wurde dadurch, dass sie sie regelmäßig aufsetzte, nahm Lewis Percy den Camembert aus der Hand, drückte ihren erfahrenen Daumen hinein, verkündete, dass er gut war, und führte ihn in den Salon. Dort war die reguläre Besetzung seines privaten Theaters versammelt. Was für ihn die Unterhaltung dieses Abends war, die Lehrstunde des Abends, die Belohnung des Abends, wurde zu seinem persönlichen Vergnügen aufgeführt. Er musste nur noch Platz nehmen.

Manchmal brachte er eine Tüte Kirschen mit: etwas Kleines, aber Dekoratives, wie es seinem untergeordneten Status zukam. Im Salon nahmen die Damen, seine Mitbewohnerinnen, mal mehr, mal weniger kleine Häppchen zu sich, und da er der einzige Mann war, fehlte ihm der Mut, dem Ganzen eine etwas robustere Note zu geben, obwohl er fast immer Hunger hatte und gerne etwas Substanzielleres als die Schinkenscheiben und die paar Äpfel gegessen hätte, die er sich gestattete. Ab und zu bekam Mme Doche Mitleid mit ihm und setzte ihm einen Teller von der dicken, breiartigen Suppe vor, die sie für das Abendessen ihrer Arbeitgeberin zubereitete. Die Suppe gab es normalerweise nach den

Äpfeln. Ein nicht weniger dickes Grießgericht konnte vor dem Schinken kommen. Lewis, der noch jung war, konnte mit diesen Abweichungen umgehen. Das Vergnügen dieses Abends lag nicht im Essen, obwohl es ihm natürlich immer willkommen war. Das Vergnügen dieses Abends lag für ihn vielmehr in der warmen, unkritischen Gesellschaft der Frauen, die alle nur vorübergehend hier wohnten, wie er auch, in der höhlenartigen Wohnung von Mme Roussel, der dreiundachtzigjährigen Witwe, unter deren Dach sie zufällig gelandet waren – für ein Jahr, für sechs Monate, für zwei Jahre –, so lange, wie ihre Tätigkeiten in Paris eben dauerten. Während Lewis' Mitstudenten ihr Dasein in mageren Studentenunterkünften fristeten, wohnte Lewis dank eines Glücksfalls bei der französischen Sprachenschule und des Geldes, das sein Vater ihm hinterlassen hatte, fast schon prachtvoll in der Avenue Kléber. Sein Zimmer war das kleinste in der Wohnung, wenig mehr als ein Anhängsel der Hauptwohnung, doch der überlegene Vorteil lag in der Geselligkeit seiner Mitmigrantinnen. Er bezeichnete sie in Gedanken als Mme Roussels Gäste, obwohl sie einen satten Preis für dieses Privileg zahlten. Mme Roussel selbst, die alt war und selten komplett bekleidet, glänzte durch wohlwollende Abwesenheit. Ihre Unterkunft, zu der nur Mme Doche Zutritt hatte, war abgetrennt, am Ende des Korridors. Ab und zu, wenn sie auf dem Weg zum Badezimmer waren – zu dem sie streng regulierten Zugang hatten –, konnten sie hören, wie sie Patiencen legte und mit sich selbst sprach, mit lauter, überraschend heiserer Stimme.

Nachdem er seinen Camembert oder seine Kirschen überreicht hatte, setzte sich Lewis mit Mme Doche, Roberta und Cynthia auf einen der Louis-XV.-Stühle mit ihren schäbigen Bezügen, die auf die unansehnliche Art von Wandteppichen abgewetzt waren, nach jahrelanger Abnutzung im flackernden Licht der in weitem Abstand montierten Wandlampen. Der Salon war dämmrig, sein ehemaliger Glanz nicht mal mehr eine Erinnerung. Dieser ausgeblichene Hintergrund unterstrich die Anwesenheit der Frauen nur noch stärker. Die abendliche Benutzung des Salons war eines der Privilegien, für die sie so teuer bezahlten. Und da sie schon so viel gezahlt hatten, nutzten sie ihn eben auch auf ihre Weise. Chesterfield-Zigarettenschachteln wurden nachlässig auf die Marmorplatten der verstreuten Tische mit den gusseisernen Beinen gelegt, neben Päckchen mit Räucherlachs und den Matzen, die Roberta so gerne aß. Durch ihre Arbeit bei der UNESCO konnte sie sich weit mehr Luxus erlauben als die anderen, und so erlaubte sie sich noch mehr: Ein fettiges Einwickelpapier, in dem sie ihren abendlichen Imbiss gewickelt hatte, konnte schon mal vom Kartentisch auf den Savonnerie-Teppich heruntersegeln, oder sie legte ihre Traubenkerne einfach auf eine Sèvres-Untertasse. Cynthia, die ebenso wie Lewis Studentin war, war da schon penibler, beinahe schon zu penibel für Lewis, obwohl er fast ein bisschen verliebt in sie war. Cynthia nippte an ihrem Kamillentee, während sie entsetzt zusah, wie Mme Doche Muscheln aussaugte oder Artischockenblätter mit den Zähnen ausstreifte. Mme Doche, die Einzige von ihnen, die hier quasi zu Hause war, war auch die Einzige, die regelmäßige Mahlzeiten zu sich nahm.

Man schrieb das Jahr 1959. Die Fenster des Salons waren wahrscheinlich seit 1950 nicht mehr aufgemacht worden, als

Mme Roussel, damals noch »*cette chère Mélanie*«, zum letzten Mal die Gastgeberin für ihre vielbeschäftigten Freundinnen gespielt hatte, Frauen wie sie, die aus guten Familien stammten und deren Interessen und Aussichten limitiert waren. Seit damals hatte sie ihren flotten Abstieg ins Alter begonnen, unter der Fürsorge von Mme Doche, die zugleich Dienerin und Gesellschafterin war. Mme Doche war jedoch nie in die Position einer Freundin befördert worden, und deswegen wusste sie die Gesellschaft von Roberta und Cynthia und sogar die von Lewis zu schätzen. Was an den Abenden in diesem dämmrigen Salon herrschte, war eine Kameradschaft unter Mitgliedern der niederen Gesellschaft, bares Geld, das trotzig sein Gewicht gegen die Familienportraits und die Sèvres-Untertassen ausspielte. Robertas Gehalt und die allmonatlichen Zahlungen von Cynthia und Lewis drehten der verhaltenen Noblesse und dem ererbten Inventar einer längst verschwundenen französischen Großbürgerfamilie eine lange Nase. Lewis betrachtete ihre kleine Gruppe als ein vorübergehendes Lager auf fremdem Territorium und empfand ständig – und durchaus angenehm – eine geteilte Loyalität einerseits zu den realen, wenn auch schäbigen Stühlen und andererseits dem Bohème-Leben, das diese Stühle gezwungenermaßen mitansehen mussten. Dann wiederum schrieb er gerade seine Abschlussarbeit über das Konzept des Heroismus im Roman des 19. Jahrhunderts und musste sich gezwungenermaßen mit höheren Dingen beschäftigen, auch wenn er gerne frei von ihnen gewesen wäre.

In diesem Wettbewerb zwischen dem Etablierten und dem Importierten waren es die Frauen, die ihn jedes Mal besiegten. Ihnen verdankte er die Überzeugung, dass Frauen ein wesensverwandtes und empathisches Geschlecht waren. Als sie ihn mit seinem Camembert und seiner Tüte Kirschen willkommen hießen, mit einer offenkundigen Begeisterung, die eine gewisse versöhnliche Nachsicht mit seiner Jugend enthielt, mit seinem offensichtlichen Mangel an Raffinesse und seinem fragenden, erwartungsvollen Lächeln, wurde ihm das Herz ganz weit, und er spürte, dass er sich in einer Gesellschaft befand, die etwas Mütterliches in sich trug, etwas Bedingungsloses, sogar eine Spur Mitleid. In seinem späteren Leben sollte er genau dies als typisch weibliche Atmosphäre akzeptieren. So hatte er es im Hause seiner Mutter kennengelernt, und es wäre ihm nie eingefallen, es zu hinterfragen. Bescheiden und schüchtern freute er sich den ganzen Tag auf das, was er als sein Nachhausekommen betrachtete. Doch nicht der Salon bedeutete Zuhause. Die Frauen bedeuteten Zuhause.

Ein zusätzlicher Bonus bestand darin, dass sie ihm nach seiner Begrüßung sehr wenig Beachtung schenkten, sich aber weiter miteinander unterhielten, wie er fand, dass es sich für Frauen gehörte. Die Themen, über die sie sich unterhielten, waren fast immer dieselben: Robertas Arbeitstag im Büro, und was Mme Van de Waele, die belgische Delegierte, für die sie arbeitete, gesagt, getan und angehabt hatte – Letzteres fand Mme Doche besonders interessant –, und Cynthias Leiden, für die Mme Doche, eine ehemalige Krankenschwester, Rat und Gegenmittel anbot. Für Lewis war das alles wichtiges Material, und da es gewissenhaft auf Französisch besprochen wurde, hielt er es für den Gipfel der Weltläufigkeit. Während er sich schüchtern eine Scheibe von seinem eigenen Camembert auf eine Scheibe von Robertas Matzen legte, gab er sein tägliches Selbst auf, das Selbst, das in die Nationalbibliothek ging und mit irgendwelchen Romanhelden rang, gab es auf für diese warme Atmosphäre der Frauen, die ihm im Grunde wohlgesonnen waren – obschon sie ihn nach seiner Begrüßung größtenteils ignorierten – und ihm bei Bedarf als Schutz dienen würden. Insbesondere Mme Doche erschien ihm gütig: Ihre Wertschätzung für seinen kleinen Beitrag zum Abendbrot rührte ihn immer wieder, und, was noch wichtiger war, erleichterte es ihm, sich trotz seiner unbeholfenen Jugend wohlzufühlen, trotz der Fußknöchel und Handgelenke, die aus den Ärmeln seines Tweedjacketts herausschauten, und der Aufschläge seiner grauen Flanellhose, seiner Haare, die ihm senkrecht von der Stirn hochstanden und sich trotz großzügigen Einsatzes von Wasser nie glätten ließen. Ihre besondere Milde schrieb er dem Umstand zu, dass sie irgendwo einen Sohn hatte, und das, zusammen mit ihrem medizinischen Hintergrund, verlieh ihr eine gewisse Autorität in dieser Gruppe. Sie war eine üppige, friedfertige blonde Frau, die früher mal ein hübsches Mädchen gewesen war und immer noch einen Anflug von Koketterie zeigte. Trotzdem schien sie in Gesellschaft von Frauen auch glücklich zu sein.

Mme Doche mochte an die fünfzig sein, neben Robertas neununddreißig und Lewis' zweiundzwanzig: Cynthia war fünfundzwanzig Jahre alt, wofür sie sich schämte. In Lewis' Augen war Mme Doche die augenscheinlichste mütterliche Gegenwart, obwohl er durchaus sah, dass auch Roberta eine gewisse Mütterlichkeit besaß, denn sie war auf eine lebhafte und unbeherrschte Art liebenswürdig und rückhaltlos praktisch veranlagt, was, wie er fand, gut in ein Haus voller Söhne gepasst hätte. Ihre natürlicher Redemodus war das Verkünden von Klatsch, sie war eine Expertin für alles, beziehungsweise für alles, was wichtig war. Daneben war sie noch selbstbewusst, verachtete schlechtes Benehmen, wurde oft enttäuscht, ohne jedoch jemals ihren lebhaften, vertrauensvollen Blick zu verlieren. Irgendetwas war ein wenig zu opernhaft an Roberta – ihre Hingabe für das Büro und für Mme Van de Waele, ihre Rastlosigkeit, ihr großartiger, gieriger Appetit – und machte Lewis klar, dass sie Höheres anstrebte. Sie war die Einzige von ihnen, die nicht so wirkte, als hätte sie ihr Schicksal angenommen: Lewis wusste nicht, woher er das wusste. Roberta lachte oft, wobei sie den Kopf zurückwarf und ihre makellosen Zähne entblößte. Trotzdem besaß sie ein unberechenbares Temperament und konnte jederzeit gegen eine Kollegin wüten, die gleichzeitig ihre Freundin war, obschon sie fast immer schlecht auf sie zu sprechen war. Dann steigerte sie sich in eine energische Schilderung eines halb vergessenen Streits hinein, lief rot an, und ihr Körper verströmte frische Geruchswellen, während ihre Temperatur immer höher stieg. Man konnte sie mit Lachen aus diesem Zustand herausholen oder zumindest beruhigen, aber sie musste sich einmal komplett Luft gemacht haben: Wehe dem, der versuchte, sie zu tadeln. Sie war großzügig und impulsiv, entwand Lewis seinen Teller und gab ihn ihm wieder mit einem Pfirsich oder ein paar Weintrauben darauf, aber sie sagte auch ehrlich ihre Meinung, manchmal sogar bis zur Brutalität. Zu gerne erklärte sie Cynthia, die sich immer als

Märtyrerin ihrer Gesundheit und ihrer Nerven hinstellte, dass sie völlig gesund sei – im Grunde war das ihnen allen eine Verpflichtung, doch Roberta nahm sie am drastischsten wahr. *»Faites de la gymnastique ou faites-vous baiser«*, sagte sie immer, und dann schüttete sie sich aus vor Lachen, wenn sie Cynthias Gesichtsausdruck sah. In ihr steckte kein Fünkchen Boshaftigkeit. Sie war einfach in einer Lebensschule harter Schläge aufgewachsen und teilte seitdem, wie sie es selbst formulierte, ihrerseits Schläge aus. Soweit Lewis es beurteilen konnte, war sie eine Vagabundin, deren Schicksal es war, kein Zuhause zu haben. Obwohl sie ihm alt vorkam, war er nicht überrascht, dass sie nie geheiratet hatte.

Und Robertas Freimütigkeit gab ihm immer Gelegenheit, Cynthia zu trösten, die die Einzige der Frauen war, an die er gerne auch privat dachte, ganz für sich, am späteren Abend in seinem Bett. Die hübsche Cynthia, deren Mundwinkel immer nach unten gerichtet waren, weil sie von dem Los, das ihr das Schicksal zugewiesen hatte, entmutigt war: ein Zimmer zur Untermiete statt einer eigenen Wohnung – und Lewis, einen Jungen, der jünger war als sie und deswegen unter ihr stand, statt des beschützenden, sie vergötternden Gefährten, den zu erwarten ihre Fantasien sie verführt hatten. In Lewis' Augen wirkte Cynthia strahlend und vielversprechend, doch Cynthia selbst schien zu glauben, dass sie für ein frühes Grab bestimmt war. In der Blüte ihrer Jahre gab sie sich Kopfschmerzen, Krämpfen, Halsweh, hie und da einem steifen Genick und kleinen Magenunpässlichkeiten hin. Es war gefährlich, sie zu fragen, wie sie sich fühlte. Was sie fühlte – im Gegensatz zu dem, *wie* sie sich fühlte – war Enttäuschung, eine Vorwarnung, dass sie sich in Roberta verwandeln könnte, wenn auch ohne Robertas robustes Temperament, um das Ganze abzufedern. Von einer beunruhigten Mutter in diese Wohnung gesteckt, mit einer allmonatlichen Zuwendung und einer Einschreibung an der Sorbonne, waren Cynthias Tage eine unbefriedigende Mischung aus Vorlesungen und Kulturprogramm, wobei Letztere regelmäßig von einem Moment das Unwohlseins unterbrochen wurden, durch das sie sich jederzeit eine Hintertür offenhalten konnte. Normalerweise legte sie sich am Nachmittag hin und tauchte dann, gewaschen und umgezogen, am Abend wieder auf, um an der Unterhaltung teilzunehmen. Diese Tagesordnung sollte sie auf ihr zukünftiges Leben vorbereiten, ein Leben ohne augenfälligen Sinn, geschützt durch ihr Geld, aber bereits jetzt auf unbestimmbare Art furchtbar enttäuscht, reingelegt und über den Tisch gezogen.

Trotz ihres kleinen, festen, schönen Gesichts hatte Cynthia etwas Klagendes und Hypochondrisches, mit ihren sanften Suaden, die meistens als Einleitung zu Geschichten von Krankheiten dienten – ihre und die anderer Leute –, und immer wieder fragte sie sich selbst, was sie nur tun sollte. Sie hatte ihre ängstlichen Eltern davon überzeugt, sie nach Paris gehen zu lassen, um die französische Kultur zu studieren, denn sie hatte keine Anzeichen für irgendwelche anderen Interessen gezeigt, und ihr französischer Akzent war schon ziemlich gut. In ihrer leicht strengen Erscheinung, ihrem gezierten, übervorsichtigen Gang war bereits jetzt eine ganze Welt würdevollen Matronentums angelegt. Und doch sah es so aus – so unglaublich es war –, dass dies nie geschehen würde, oder zumindest noch nicht in jungem Alter. Ihr Alter und ihr Status schienen unsicher. Lewis betrachtete sie mit Respekt, als wäre sie bereits eine Frau, obwohl sie nur drei Jahre älter war als er. Sie schien Zugang zu einer Art reifer Enttäuschung zu haben. Einmal war ihre Mutter nach Frankreich gekommen, um sich mit eigenen Augen ein Bild davon zu machen, wie ihre Tochter zurechtkam. Lewis hatte die beiden aus dem Bus gesehen, wie sie über die Einkaufsstraße Rue du Faubourg Saint-Honoré bummelten. Sie sahen resigniert und hilflos aus, an den Strand gespült von Wellen aus Männern, auf die sie ihre Geschütze stiller Vorwürfe richteten. Die Abneigung, die Cynthia empfand, richtete sich auf kein bewusstes Ziel, umschwebte sie jedoch wie eine Aura. Und genau diese Aura löste Robertas brutale Empfehlungen aus. Sie würde irgendwann heiraten, dachte Lewis. Irgendein selbstbewusster, älterer Geschäftsmann würde des Weges kommen, sie als einen Hauptgewinn betrachten und völlig fasziniert von ihr sein; sie würde am anderen Ende seines Esstischs in St. John's Wood sitzen, mit den Perlen spielen, die er ihr geschenkt hatte, und sich vage wundern, was in ihrem Leben schiefgelaufen war. Obwohl nichts von alldem geschehen war – und sich auch nicht abzeichnete –, war klar, dass Cynthia eine Art untauglichen Sexappeal besaß, der jene Männer entzücken würde, die von Frauen halb abgestoßen waren und halb Angst vor ihnen hatten. Sie benutzte ihre sagenhafte Schwächlichkeit als Instrument, die Männer von sich zu überzeugen. Sie würde einmal eine Frau werden, die Männer ungern verärgerten. Lewis betrachtete dies als die wertvollste Lektion in dem Stoff, von dem er hoffte, dass er einmal die Aufgabe seines Lebens werden würde: das Studium der Frauen und die Liebe zu ihnen. Jede Information war wertvoll.

In diesem Stadium seines Lebens – und auch später, vor allem später, im Lichte der Erinnerung – betrachtete Lewis die Frauen als eine segensreiche Einrichtung. Ihre Haltung ihm gegenüber schätzte er als mitleidig ein, und das entsprach genau seinen Wünschen. Was seine Einstellung zu ihnen anging, war sie in Anbetracht seiner zarten Jugend noch unausgeprägt, aber er betrachtete seine kleine Gruppe, die ersten Exemplare der Spezies, die man ihm zum Studium aus der Nähe zur Verfügung gestellt hatte, mit einer Mischung aus Liebe, Respekt und unschuldiger Recherche. Er schien zu glauben, dass sich ihm alles Wissen in diesem Zusammenhang noch erschließen würde. Als einziger Sohn einer verwitweten Mutter, der zum ersten Mal seine Unabhängigkeit von ihrer überängstlichen Fürsorge kosten durfte, war er dankbar, inmitten dieser verblüffend erwachsenen Stadt an die Hand genommen zu werden und so seiner stillen, passiv träumenden Jugendzeit zurückgegeben zu werden, die er erst vor Kurzem hinter sich gelassen hatte. Seine Tage waren eine Mischung aus großen Gedanken und trivialer Routine. Er stand früh auf, machte Katzenwäsche am Waschbecken in seinem Zimmer, dann kochte er sich eine Tasse Kaffee (Küchenbenutzung war zu bestimmten Zeiten gestattet) und trat anschließend still in den grauen Morgen hinaus. Er liebte diese Tageszeit, die ihm das Gefühl gab, eins mit allen Arbeitern auf der Welt zu sein, obwohl er nur in die Bibliothèque Nationale ging, um seine stundenlange Lektüre zu beginnen. Er griff sich seine neue Aktentasche, ein Geschenk seiner Mutter, und versuchte, seinen ewig ungestillten Hunger zu ignorieren, während er mit großen Schritten hinausmarschierte. Er ging die lange, gerade Strecke zum Palais Royal hinunter, wo er sich eine weitere Tasse Kaffee und ein Croissant gönnte und dazu eine Morgenzeitung – *Le Figaro*, denn er wusste, dass er noch nicht alt genug war, um *Le Monde* zu lesen –, die er dann in seinen gelangweilten Momenten immer wieder an seinem Schreibtisch las, wobei er die größte Aufmerksamkeit den Geburts-, Heirats- und Todesanzeigen widmete. Die Todesanzeigen mochte er ganz besonders, mit ihrer langen Reihe von Namen all der Verwandten, die sich in der *immense douleur* vereinten, wie er zum Ableben ihrer Ehefrau, Mutter, Großmutter, Tante, Großtante und Schwägerin gehörte. Was für ein Reichtum! Was für eine Vision, dachte er und sehnte sich danach, in die Arme einer solchen Vielzahl von Frauen zu sinken. Eine Weile fühlte er sich einsam aufgrund seiner mangelnden Welterfahrung, der Unkenntnis seiner eigenen Vorrechte, und musste immer an seine Mutter zu Hause denken, die ohne ihn noch viel einsamer war.

Mit einem Seufzer, mit einer unmerklichen Verminderung seiner Vitalität ging er weiter zur Bibliothek. Gelehrtentum ging mit solchen Einschränkungen einher, mit solchen Beschränkungen des lebendigen Körpers. Seine ausgedehnten Lektüretage verursachten ihm langsam aber sicher Kopfschmerzen, obwohl er seine Arbeit genoss und sich eine Zukunft ohne sie nicht vorstellen konnte. Er war nur einfach unzufrieden mit seinen Tagen zwischen den Bibliothekslampen mit dem grünen Schirm. Zwar liebte er die dichte Stille, die wie ein Pesthauch über dem vornehmen Raum lag, doch war er sich des beginnenden Wahns um sich herum zu bewusst, als dass er sich ganz wohl hätte fühlen können. In jedem Studenten steckte ein potenzieller Fanatiker. Seine Schriftsteller erlösten ihn von jedem milden Protest, den er vielleicht hätte formulieren können. Sie waren zu episch, um sie nicht ernst zu nehmen, und zu edelmütig. Er spürte, dass sie eine besondere Botschaft für ihn hatten und dass er eine besondere Weisheit von ihnen lernen konnte. Das würde seine letzte Ausbildung sein, die er absolvierte, um in den nächsten Jahren Nutzen daraus zu ziehen. Manchmal war er verblüfft von der Menge des Lernstoffs, die ihm aus jeder Richtung begegnete, und manchmal quittierte er mit einem weiteren Seufzer die Last seines Lebens. Manchmal hätte er die Bibliothek am liebsten verlassen und wäre um sein Leben gerannt.

Was ihn auf seinem Stuhl hielt, war ein besonderes Ideal, das umso bemerkenswerter war, weil er es so früh und in so jungen Jahren erkannt hatte. Was er wollte, war nicht seine Anhäufung von Notizen, sondern die Abwesenheit von Notizen, ein Holocaust von Notizen: Was er wollte, war Transparenz. Ihm war bewusst, dass Gelehrtentum – der Erwerb von Wissen – eine schreckliche Angst mit sich brachte. Wie viel war genug? Wie viel mehr war da noch? Was, wenn es gar kein Ende gab? Wenn jemand nicht genügend Wissen besaß, wie konnte er dann sicher sein, mehr zu besitzen? Und wenn jemand diesen Prozess aufhielt, wie konnte es dann sein, dass er nicht vor Scham starb? Mit seiner Liebe zu den Büchern ging ein dunkles Verlangen einher, mit ihnen fertig zu sein, oder zumindest nicht die geschäftige Hebamme für kleine Gedanken zu großen Meisterwerken spielen zu müssen. Sollten Stendhal, Balzac, Zola doch für sich selbst sprechen! Dafür waren sie schließlich da. Er hatte in den Tagen, bevor er schüchtern das Rüstzeug eines professionellen Gelehrten annahm, sogar gedacht, dass man sich in Bezug auf die Künste darauf beschränken sollte, die Welt mit den Augen des Malers zu sehen und sich die Welt durch die Bücher der Meisterschriftsteller zu erlesen. Dafür war nicht mehr erforderlich als Bescheidenheit und ein vernünftiger Respekt. Er meinte, dieses Stadium schon hinter sich zu haben, ja, es sogar im Interesse des Erwachsenwerdens aufgegeben zu haben. Er wusste einfach nicht, was langfristig von ihm gefordert wurde. Kurzfristig musste er seine Abschlussarbeit schreiben und vorstellen, um die unterste Sprosse der akademischen Leiter zu erklimmen. Er musste seine Entscheidung vor seiner Mutter rechtfertigen, vor seinem mäkeligen Cousin Andrew, seinem einzigen anderen Verwandten, und in seinen euphorischen Momenten – die in dieser Stadt nicht schwer zu finden waren – dachte er, dass es eine gute Idee wäre, die großen Werke für die eifrigen Köpfe der Jugend auszulegen. Denn er hatte keinen Zweifel, dass sie eifrig waren. Er konnte sich ganz deutlich in einem Klassenzimmer sehen, wie er seine Reden schwang, und diese Aussicht gefiel ihm ziemlich gut. Doch gleichzeitig brannte er vor dankbarem Verständnis, wenn Julien Sorel in seiner Gefängniszelle für sein ideales Leben plädierte und das große Dilemma formulierte: »*Laissez-moi ma vie idéale …*« Überhaupt war das Leben der Möglichkeiten das Leben des Geistes, das Leben, das viele niemals kennenlernen würden. Das echte Leben, das öde Leben, würde sie gefangen halten, sie von ihren Möglichkeiten abschneiden. Lewis hätte jederzeit gewettet, dass viele Leute aller Altersstufen morgens aufwachten, die Umstände ihres Tages begutachteten und denselben instinktiven Protest formulierten. So schaute Lewis, während er seinen zukünftigen Beruf anvisierte, bereits voraus in die angenehme Zelle, für die er bestimmt war.

Um zwölf Uhr mittags ging er hinaus, im Interesse seiner Lungen und seines Magens, ging auf den kiesbestreuten Wegen um den Garten des Palais-Royal herum und kaufte sich ein Sandwich in der Rue des Petits-Champs. Kein Kaffee: der kam später, am Ende seines Arbeitstags. Sobald der Vormittag vorbei war, hatte er wenig Schwierigkeiten mit dem Nachmittag. Am Nachmittag, wenn das Licht langsam verschwand und die Atmosphäre dichter wurde, wenn die Laternen eine nach der anderen angingen, packte ihn eine Art Hochgefühl – um halb fünf hielt er kein anderes Leben für möglich. Es war, als würden die Ideen leichter zu ihm kommen im kaum erleuchteten Dunkel des sterbenden Tages, während die Vormittage mit ihrer harschen Vernunft es ihm unmöglich machten, seine verhaltene Existenz zu ertragen. Außerdem wurden seine Gedanken nicht nur beschleunigt von den wachsenden Einsichten in sein Handwerk, sondern auch von der Aussicht auf seine bevorstehende Befreiung. Also ritt er auf zwei Pferden, auf denen er in verschiedene Richtungen galoppieren konnte, aber er war noch nicht an dem Punkt angelangt, an dem er sich für eines entscheiden musste. Dieser hohe, gewölbte Raum schien das Gelehrtentum selbst zu repräsentieren: Es legte einen Finger auf die Lippen, drang auf Ruhe, während sein jugendlicher Körper nach Bewegung verlangte. Nach solcher Strenge wünschte er sich auch eine Belohnung, schlichte Nahrung, die Aussicht auf Abenteuer. Er wollte Lärm, Spektakel, eine nicht ganz so unpersönliche Schönheit. Trotzdem wurde er auch auf der Straße die besonderen Fesseln seines Tages nicht los, diese greifbare Stille, die ihn in seine Gedanken hüllte, er war unvorbereitet auf die Herausforderungen des richtigen Lebens. Vielleicht war er diesen Herausforderungen überhaupt nicht gewachsen.

Fünf bis zehn Minuten später war er wieder ein ganz gewöhnlicher junger Mann, der sich auf seinen Spaziergang nach Hause freute, mit dem gekauften Käse in der Tasche, der sein Pass, sein Eintrittsgeld für diese andere Welt war, in der es noch so viel zu lernen gab. Er freute sich sogar auf die Privatsphäre seiner eigenen Gedanken, nachdem er der Unterhaltung der Frauen gelauscht hätte. Er war leicht, naiv und einfach zufriedenzustellen. Die Stille folgte ihm durch die Schlucht der Rue de Richelieu, als ob die Schweigegebote der Bibliothek auch noch in ihrer Umgebung gälten, doch auf der Place du Palais-Royal war alles ganz Bewegung. Lärm, Luft, Licht! Er betrat dieses Gelände, als würde er eine Grenze überschreiten, und von da an war sein Vergnügen ein anderes. Er reiste von den Tiefen hoch zum Leben der Sinne, er war glücklich zu sehen, dass ihm so viele Leben offenstanden. Er nahm den Weg nach Hause, den seiner Meinung nach ein reicher Mann genommen hätte, durch große Straßen voll lebhafter Menschenmengen, bis er zur Place de l'Alma kam, wo er sich hinsetzte und sich einen Kaffee gönnte. Er war immer in Versuchung, noch einen zu trinken, zu verweilen und die Passanten zu beobachten, um seine Vorfreude auf die weiteren Freuden zu steigern – obschon sie nach weltlichem Standard ziemlich harmlos waren –, doch der Gedanke an seine verwitwete Mutter, die zu Hause in ihrem Haus im unmodischen Parsons Green die

Vorhänge zuzog und sich die permanent kalten Hände rieb, verschloss ihm die Lippen so fest, als würde eine zweite Tasse Kaffee, die er in einem Anfall von Genusssucht trinken würde, ihre Körpertemperatur noch weiter senken. Er vermisste sie: Sie standen sich zu nahe, und das wussten sie beide. Trotzdem war der Gedanke an seine Mutter dem Gedanken an die Bibliothek, die am nächsten Morgen – und auch alle Morgen danach – auf ihn wartete, nicht ganz unähnlich. Das war etwas, worüber er in dieser Atempause nicht weiter nachdenken wollte.

Plötzlich wurde ihm die Dunkelheit bewusst, die Kälte und die dünnen Sohlen seiner Schuhe, die von den Fußmärschen, die er sich auferlegte, abgewetzt waren, und er ging zu seinem nächsten fassbaren Genuss über: dem Einkauf seines Essens. Er kaufte nur wenig, probte aber schon mal für den Tag, an dem er viel, viel mehr kaufen konnte, »ein volles, gedrücktes, gerütteltes und überfließendes Maß«, dachte er, als er sich an diese überraschende Formulierung aus seiner Bibel längst vergangener Tage erinnerte. Heute Abend würde er Mme Doche einen ganz besonders guten Kaffee überreichen, diese zweite Tasse, die er sich selbst tugendhaft versagt hatte, konnte er sich nicht so richtig aus dem Kopf schlagen. Er ging zu dem kleinen Laden in der Rue de Longchamp, wo sie ihn immer freundlich begrüßten, obwohl seine Einkäufe sehr bescheiden waren. Manchmal, wenn er sich besonders energiegeladen fühlte, ging er noch weiter, neugierig auf die Leben von anderen zu einer Zeit, in der die meisten schon zu Hause waren. Er ging nicht gern zu früh nach Hause. Er hatte keinen Schlüssel, er musste sich darauf verlassen, dass Mme Doche ihn einließ, und sein Instinkt riet ihm, abzuwarten, bis sie Mme Roussel ihr Abendessen serviert hatte und nicht mehr in ihrer Dienstmädchenuniform steckte. Es war ihm lieber, wenn sie ihre Arbeitskleidung ausgezogen hatte, sodass er sich nicht für sie genieren musste. Er wusste, dass ihre Stellung ein wenig ambivalent war. Er nahm solche kleinen Nettigkeiten sehr ernst, oft blieb er hinter seiner Zimmertür stehen, wenn er die Schritte einer der Frauen auf dem Weg zur oder von der Toilette hörte. Es war ihm zuwider, wenn sie nicht so gesehen wurden, wie sie gesehen werden wollten, und er war zu sehr auf ihrer Seite, als dass er ihre Erscheinung oder ihr Schamgefühl nicht berücksichtigt hätte. Sie waren alle schamhaft: Ihre Zimmer waren wie Zellen, sie bekamen nie Besuch. Lewis' winziges Zimmer diente nur seinen Waschungen und dem Schreiben seiner Notizen, es war ungeeignet für jede andere Nutzung, außer Schlafen. Es war auch der Schauplatz ausgedehnter Berechnungen, ob seine Socken und seine Hemden bis zum Wochenende reichen würden, dann schickte er sie nämlich nach Hause zu seiner Mutter, die ihm die Wäsche besorgte. Er war sich durchaus bewusst, dass es auch in Paris Wäschereien gab, doch er mochte das Gefühl, durch Armut eingeschränkt zu sein, außerdem waren in seinem Wäschepaket, wenn er es zurückbekam, immer kleine Leckereien, und der Geruch der Lavendelseife seiner Mutter. Sein geringes Alter machte ihm zwar ab und zu Sorgen, seine Jugendlichkeit sogar noch öfter. Er war noch unschuldig und betrachtete das als Nachteil, spürte aber dennoch nicht den Drang, etwas daran zu ändern. Hohe Ideale, gepaart mit dem Bedürfnis nach weiblichem Schutz, hatten ihn zu einem Mustersohn gemacht, und er war nicht unbedingt erpicht darauf, diese beiden Positionen aufzugeben.

Das Abschreiben seiner Notizen nahm jene Abende in Anspruch, wenn die Arrangements für den Salon unerwartet gestört wurden: wenn Mme Doche sich einen freien Tag nahm oder Roberta irgendwo beim Bridgespielen war und Cynthia früh schlafen ging. Dann brachte das fleißige Abschreiben mit seinem Füllfederhalter erneut seinen Idealismus zur Geltung, denn er durfte die Freude kosten, Verbindungen herzustellen zwischen Bildern als absichtlichen Hinweisen oder eine Rede abzurunden, hinter der das starke Verlangen eines Autors stand. Erst wenn er die Augen hob und den Blick auf den dicken, stumpfen Stoff der schweren braunen Vorhänge fiel, befiel ihn eine Ahnung subversiver Gedanken. Der Klang von Stimmen auf der Straße vorm Haus oder das aufgeregte Ticken seiner Armbanduhr in der folgenden Stille konnte ihn veranlassen, seinen Stift aus der Hand zu legen. Bei solchen Gelegenheiten gestattete er sich einen zusätzlichen Apfel aus seinem Budget, obwohl er mittlerweile andere Wünsche hatte.

Seine übertriebene Sparsamkeit war freiwillig. Er hatte einiges Geld von seinem Vater, doch er hatte auch den Auftrag seines Vaters, sich um seine Mutter zu kümmern. Tatsächlich hatte sein Vater diesen Auftrag zwar nie ausgesprochen, doch er schien selbstverständlich durch die Tatsache, dass sein Vater tot war. Seine Mutter war so ängstlich, dass Lewis annahm, sie würden kurz vorm Abgrund stehen. Also war dieses Jahr in Paris ein Risiko für beide, obwohl ihm nicht klar war, wie groß dieses Risiko eigentlich war. Er wusste nur, dass er in der kurzen Zeit, die ihm zur Verfügung stand, die Grundlagen für seine zukünftige Karriere legen musste. Er wusste auch, dass er seine Mutter nicht kränken durfte, wenn er das Leben genoss. Die arme Frau hatte wenig genug, um ihr eigenes Leben in Parsons Green genießen zu können, und manchmal stellte er sich vor, wie sie traurig ins heruntergebrannte Kaminfeuer starrte, wie sie sich zum Schlafen fertigmachte – sie ging sehr früh schlafen –, nicht mit einem hingebungsvollen Sinn für die Bewahrung ihrer Schönheit, wie Cynthia, sondern in Verzweiflung über die Endlosigkeit ihrer Tage.

Von Gedanken wie diesen mit all ihren Dimensionen von Gewissensbissen konnten ihn nur die Abende im Salon erlösen, die für ihn identisch waren mit dem Nachhausekommen des Familienernährers, der Rast des heimkehrenden Kriegers. Er spürte jetzt schon, was er als die natürliche Ordnung der Dinge betrachtete: weibliche Gesellschaft am Ende eines Tages, den er mit männlichen Verhaltensmustern verbracht hatte. Er hegte nicht den Wunsch auszugehen und legte heimlich so viel Geld wie möglich beiseite, um seiner Mutter ein großartiges Geschenk kaufen zu können: einen Morgenmantel, den er in den Trois Quartiers gesehen hatte, wo er manchmal auf dem Heimweg von der Bibliothek verweilte. Diese persönliche Einsparung, die er sich zu eigen gemacht hatte, war eine Rechtfertigung für all die Gelegenheiten, bei denen er nicht aktiv an seine Mutter dachte, sein Leben nicht mit ihr verbrachte, nicht in jedem Moment des Tages an ihrer Seite war, wozu er sich manchmal verpflichtet glaubte: Durch eine gewisse Form der Selbstverleugnung kaufte er sich die Erlaubnis, seine Wachsamkeit sinken zu lassen, einfach nur passiv in die Welt des Salons einzutauchen, in der die Frauen freundlich waren, ihm keine Aufmerksamkeit schenkten und ihn nicht zu ihrer Unterstützung brauchten.

Wenn er sich lange genug auf den kalten, hellen Straßen herumgetrieben und zugeschaut hatte, wie die Stadt sich bereit machte für den Abend, steuerte er schließlich doch die Avenue Kléber an, und nun sehnte er sich nur noch nach dem Klang von Mme Doches Schritten auf dem Flur, die ihm die Tür aufmachen würde, er sehnte sich nur noch danach, ihren immergleichen Gruß zu hören, so manierlich, so wohlwollend: *»Eh bien, Louis, vous avez passé une bonne journée? Oh, du café, comme c'est gentil. Je vais faire chauffer de l'eau. Entrez, mon petit, nous sommes toutes là.«* Und dann wäre er in Sicherheit, dann konnte der Abend beginnen.

## 2

Bei seiner Rückkunft nach London staunte Lewis kurz über die Beschaffenheit des Lichts, die ihm ärmlich erschien, als könnte der Tag nicht genug Energie aufbringen, um die Dunkelheit der Morgendämmerung abzuschütteln. Er hatte sich so an den feinen grauen Dunst gewöhnt, der Paris an den schlimmsten Schlechtwettertagen einhüllte, dass er sich oft die Augen reiben musste, in diesem Land des nachdenklichen Halbschattens, wie es ihm oft vorkam. Er nahm an, dass er eine Brille brauchte. Langsam und unmerklich gewöhnte er sich jedoch wieder an die gedämpften Schattierungen von London und an das schwermütige Geräusch eines Autos, das über eine Straße fuhr, die im Schlummer des Nachmittags lag. Ein paar Wochen lang wanderte er durch die Nachbarschaft und nahm neue Gegebenheiten auf, beziehungsweise solche, die er einfach vergessen hatte. Er war über die Maßen beeindruckt von der bescheidenen Fröhlichkeit der Menschen, deren hauptsächliche Bemühungen darauf gerichtet schienen, das Alltagsleben aufrechtzuerhalten. »Darf mich nicht beklagen«, sagten sie, wenn man sich erkundigte, wie es ihnen ging. »Kann mich nicht beschweren«, als wäre sich zu beschweren ein unpatriotischer, ein unenglischer Akt, der die eigene Gruppe enttäuschte. Er nahm an, dass der Krieg hier längere Schatten geworfen hatte als in Frankreich. Und das tägliche Leben selbst war bescheiden, als wäre es über eine größere Fläche gedehnt worden: Ihm fiel auf, dass an jeder Ecke neue Tankstellen aufmachten, als müssten sie die schweren Lieferwagen mit Treibstoff versorgen, die ganz in der Nähe des Hauses seiner Mutter vorbeirumpelten. Die Lieferwagen waren ein ungewöhnlicher Anblick in der Innenstadt, doch er rief sich immer wieder in Erinnerung, dass er jetzt ja nicht mehr in der Avenue Kléber war, ein paar Minuten entfernt von der sternförmigen Place Charles-de-Gaulle, sondern in einer Vorstadt, eine Busfahrt entfernt vom Zentrum der Geschehnisse. Er verspürte eine gewisse Sehnsucht nach seinem vorherigen Leben, doch bald verfiel er in eine Stimmung, die duldend und passiv war, passend zum friedlichen Haus seiner Mutter und den dunklen Nachmittagen und ereignislosen Abenden. Nach einer Weile vermisste er seine ehemaligen Gefährtinnen kaum noch. Wenn er mit seiner Mutter am Kaminfeuer saß und die Bequemlichkeiten seines Heims genoss, war ihm zwar bewusst, auf wie viel Bequemlichkeiten er in Paris verzichtet hatte, doch er beglückwünschte sich selbst, so ein Abenteuer durchlebt zu haben, wobei ein Teil von ihm den Verdacht hatte, dass er sich nie wieder so weit von zu Hause entfernen würde.

Er hatte den Morgenmantel tatsächlich mitgebracht, und seine Mutter war dankbar gewesen, wie es sich gehörte. Ihm fiel auf, dass sie müde aussah und dünner geworden war, doch andererseits, dachte er sich, war das eigentlich bei allen anderen auch so. Er schien die Knochen in ihrem Gesicht zu spüren, wenn er sie küsste, und ihre Hände waren ein wenig fiebrig: Er schrieb das alles dem Umstand zu, dass sie ihn vermisst hatte, und fühlte einen kurzen Stich von Schuldbewusstsein. Seltsamerweise wollte sie gar nicht so viel von seinem großen Abenteuer wissen, und wenn er vorschlug, sie nach Paris mitzunehmen, damit sie seine neuen Freundinnen kennenlernte, schaute sie nur vage in die Luft. Sie kochte ihm köstliche Mahlzeiten, sagte aber immer, sie selbst habe schon gegessen, wenn er seinen Wunsch ausdrückte, sie möge ihm Gesellschaft leisten. Da er ihr einziges Kind war, war er es gewöhnt, dass seine Mutter ihn bediente, und nichts an diesem Arrangement kam ihm ungewöhnlich vor.

Das Unveränderliche seines häuslichen Lebens akzeptierte er mit einem betrübten Lächeln: Das passte zu dem ärmlichen Licht, dachte er sich, und zu dem traurigen Geräusch eines Autos, das auf einer nassen Straße vorbeifuhr. Er redete sich ein, dass er nach Fertigstellung seiner Abschlussarbeit wieder losziehen würde, obwohl er wusste, dass seine Mutter sich wünschte, er möge sich so schnell wie möglich häuslich niederlassen. Ein Teil von ihm – der friedvolle Teil, der Teil, der immer auf das Witwentum seiner Mutter abgestimmt war, ihre Treue und ihre anspruchslose Natur – wollte ihn glauben machen, er müsse die Vorstellung von einem Leben akzeptieren, das nicht nur aus Aufregungen und Genüssen bestand, sondern dem gewidmet war, was man von ihm erwartete: der Meditation und der Ruhe. Er hatte eine Vorstellung von sich selbst in späteren Jahren, wie er in der Wandsworth Bridge Road einkaufen ging, einen Nachbarn grüßte und auf dessen Frage antwortete: »Darf mich nicht beklagen. Kann mich nicht beschweren.«

Musste man das wirklich ertragen? In seinen energiegeladeneren Momenten, am Anfang des Tages, wenn sich die Wolkenglocke einmal hob, wusste er, dass so ein Leben dem mittleren Alter angemessen war, aber ganz sicher nicht der Jugend. Er verspürte dieselbe Ambivalenz, wenn er sich an seinen Schreibtisch im British Museum setzte und ihn eine überwältigende Lust überkam, zu rennen und zu schreien, doch dann wurde ihm klar, dass er zu Hause war und bereits die Tarnfarbe dieses Ortes angenommen hatte. Er war dazu bestimmt, dachte er, ein Grübler zu sein, ein Jäger der Bibliotheken, und vielleicht auch sein Leben in ruhigen Straßen zu verbringen, sich um seine Mutter zu kümmern, wie es schon immer geplant gewesen war, und so seine Pflicht als Mann zu erfüllen. Als Mann, aber nicht als Held, nicht wie die Helden, die gerade seine Studienobjekte waren. Solche Helden hatten Geliebte, und er hatte keine. Er ging davon aus, dass Geliebte sich schon von selbst einstellen würden, doch vorläufig gab sein Körper noch Ruhe. Und vielleicht war irgendetwas in seinem Geist auch ziemlich ruhig, so wie er seine zahme Routine klaglos annahm, es sich bequem in seiner Makellosigkeit einrichtete, in die er zu gehören meinte. Seine Mutter hatte ihm ein Muster vorgegeben, dem zu folgen ihm nicht schwerfiel.

Während er darauf wartete, dass sich der nächste Abschnitt seines Lebens ereignete, widmete er sich ganz der Fürsorge für seine Mutter, und auch darin genügte er ihren Erwartungen. Sie stellte so wenige Ansprüche! Jede Unternehmung, die er ihr vorschlug – ins Theater, ins Kino –, lehnte sie ab und drängte ihn, allein oder mit einem Freund hinzugehen. Er dachte, sie hätte vielleicht Angst, das Haus zu verlassen, vor dem Lärm und den Menschenmengen und den unbekannten Straßen – nach denen er sich wiederum langsam sehnte –, und er gelobte sich, demnächst einen Weg zu finden, wie er etwas tun könnte, um diesem Zustand abzuhelfen. Glücklicherweise war sie eine große Leserin und ging zwei- bis dreimal die Woche in die öffentliche Bibliothek. Er fand Gefallen daran, sie zu begleiten, und das wurde zu einer festen Gewohnheit, tatsächlich war das der einzige feste Programmpunkt in ihrem Leben. Er war nicht unglücklich, wenn er langsam mit ihr zur Bushaltestelle ging, entlang der matschigen Gemeindewiese; nicht unglücklich, nur in Wartestellung.

Er konnte nicht erkennen, was man von ihm erwartete, außer sicherzustellen, dass sich nichts veränderte. Er ging davon aus, dass das ihr Wunsch war. Sie sagte nur wenig, und er hatte keinen Zugang zu ihren Gedanken, genauso wenig wie sie zu den seinen. Sie waren so aneinander gewöhnt, dass sogar eine Unterhaltung unnötig schien. Wenn er nach einer Weile der Abwesenheit wieder nach Hause kam, sah er durchaus, dass sie eine eigene Person war, eine Tatsache, die ihm vorher fast gar nicht bewusst gewesen war. Sie wiederum behandelte ihn mit ihrer üblichen Fürsorglichkeit, aber schien zerstreut und einer innerlichen Debatte zu lauschen, von der er keine Echos auffangen konnte. Sie war dieselbe, aber doch nicht dieselbe, irgendetwas war anders. Dieses Irgendetwas wurde nie erklärt, und Lewis fiel es deswegen leicht, es zu ignorieren. Dass seine eigene Mutter ihm vorkam wie eine Fremde, schrieb er seinen eigenen Beschäftigungen der letzten Zeit zu: Sie war älter geworden, während er weg gewesen war. Sie lächelte ihn an, drängte ihn auszugehen und behauptete, dass sie glücklich war. Doch er blieb zu Hause, war ängstlich darauf bedacht, sie nicht allein zu lassen, und halb eingeschläfert von der allgemeinen Stimmung des Hauses, die nüchtern und manierlich war. Nach einer Weile dachte er sich, dass es ihr wieder gut ging, und schraubte seine Wachsamkeit erneut herunter. Sie wiederum beteuerte, dass es ihr wirklich gut ging, eine Tatsache, die er immer für selbstverständlich genommen hatte. Er hatte sich wohl getäuscht, als er meinte, eine Veränderung an ihr zu bemerken. Hätte er seine Mutter gefragt, dann hätte sie abgestritten, dass sich irgendetwas verändert hatte.

Grace Percy sah mit zweiundsechzig älter aus, als sie war. Ihr war bewusst, dass sie relativ alt gewesen war, als Lewis geboren wurde, und ab und zu dachte sie, dass dieses Ereignis sie ausgelaugt hatte. Sie musste manchmal stehen bleiben, um weiteratmen zu können, war ungern länger draußen und fühlte sich erschöpft, nachdem sie ihm sein Abendessen gekocht hatte. Ihr eigenes zu essen, war sie meistens zu müde. Sie war immer dankbar, wenn die Schlafenszeit kam, denn am späteren Abend merkte sie, wie ihr jede Farbe aus dem Gesicht wich. Sie war froh, dass Lewis' ihr seinen Arm anbot, wenn sie ihre geliehenen Bücher in die Bibliothek zurückbrachte; ohne ihn, meinte sie, hätte sie vielleicht gar nicht den Mut für so einen Ausflug gehabt. Manchmal fragte sie sich, ob sie der Anstrengung, ihn wieder im Haus zu haben, überhaupt gewachsen war. Sie liebte ihn über die Maßen und hatte die einsamen Nächte nur ertragen, damit er frei sein und zu ihr zurückkommen konnte, weil er es wollte, und aus keinem anderen Grund. Sie konnte sich nicht vorstellen, wie sein Leben ohne sie ausgesehen hatte, und war nur dankbar, dass er in keinerlei Hinsicht Schaden genommen hatte, davon, dass sie sich nicht um ihn kümmern konnte. All das verbarg sie vor ihm, ebenso, wie sehr sie ihn vergötterte, denn sie wusste, dass sie ihm nicht noch mehr aufbürden konnte. Doch manchmal, wenn sie aus dem Fenster auf die nasse Straße schaute, war sie bekümmert.

Ihm fiel auf, dass sie geistesabwesender war als sonst, und dachte sich, dass sie vielleicht ein bisschen Aufmunterung bräuchte. Seine Lösung für solche Probleme sah so aus, dass er ihr ein Geschenk kaufte. Er dachte lange und gründlich darüber nach und kam zu dem Schluss, dass ein Radio das Richtige wäre. Das konnte sie in der Küche hören, während sie ihm sein Abendessen zubereitete. Er war den ganzen Tag unterwegs und begann sich nach einer lebhafteren Atmosphäre in seinem Zuhause zu sehnen, wo Schweigen mehr oder weniger an der Tagesordnung war. Sechs Wochen waren seit seiner Rückkehr vergangen, und nachdem er die Tatsache verdaut hatte, dass er wieder da war, befiel ihn das Gefühl, seine ungenutzten Energien könnten aufsteigen und ihn überwältigen. Die Kopfschmerzen, die er eigentlich mit der Bibliothèque Nationale in Verbindung gebracht hatte, suchten ihn wieder heim, und er ging zum Arzt, um seine Augen testen zu lassen. Seine neue Brille brachte ihm zwar seine Sehschärfe wieder, aber auch eine gewisse Unzufriedenheit: Was er vorher als gnädigen Schleier gesehen hatte, wurde ihm jetzt enthüllt, und fatalerweise fehlte jegliche Lebendigkeit. Er kaufte das Radio, nahm es aber mit hoch in sein Zimmer, um die Stille seiner fleißigen Stunden zu vertreiben. Wenn er jedoch morgens aus dem Haus ging, achtete er jedes Mal darauf, es wieder an seinen offiziellen Platz auf der Anrichte in der Küche zu stellen.

Doch jetzt begann er sich Sorgen wegen seiner Erscheinung zu machen. Seine neue Krankenkassenbrille mit dem rosafarbenen Gestell ließ ihn albern aussehen, fand er. Dazu noch sein Haar, das sich eigensinnig in üppigen Wellen aufstellte, und seine ziemlich großen Ohren – insgesamt hatte er eine eulenhafte, ernste Ausstrahlung, die sehr weit entfernt war von dem Dandytum, das er für begehrenswert hielt. Er sah nicht gut aus, das wusste er, er gehörte nicht zu den Männern, die die Blicke der Frauen auf sich zogen. Jetzt, wo er seine Brille hatte, konnte er das alles viel deutlicher sehen, und das machte ihn gereizt. Er beschloss, sich so lange mit seinem Aussehen abzufinden, wie er brauchte, um seine Abschlussarbeit fertig zu schreiben, danach würde es sich wahrscheinlich als ein Hindernis erweisen. Er begann, an einen neuerlichen Auslandsaufenthalt zu denken, am besten in einem warmen Land: Sonnenbräune war immer von Vorteil, vor allem in diesem regnerischen Klima. Er dachte sich, dass er vielleicht irgendwo Englisch unterrichten könnte, eventuell sogar die Prüfung für den Auslandsdienst ablegen. Ohne seine Mutter einzuweihen, schrieb er an den British Council. Jedes Land war ihm recht. Er sah sich selbst schon England vertreten, und danach würde er in größerer, beeindruckenderer Form zurückkehren, mit einem stechenden Blick und umschwebt von einem Flair von Erfahrung. Seine Mutter würde ihn vermissen, doch sie hatte ihm ja schon bewiesen, dass sie auch ohne ihn überleben konnte. Und vielleicht war dieses Land einfach besser geeignet für ihre Lebensweise als für seine.

Nach einer Weile machten ihn sein passiver Lebensstil und das zusätzliche Gewicht seiner Brille überraschend unbeherrscht. Manchmal war er ungeduldig mit seiner Mutter, dann schaute sie nur traurig weg. Eines Abends, als er in die Küche kam, fuhr sie aus einer seltsam kauernden Position über dem Tisch erschrocken herum, und dabei stieß sie mit einer Handbewegung versehentlich das Radio vom Tisch. »Also wirklich, Mutter«, rief er entnervt. Sie schaute ihn an, mit einem Blick, in dem die Angst geschrieben stand. »Schon gut«, sagte er verlegen, weil ihr Gesichtsausdruck ihn so erschreckt hatte. »Es funktioniert ja noch.« Das Radio lag zu ihren Füßen und stieß ein leises, metallisches Geräusch aus. Er stellte es vorsichtig wieder auf die Anrichte und drehte an ein paar Knöpfen: nichts als statisches Rauschen. »Ich muss es reparieren lassen«, erklärte er, doch er war immer noch verärgert. Sie ließ es weiterlaufen, obwohl es sinnlos war. Er ging ohne Radio hoch in sein Zimmer. Als er später wieder zum Abendessen runterkam, gab es noch immer sein leises, kratziges Geräusch von sich. Er schaltete es wütend aus und sagte sich selbst, dass sie es nie wirklich zu schätzen gewusst hatte.

Seine schlechte Laune machte ihn hungrig. Als er spätnachts, sie war längst schlafen gegangen, zum Kühlschrank ging, um sich ein Glas Milch einzuschenken, machte er den Kühlschrank auf und fand darin einen Teller mit Rinderschmorfleisch und Spinat. Messer und Gabel lagen immer noch auf dem Teller, überkreuzt, als würde später weitergegessen, wenn die Umstände günstiger waren. Das musste ihr Mittagessen gewesen sein, dachte er, denn er hatte dasselbe zum Abendessen bekommen. Aber warum hatte sie es nicht aufgegessen? Der Vorfall mit dem Radio konnte nichts damit zu tun haben, der war ja zu Mittag noch gar nicht passiert. Er fühlte erst Beunruhigung, dann doch wieder mehr Ärger, als würde sie ihm einen Streich spielen und ihn mit Ketten aus Verpflichtung und Mitleid fesseln, obwohl er gerade einen Plan für seine Zukunft ausgearbeitet hatte. Er kratzte das erstarrte Essen in den Abfalleimer, wusch den Teller ab und stellte ihn weg. Er redete sich ein, dass er sich doch nicht so aufregen musste. Es gab gar keinen Grund, so alarmiert zu sein: Sie hatte einfach nicht so viel Hunger gehabt. Das war ihm praktisch unverständlich, aber er nahm an, dass so was schon mal vorkommen konnte, wenn man alt war. Er ging ebenso unglücklich wie verärgert ins Bett, unfähig, sein Unglücklichsein von seinem Ärger zu unterscheiden, wobei er aber trotzdem darauf achtete, dass der Ärger überwog.

Dennoch blieb ein gewisses Unwohlsein, und er beschloss, mehr Zeit mit ihr zu verbringen. Vielleicht war sie ja immer noch einsam ohne ihn, obwohl man seine Tage im British Museum wohl kaum als besonderes Vergnügen oder Erholung bezeichnen konnte. Seine Haltung seiner Arbeit gegenüber war neuerdings düster, als würde sie ihn in verschiedenste unbequeme, unhaltbare Lagen zwingen. Er sehnte sich danach, dass sie endlich vorbei war. Doch es lief gut, und sein Tutor zeigte sich zufrieden mit ihm. Zu seiner großen Überraschung stellte ihn das Schreiben nicht vor größere Probleme. Es war, als wäre er für diese Tätigkeit vorherbestimmt, seiner natürlichen Biologie zum Trotz. Er begann den Augenblick intensiver Konzentration zu fürchten, bevor er den Stift auch nur aufs Papier setzte, und er verspürte Qualen bei der Aussicht, dass sich dieser Moment ins Endlose fortsetzen könnte. Doch wenn er erst mal schrieb, vergaß er sich selbst vollkommen, und er hob überrascht den Kopf, wenn die Bibliothek schloss. Zu Beginn jedes Tages stellte er fest, dass er sich nach einer bescheidenen, anspruchslosen Arbeit sehnte, irgendeiner machbaren Aufgabe in der geselligen Atmosphäre eines Büros. Doch bis zum Ende des Tages hatte er sich erneut dem Mysterium dessen ergeben, was er wirklich tat: dem Aneinanderreihen von Wörtern zu einem anscheinend logischen Argument. Sein erst kurz zurückliegendes französisches Zwischenspiel fiel von ihm ab, während er seinen englischen Sätzen zu Leibe rückte. Trotzdem unterstrich das Schreiben, das ihm so leicht von der Hand ging, seinen unbestimmten Status. Sollte er hiermit weitermachen? Sein Alter hatte sich nicht als Hindernis erwiesen, eher im Gegenteil. Und dieses aktive Leben, das er sich nicht so wirklich vorstellen konnte, blieb immer außerhalb seiner Reichweite. Er hatte das unangenehme Gefühl, auf seine Zukunft zu verzichten. Nachdem er herausgefunden hatte, dass er diese Arbeit tun konnte, schien er sein Schicksal besiegelt zu haben. Eine Vorstellung, die ihn zutiefst beunruhigte.

Seine überraschenden Fähigkeiten – so schien es ihm zumindest – und die Genugtuung auf dem Gesicht seines Professors befriedigten zwar seinen Stolz, hatten aber keinen Einfluss auf sein Urteil. Sein Urteil lautete nämlich, dass eine derartige Kompetenz im Widerspruch zu seiner Erfahrung stand, beziehungsweise zu seinem Mangel an

Erfahrung. Er sah sich als einen alten Mann im Körper eines jungen Mannes. Und der Körper blieb sehr jung und war deswegen zum einen der Unzufriedenheit ob seines ungenutzten Zustands unterworfen, zum andern aber auch der Einsamkeit, die seine Jugend durchzogen hatte. Er dachte – zu oft vielleicht – an die Jahre an der Seite seiner Mutter, ohne einen Vater, der ihm die Last ihres Überlebens abgenommen hätte. Er dachte an die unausgesprochene Übereinkunft, die hauptsächlich von seinem Cousin Andrew ausging, dem Beamten, die aber auch in den Gedanken seiner Mutter lebte, dass er der Mann im Haus sein musste, dass er das Fortbestehen ihres kleinen Haushalts sichern musste. So verhielten sich Helden nicht. Helden verließen früh ihr Zuhause, vollbrachten gute Taten, verliebten sich und starben, oder sie schickten später nach ihren Müttern, wenn es sich absolut nicht vermeiden ließ. Er sah nicht ein, warum ihm diese Möglichkeit verwehrt sein sollte, auch wenn die Einzelheiten dieses Lebensentwurfs hartnäckig unscharf blieben.

»Hast du schon mal über deine Zukunft nachgedacht, Lewis?«, fragte sein Tutor, ein wohlwollender Mann kurz vorm Ruhestand. »Ich glaube, du könntest weitere Arbeit in dieser Richtung in Betracht ziehen, du hast dich wirklich ausgezeichnet geschlagen. Ich werde mich ja im Juni zurückziehen und dann nicht mehr in der Lage sein, dich weiterhin zu betreuen. Aber ich bezweifle, dass du noch länger Betreuung brauchst, ich glaube, du kommst schon allein zurecht. Aber du kannst mich gerne jederzeit um Rat bitten.«

Für Lewis war der Juni noch weit weg, ein sonniges Hochland, das man von dieser Winterlandschaft aus kaum sehen konnte. Und Professor Armitage, der immer freundlich zu ihm gewesen war und dessen Empfehlung ihm sein Stipendium gesichert hatte, würde so lange da sein, wie er ihn brauchte. Nach dem Juni, im wiederbelebenden Sonnenschein, konnte er, Lewis, ja jederzeit gehen. Er sah voraus, dass diese ganze Unternehmung ihr natürliches Ende finden würde, und das verlieh ihm ungeahnte Kühnheit. Mit diesem Ende vor Augen beschloss er, netter zu seiner Mutter zu sein.

Doch wie sollte er ihr eine Freude machen, dieser bescheidenen, ängstlichen Frau, die niemals ausging und von der er, trotz seines gegenteiligen Entschlusses, die gleichen bescheidenen, ängstlichen Aussichten geerbt hatte? Denn solange er zurückdenken konnte, war der Höhepunkt ihres Tages immer seine Heimkehr gewesen: von der Schule, von der Universität, aus Paris und jetzt vom British Museum. Sein beständigstes Bild von ihr war das einer Gestalt am Fenster, die mit einer Hand die Gardinen zur Seite schob, leicht zerstreut und ausgemergelt, doch sobald er in Sicht kam, wurde sie plötzlich wieder lebhaft. Die beiden hoben gleichzeitig grüßend den Arm, während ihre kurze Freude ihm die Frau zeigte, die sie in den frühen Jahren ihrer Ehe einmal gewesen sein musste, bevor sein Vater starb, bevor er sie kannte. Nach dem Aufblitzen ihrer Begrüßung verfiel sie wieder in ihre natürliche, gewohnte Stimmung, die eines stillen, guten Menschen, der nur milde Meinungen äußerte und Angst vor allem hatte, was den Status quo gefährdete. Sie war eine gute Frau, das wusste er, wenngleich ihre Leutseligkeit ihn manchmal auf die Palme bringen konnte. Über die grässliche Frau seines Cousins Andrew sagte sie einfach nur: »Natürlich ist Susan ziemlich langweilig. Aber sie meint es immer gut.«

Das war die wichtigste Überlegung – ob es jemand gut meinte. Anzeichen von Boshaftigkeit machten sie krank, obwohl sie sie eigentlich nur selten bemerkte. Manchmal dachte er, dass sie sich für ein so unbewegtes Leben entschieden hatte, um ihre Unschuld zu schützen. Sie schien ihre ganze Erfüllung darin zu finden, sich um ihn zu kümmern, ihm seine Mahlzeiten vorzusetzen und für seine Bequemlichkeit zu sorgen. Er wusste, dass sie absolut glücklich sein würde, für den Rest ihres Lebens sein Dienstmädchen zu spielen.

Doch er begann sich für sie die Art von Unabhängigkeit zu wünschen, die er sich selbst wünschte. Er begann, seine Pflicht – eine seiner Pflichten – darin zu sehen, seine Mutter in eine andere Frau zu verwandeln: kühn, unternehmungslustig, lebenstüchtig, fähig, ohne ihn zu existieren, oder zumindest ab und zu ihren Sohn zu vergessen. Er wollte, dass sie sich schick kleidete: Er wollte sie um Jahre jünger machen und sie in den Urlaub schicken. Die demütig lächelnde Jüngerin mit ihrer bedruckten Bluse und dem marineblauen Rock und der Strickjacke, die ihre Nachmittage damit verbrachte, in ihrem dunklen, stillen Schlafzimmer zu ruhen, und die immer am Fenster stand, um ihn zu begrüßen, berührte sein Herz mit einer Mischung aus Mitleid und Wut. Wann immer er eine unüberlegte oder grobe Bemerkung machte, begrub ihn ihr trauriges, aber mitleidiges Lächeln jedes Mal wieder unter einer dicken Schicht Reue. Von ihr hatte er ein vorsichtiges Wohlwollen erlernt, aus dem er auszubrechen versuchte. Und aus der Literatur hatte er gelernt, dass Kühnheit das Höchste war: Männer mussten vor Unternehmungslust nur so strotzen. Wie konnte er ihr das beibringen, ohne sie zu verletzen?

Ihm war bewusst, dass er Frauen im Allgemeinen zu sehr liebte, als dass er sie hätte verletzen können, und dass die scharfe Kritik seiner Mutter – »Ich glaube nicht, dass wir unfreundlich sein wollen, nicht wahr, Lewis?« – ihn immer von dem Maß an Entschlossenheit abhalten würde, das vielleicht den entscheidenden Unterschied machte. Und ihm war auch bewusst, dass es nicht immer eine heldenhafte Taktik war, einer Frau sein Mitleid zu bekunden. Dennoch empfand er Frauen gegenüber genau diese Art sehnsüchtigen Mitleids und nichts Kühneres oder Geradlinigeres. Unbewusst identifizierte er sich mit der Bescheidenheit seiner Mutter, obwohl er sich manchmal wünschte, ihre Aufmerksamkeit von sich wegzulenken. Schließlich war er es sich selbst schuldig, gerade wenn er noch heiraten wollte – er betrachtete die Ehe nämlich als die Art Alternative zu heldenhaften Taten, die er vielleicht irgendwann wählen würde –, etwas Männliches zu tun, solange er noch konnte. Die Ausbildung eines Mannes, dachte er, war notwendigerweise eine ziemlich raue Angelegenheit: Wenn man seine Männlichkeit unter Beweis stellen wollte, bedeutete das in den meisten Fällen eine zerstörerische Tat. Er nahm an, dass seine Unschuld dran glauben müsse, und begann sogar, sich für diese Pflicht zu wappnen. Doch irgendwie konnte er den Gedanken nicht ertragen, dass die Unschuld seiner Mutter auch dran glauben sollte. Das ewige Problem, wie man die weibliche Unschuld erhalten sollte, während man männliche Erfahrungen sammelte, stellte sich ihm in dieser neuartigen und überraschenden

Form. Wie er sah, war seine Mutter nicht so viel anders als andere Frauen, und was er für seine Mutter empfand, würde er eines Tages vielleicht für die Frau empfinden, die er sich als Ehefrau aussuchte. Andererseits wünschte er sich jedoch Freiheit von jeglicher Kritik, mit der die Frauen sein Gewissen belasteten. Aus diesem Grund war es unerlässlich, dass seine Mutter und er für eine Weile getrennte Wege gingen.

Ein entscheidender Faktor dabei war das Geld, das sein Vater für ihn in einem Fonds angelegt hatte. Er wusste nichts über die Höhe der Summe oder über ihre Verfügbarkeit. Ab und zu traf sich seine Mutter mit dem Direktor ihrer Bank – die beiden hatten ein sehr konservatives Portfolio konzipiert, mit dem sie offenbar zurechtkamen. Lewis und seine Mutter hatten von Dividenden gelebt, solange er zurückdenken konnte, eigentlich schon immer. Er wusste, dass sie bescheiden lebten, obwohl seine Mutter darauf achtete, ihm ein angemessenes Taschengeld zu geben. Was er jetzt brauchte, war ein Rechenschaftsbericht. Was er wollte, war sein Geburtsrecht.

Während er seiner Mutter den Arm bot, als sie zur Bushaltestelle bei der Gemeindewiese gingen, versuchte er, ihr diese Information zu entlocken.

»Ich finde einfach, ich sollte Bescheid wissen«, sagte er. »Immerhin will ich meine Zukunft planen. Das kann ich nicht, ohne zu wissen, von welchen Beträgen wir leben können.«

Sie drückte nur seinen Arm. »Es wird alles einmal dir gehören«, sagte sie.

Und damit musste er sich begnügen, obwohl es nicht das war, was er hatte wissen wollen. Immerhin würde sie gut versorgt sein, argumentierte er. Während ich weg bin, fügte er hinzu. Das Geld war immer noch da, nahm er an, und da er bald sein eigenes verdienen würde, würde er ihr nicht zur Last fallen. Er würde sie nicht bitten, Opfer für ihn zu bringen, er würde sogar Geld nach Hause schicken. Und wenn er wieder heimkehrte, würde sie am Fenster stehen, vielleicht ein bisschen älter, aber nicht wesentlich verändert. Auf diese Art, redete er sich ein, konnte er sich um sie kümmern bis zum Ende, wenn er reif und erfahren war und sich seiner gelegentlichen Angst um sie entledigt hatte. Diese Angst überkam ihn immer ganz plötzlich, wenn er eine gewisse Steifheit in ihren Bewegungen bemerkte oder wenn er von einem Buch aufblickte und sah, dass sie sich eine Hand auf die Brust presste. Normalerweise konnte er diese Angst wegargumentieren. Jeder Mensch wurde älter – das würde auch ihm passieren. Deswegen war es ja so wichtig, das Beste aus der Zeit zu machen, in der er noch jung war. Mit diesem Gedanken im Hinterkopf bestand sein Plan also weiter. Er überlegte, ob er vielleicht Professor Armitage zu sich einladen könnte, um ihm seine Mutter vorzustellen. Professor Armitage könnte ihr dann erzählen, wie gut es mit seiner Arbeit ging, er könnte vielleicht sogar als eine Art Ersatzvater fungieren. Als sie eines Tages langsam von der Bibliothek nach Hause zurückgingen, erwähnte er diesen Plan, und sie schien begeistert zu sein. Sie beschlossen, Professor Armitage für den nächsten Samstag zum Tee einzuladen. Samstag erschien ihm weniger formell als Sonntag, da konnte man auch noch einkaufen und anderen Tätigkeiten nachgehen.

»Backst du dann deinen Zitronenkuchen?«, bat er.

»Selbstverständlich«, sagte sie. Sie schien ganz entzückt darüber, dass er sie in sein Arbeitsleben miteinbezog. Sogar ihre Wangen verfärbten sich ein wenig rosa.

An diesem Abend lernte er bis spät in die Nacht. Als ihm die Lider schwer wurden vom Lesen, hörte er ihre leichten Schritte auf dem Flur auf dem Weg zum Badezimmer, doch er war zu müde, um auch nur noch eine Minute wach zu bleiben, und so ging er ins Bett und war augenblicklich eingeschlafen. Er hatte einen unangenehmen und halluzinierenden Traum, in dem ihm seine Mutter einen teuren Teppich zeigte, der in vielen verschiedenen Farben gewebt war und lange seidene Fransen hatte. Nachdem er ihn bewundert hatte, fragte er sie, wo sie ihn hinlegen wollte. Vielleicht in den Salon, um den Gebetsteppich zu ersetzen, der vorm Kamin lag? Mit einem verschmitzten Lächeln weigerte sich seine Mutter, es ihm zu sagen. Er begriff, dass sie ihm zu verstehen geben wollte, dass sie noch ein anderes Haus hatte, an einem anderen Ort, den er nicht kannte und zu dem sie ihm keinen Zugang gewähren wollte. Als er aufwachte, klopfte sein Herz heftig, und er verspürte Grauen. Er konnte sich nicht erinnern, wann er zum letzten Mal etwas geträumt hatte. Und was sollte dieser Traum bedeuten? Er lag in der pulsierenden Dunkelheit und warf Laken und Decke in einer jähen Hitzewallung zur Seite. Er konnte nicht schätzen, wie spät es war oder wie lange er geschlafen haben mochte. Während sein Körper wieder abkühlte, bewegte er sich unruhig, irgendwie war er sich eines Unglücks bewusst. Er wartete ab, ob er vielleicht krank war, doch ihm schien nichts zu fehlen. Als er sich im Bett herumdrehte und gerade beschlossen hatte, wieder weiterzuschlafen, hörte er plötzlich ein Geräusch. Ein Geräusch in der Nacht – vor allem eines, das er nicht einordnen konnte – war ungewöhnlich in diesem stillen Haus. Er legte das Ohr an die Wand, die sein Zimmer von dem seiner Mutter trennte, konnte jedoch nichts hören. Also war bei ihr alles in Ordnung, das Geräusch musste von nebenan gekommen sein. Er fragte sich, ob es ihren Nachbarn am Ende nicht gut ging und ob er das jetzt erst bemerkt hatte. Doch was er gehört hatte, war eher wie ein Seufzer gewesen, das zu Gemurmel anschwoll; es schien nichts zu sein, was er mit Krankheit in Verbindung brachte, obwohl er da ziemlich wenig Erfahrung hatte. Er schob die Decken wieder zurück, blieb unentschlossen auf der Bettkante sitzen. Und dann kam das Geräusch in der Dunkelheit erneut und brachte eine grässliche Angst mit sich. Seine Nackenhaare stellten sich auf, als er aufstand und sich blind den Flur hinuntertastete. Es fiel ihm nicht ein, das Licht einzuschalten.

Seine Mutter lag auf dem Badezimmerboden. Es war ihr gelungen, sich an die Wand zu lehnen. Sie trug den Morgenmantel, der jetzt beschmutzt war, und das Geräusch kam aus ihrem Mund. Sie musste ihn lange gerufen haben, vielleicht sogar seit Stunden, und er hatte sie nicht gehört – er wusste, dass er das niemals vergessen würde. Im Licht der Deckenlampe, die die ganze Zeit an gewesen war, die schon an gewesen sein musste, bevor er einschlief, sah er ihr zerzaustes Haar, graue Strähnen, die von ihren Tränen am Gesicht festgeklebt waren. In der Luft lag ein übler Geruch, und ihm wurde klar, dass sie sich übergeben hatte. Er ging neben ihr auf die Knie und schloss sie in die Arme. Sie weinten gemeinsam, seine Mutter aus Erleichterung darüber, dass er endlich gekommen war, Lewis, weil ihm sein Traum so etwas vorhergesagt hatte.

Er wusste nicht, wie lange sie auf dem Boden blieben. Er versuchte, sie zu bewegen, doch sie hatte eine ungünstige Form und Gewicht. Es kam ihm so vor, als würde sie ein wenig dösen, und er hielt sie im Arm, bis die Kälte der Nacht ihm sagte, dass er sie ins Bett zurückbringen musste. Er versuchte, sie zu wecken, doch sie schlief gar nicht. Sie lächelte ihn sogar an und nahm seine Hand. Da zog er den schmutzigen Morgenmantel um sie zusammen, hob sie mit beiden Armen hoch und trug sie zurück ins Bett.

Instinktiv ging auch er selbst zu Bett: Er legte sich auf die Seite und versuchte, sich mit Willenskraft zum Einschlafen zu bringen. Wach zu bleiben, mit dem Bild ihrer Krankheit vor seinem geistigen Auge, war mehr, als er ertragen konnte: Er meinte, daran sterben zu müssen. Da er aus ihrem Zimmer kein Geräusch mehr hörte, redete er sich ein, dass das Ganze jetzt vorbei war, was auch immer es gewesen sein mochte, dass sie jetzt ganz normal schlief und am Morgen wieder zu einem normalen Tag aufwachen würde. Doch ein innerliches Zittern hielt ihn wach, und als das Fenster zwischen den Vorhängen grau wurde, hörte er das Geräusch erneut. Als er bei ihr war, hatte es sich in ein lautes, ungehemmtes Stöhnen verwandelt. Panisch griff er zum Telefon neben ihrem Bett und wählte die Nummer des Notarztes. »Nein«, sagte sie. »Nein«, und dann übergab sie sich noch einmal.

Die Sanitäter waren sehr freundlich. Sie setzten sie in einen Klappstuhl und sagten Lewis, dass er sich anziehen solle. Im Krankenwagen hielt er ihre Hand, obwohl sie nicht zu merken schien, dass er da war. Sie rasten in der Morgendämmerung durch verlassene Straßen, und ihr Stöhnen war das einzige Geräusch, das er wahrnahm. Irgendwann schlug sie die Augen auf und flüsterte: »Kümmer dich um meinen Sohn.« Dann waren sie beim Krankenhaus angekommen, und sie wurde von ihm weggebracht. Er sah der Trage nach, die im Eiltempo über einen stillen, von gleißenden Lichtern erleuchteten Flur geschoben wurde.

Nach einer halben Stunde kam eine Krankenschwester mittleren Alters zu ihm und bat ihn, am Nachmittag mit ihrem Nachthemd und einem Kulturbeutel wiederzukommen. »Wird sie wieder gesund?«, fragte er. Trotz seines unguten Gefühls gab ihm die Kompetenz dieser Frau und die Normalität des klappernden Frühstücksgeschirrs neue Sicherheit. Die Schwester tätschelte ihm den Arm. »Wir werden dafür sorgen, dass sie sich wohlfühlt«, sagte sie.

Zitternd machte er sich zu Fuß auf den Heimweg. Beim Anblick eines frühen Milchlieferwagens weinte er vor Dankbarkeit. Als er im Haus war, sagte er sich, dass er jetzt praktisch denken musste. Er würde sich eine Tasse Tee machen, das Badezimmer putzen, ihr Bett abziehen und für ihre Rückkehr neu beziehen, ihr eine Tasche fürs Krankenhaus packen, die Dinge schön herrichten und die letzte Nacht aus seinem Gedächtnis streichen. Wenn es richtig Morgen war, würde er seinen Cousin Andrew anrufen und dann zum Krankenhaus zurückfahren. Er machte sich Vorwürfe, dass er vergessen hatte, nach dem Namen der Station zu fragen, auf der sie lag. Sie hatten ihn gebeten, am Nachmittag wiederzukommen, doch er würde nicht warten. Er riss die Fenster weit auf und warf die schmutzige Bettwäsche in den Wäschekorb. Dann setzte er sich auf ihr Bett, um seinen Cousin anzurufen. Auf dem Nachttisch entdeckte er eine Schachtel Tabletten. Auf der Schachtel stand: »Eine Tablette bei Bedarf unter die Zunge legen.«

Seine Hand wanderte zum Telefon. Im gleichen Moment begann es zu klingeln. Eine Stimme sagte: »Mr. Percy? Mr. Lewis Percy? Einen Moment, bitte.« Im Hintergrund hörte man Lachen. Dann Schritte. »Mr. Percy? Es tut mir leid, mein Lieber. Wir konnten nichts mehr für sie tun. Sie ist aber ganz friedlich von uns gegangen. Es wäre schön, wenn Sie heute irgendwann vorbeikommen könnten und das Formular abholen. Irgendwann im Laufe des Tages. Geht es Ihnen gut? Mr. Percy? Haben Sie jemand, der jetzt bei Ihnen ist?«

»Nein«, sagte er. »Ich habe niemand, der jetzt bei mir ist.« Er legte behutsam den Hörer auf, setzte sich aufs Bett und schaute auf seine großen, kalten, zitternden Hände.

# 3

Lewis dachte sich, dass die langweilige Persönlichkeit von Andrews Frau perfekt zu ihrem glanzlosen Schmuck passte. Er fixierte Susan mit glänzenden Augen, die sie wohl auf seine Trauer zurückführten, und stellte fest, dass sie für die heutige Beerdigung den Kragen ihrer weißen Bluse mit einer handgemalten, goldgerahmten Miniaturblume festgesteckt hatte. Bei einer anderen Gelegenheit hatte sich eine Brosche in der Form eines Tennisschlägers getragen, mit einer winzig kleinen Perle als Ball. Ihre Kette, die aus noch kleineren Perlen bestand, war zu bescheiden, als dass sie unecht hätte sein können. Ihr schlaffes braunes Haar wurde von einem Haarreif aus Samt zurückgehalten, und jetzt sie saß auf dem Stuhl der verstorbenen Grace Percy und betrachtete ihre Nägel.

Lewis' Zorn entzündete sich daran, dass Susan auf dem Stuhl seiner Mutter saß, und breitete sich dann über ihre ganze Existenz aus. Er fand sie nicht nur enervierend, er fand sie vollkommen und unerklärlicherweise beleidigend. Bei ihren kurzen, unangenehmen Besuchen, die sie Grace Percy zu ihren Lebzeiten abgestattet hatten, blieb sie immer stumm, obwohl er den Verdacht hatte, dass sie seinem Cousin jede Menge zu sagen hatte, wenn sie mit ihm allein war. Sie schien zu denken, dass Besuche bei Andrews wenig spektakulären Verwandten auf subtile Art ihrer Position schadeten. Wenn man sie nach ihrer Meinung zu irgendeinem Thema fragte, sagte sie normalerweise: »Das möchte ich wirklich nicht kommentieren« oder »Ich glaube nicht, dass das eine angemessene Frage ist«, und brachte so neues Schweigen über die Gesellschaft. Und doch setzte sie triumphierend ihren Willen durch, dachte sich Lewis. Sie war der Typ Frau, die ihren Mann vom Bahnhof abholte, mit ihrer freudlosen, wachsamen Art, und zwar nicht getrieben von ihrem Verlangen, ihn zu sehen, sondern damit er nicht vom Weg nach Hause zu ihr abschweifte. Lewis hatte keinen Zweifel, dass sie die Stärkere der beiden war. Sie hatte bizarre und starre Meinungen, die sie an Andrew weitergab, wie ein geistiger Führer, der sie wiederum an die Welt weitergab. Sie fand, dass Leute, die nicht in Häusern, sondern in Wohnungen lebten, nicht vertrauenswürdig waren. Sie zweifelte die Tugend aller Länder an, außer der von England, und manchmal, wenn sie besonders großmütig gesinnt war, vielleicht noch Schottland. Sie hielt es für unter ihrer Würde, die Küche einer anderen Frau zu betreten. Als Andrew nach der kläglichen Zeremonie im Krematorium eine Tasse Tee vorschlug, wandte sie ihre Aufmerksamkeit eifrig den Falten ihres Rockes zu. Lewis stand wütend auf und ging in die Küche. Er wollte die Tür schon hinter sich zuknallen, doch dann machte er sie doch leise zu, und dabei hörte er sie sagen: »Na, warum nicht? Dann hat er wenigstens eine Beschäftigung.«

Er wusste, dass seine Stimmung gefährlich nah am Abgrund war, dass er seine emotionale Energie nicht auf diese

Art verschwenden durfte, dass er sich auf die schrecklichen Tatsachen des Verschwindens seiner Mutter und seiner bevorstehenden Einsamkeit konzentrieren musste. Doch der Tod seiner Mutter war nichts, was er mit diesen Fremden teilen wollte – denn alle, die ihre letzten Stunden nicht miterlebt hatten, waren für ihn auf immer Fremde –, und er wusste, dass er den Rest seines Lebens brauchen würde, um zu begreifen, dass sie tot war. Der Tod seiner Mutter war ein zu ernstes Ereignis, als dass man es zum Gegenstand einer allgemeinen Unterhaltung machen konnte. Er verschob sogar das Nachdenken darüber auf den Zeitpunkt, an dem er endlich allein war. In seinen langen, schlaflosen Nächten würde er an sie denken, meistens voller Kummer. Am heutigen Tag gelang es ihm nicht, sich an irgendeine Episode aus ihrer Vergangenheit zu erinnern, die man als glücklich bezeichnen konnte. Und doch wusste er, dass sie glücklich gewesen waren, in ihrem größtenteils schweigsamen, aber dennoch gemütlichen Zusammenleben. Er wusste, dass sie immer unsterbliche Liebe füreinander empfunden hatten, der kleine Junge, dann der Jugendliche, und die ernste, leicht lächelnde Frau. Als er von der Beerdigung nach Hause kam, hielt er den Blick gesenkt, um ihre Abwesenheit am Fenster nicht bemerken zu müssen. Sein grässlicher Kummer der vergangenen zwei Tage war einer Art Stumpfheit gewichen, als wäre alles, was jetzt mit ihm geschehen würde, irrelevant, unwichtig und nicht wirklich überzeugend. Doch durch diese Stumpfheit kam immer wieder ein plötzliches, fast unwillkommenes Aufflammen von Gefühlen, Aufflammen von Abneigung gegen Susan, von Mitleid für Andrew, dem es gelang – wahrscheinlich blieb ihm gar nichts anderes übrig –, sowohl aufgeblasen als auch bescheiden aufzutreten, ein großer Mann auf der Arbeit, vermutete Lewis, aber ein Pantoffelheld zu Hause. Als er das kochende Wasser in die Teekanne goss, merkte er, wie ihn eine Welle schierer Panik überkam. Wie sollte er zurechtkommen? Was sollte er essen? Wer sollte sich um ihn kümmern?

In den zwei langen Tagen, die es gebraucht hatte, bis Andrew seine Stellung als Familienoberhaupt eingenommen hatte – und Lewis würde seinem Cousin ewig dankbar dafür sein –, hatte sich Lewis, gelähmt vor Elend, auf einen Hocker vorm Kamin gesetzt, um sich aufzuwärmen. Seine mangelnde Erfahrung setzte ihm schrecklich zu. Er hatte noch nie eine Beerdigung organisieren müssen und hatte auch noch keine besucht. Er ging davon aus, dass ihn jemand zu Hause behalten oder ihn beaufsichtigt hatte, als sein Vater gestorben war. Er konnte sich ganz schwach erinnern, nach seiner Mutter geweint zu haben und von seiner Großmutter davon abgehalten worden zu sein, ihr hinterherzulaufen. Er konnte ja nicht mal ein Kaminfeuer anzünden, in diesem Punkt waren seine Erfahrungen darauf beschränkt, die Kohlen für seine Mutter zu holen. Die Anstrengung, das Feuer im Haus in Gang zu bringen, hatte ihm Schmutzspuren an Händen und Handgelenken eingetragen, die zu entfernen er nicht mehr die Kraft hatte. Er hatte das Feuer immer höher gemacht, Kohlen auf Kohlen gestapelt, und trotzdem wurde ihm nicht warm. Er saß ewig vorm Kamin, mit Tränen, die ihm auf dem Gesicht zu einer glänzenden Schicht getrocknet waren, und sein Gesicht begann zu spannen von der Hitze, die er nicht fühlen konnte. Da er es nicht wagte, hochzugehen, vorbei an der offenen

Schlafzimmertür seiner Mutter, wartete er, bis es dunkel war, und ganz spät, kurz bevor er sich zwang, ins Bett zu gehen, ließ er das Feuer weiterglimmen, sodass es am Ende das ganze Haus in Brand hätte stecken können – fast wünschte er sich, dass es geschah.

Als der Hunger ihn schließlich in die Küche trieb, hatte er nur ein paar Kekse und eine Dosensuppe gefunden, und dennoch war ihm nicht bewusst gewesen, dass die Vorkehrungen für seinen Haushalt bereits ins Wanken gekommen waren. Natürlich hatte es Momente gegeben, in denen das Gewicht der Zukunft zu viel für seine Mutter gewesen war. Als sein Cousin ihn in der Küche stehend vorfand, tränenüberströmt mit einer Dosensuppe in der Hand, war er freundlich, aber auch streng gewesen. »Sei dankbar, dass es so schnell vorbei war«, hatte er gesagt. »Sei froh, dass sie nicht gelitten hat wie dein Vater. Nach Onkel Jacks Tod war sie nie wieder dieselbe. Ihn monatelang zu pflegen hat sie für immer gezeichnet.« Doch Lewis, der sich nicht an seinen Vater erinnern konnte, war nicht bewusst gewesen, dass seine Mutter einsam war. Und selbst wenn sie nur noch für ihn gelebt hatte – war das denn so verkehrt? Er hätte für sie gelebt, wenn sie noch ein bisschen länger bei ihm geblieben wäre.

In diesen zwei Tagen fühlte er sich derart beraubt, dass er den Blick nie vom Gesicht seines Cousins nahm, er akzeptierte seine Autorität in allen Fragen, und dabei wurde ihm klar, dass der siebenunddreißigjährige Andrew ein Mann war, der wusste, wie man Rechnungen bezahlte, Essen kaufte und sogar Beerdigungen organisierte. Er hörte mit halbem Ohr, wie sein Cousin erklärte, dass das Haus jetzt ihm gehöre und dass er sich jemand holen solle, der sich mal die Stromleitungen anschaute. Andrew hatte immerhin Lewis' Vater gekannt, John Percy, den Baukalkulator, und er war schon neunzehn gewesen, als John Percy gestorben war. Sie waren beide Waisen. Jetzt hatte Andrew nur noch die grässliche Susan als Gesellschaft, mit ihren sittsamen Tellerröcken, ihren kleinen, nach innen gedrückten Zähnen und ihrem farblosen Nagellack. Sie war ja nicht mal eine nette Frau, die ihn hätte aufmuntern können, dachte Lewis, der eine Welle des Mitleids für seinen Cousin empfand: Er hatte ein Mann sein müssen, vielleicht schon, bevor er bereit dazu war, und hatte die kleinliche Susan geheiratet, weil Männer so was eben taten. Wahrscheinlich war er zu anständig, seine Enttäuschung in Worte zu fassen, und er hatte über seine Betroffenheit hinwegkommen müssen, keine Familie zu haben, keinen anderen Bezugsrahmen als seine Arbeit, und nur die zurückhaltende Tante Grace Percy als Verwandte, mit ihrer geistesabwesenden, fast versteckten Zuneigung. Nur Lewis hatte Zugang zu dieser Zuneigung gehabt, deswegen war er in der Lage, seinen Cousin kurz zu bemitleiden wegen seiner Benachteiligung im Leben.

Obwohl er ihn bemitleidete, war er froh, Andrews Anweisungen entgegenzunehmen. Er nahm an der Beerdigung teil, weil man es ihm sagte; wenn man ihn in Ruhe gelassen hätte, hätte er sich weiter im Haus versteckt. Seine Gedanken waren vage, unkonzentriert. Es war, als hätte ihn Andrew von jeglicher Initiative entbunden, selbst davon, die angemessenen Gedanken zu denken – seine Gefühle wollte er sowieso lieber für sich selbst behalten. Und er war froh, als er Andrew auf seinem Stuhl sitzen sah, als würde er allein dadurch Lewis aktiv vertreten. Im Grunde lehnte er nur Susan ab.

»Du könntest eigentlich hier wohnen bleiben«, meinte Andrew. »Du bist hier schließlich zu Hause. Aber mach nicht immer so große Feuer, Lewis, sonst brennst du irgendwann dein Haus ab. Besorg dir doch einen von diesen neuen, elektrischen Heizkörpern. Du brauchst ihn schließlich bloß am Abend.«

»Hast du Lewis schon gefragt, wie er seinen Lebensunterhalt verdienen will?«, fragte Susan, die es entweder unter ihrer Würde fand oder es nicht über sich brachte, sich selbst an Lewis zu wenden. Eine gewisse Falschheit war eine andere Eigenschaft von ihr, direkte Ansprache wurde nicht freiwillig gewährt.

»Ja, darüber müssen wir uns auch Gedanken machen«, sagte Andrew und steckte sich seine Pfeife an. Wieder verspürte Lewis einen mitleidigen Stich. Die Pfeife passte genau zum beharrlich weichen Schnurrbart, wie sie zu seinem Büro und zu Susan passte. »Du hast genug Zeit vertändelt, Lewis. Wie sehen deine Pläne aus?«

»Ich habe keine«, musste er antworten. »Ich habe mein Stipendium bis Juni. Ich hatte mir vorgenommen, mich danach beim British Council bewerben.«

Doch als der Brief vom British Council einen Tag nach dem Tod seiner Mutter gekommen war, hatte er ihn ins Feuer geworfen.

»Du solltest mal über eine Beamtenlaufbahn nachdenken«, hatte sein Cousin geraten. »Dein Französisch ist doch ziemlich gut, oder? Natürlich muss man erst mal die Aufnahmeprüfung bestehen, mit all diesen Examen und so. Aber es ist eine gute, solide Laufbahn, genau das Richtige für dich. Ich habe es nie bereut«, behauptete er wehmütig, oder bildete sich Lewis das nur ein? »Du musst dich mit dem Bankdirektor treffen«, fuhr er fort, »und das Konto auflösen. Das kann ich nicht für dich machen. Überhaupt musst du jetzt wirklich alleine zurechtkommen, Lewis. Frag mich ruhig, wenn du Rat brauchst. Und verkauf nichts«, fügte er hinzu. »Onkel Jack hat alles klug angelegt. Du solltest genug haben, um davon leben zu können, wenn du ein bisschen aufpasst. Natürlich brauchst du eine Stellung – das versteht sich von selbst. Bring deine Abschlussarbeit zu Ende, und dann richtest du dich ordentlich ein. Arbeit ist das einzig Wahre, Lewis. Ein Mann ist verloren ohne eine ordentliche Arbeit.«

Susan bewegte sich, was ihr gar nicht ähnlich sah. »Es wird Zeit, zurückzufahren«, sagte sie. »Würdest du mir bitte meinen Mantel holen, mein Lieber?« Sie gab andauernd derartige Anweisungen, da sie ihre bloße Anwesenheit als ausreichend erachtete, von jeder weiteren Tätigkeit entbunden zu werden. Andrew, der immer noch versuchte, Lewis zu erklären, dass er alle quittierten Rechnungen aufbewahren musste, verschwand in den Korridor und kam mit Susans Mantel zurück. »Hast du das verstanden, Lewis? Was? Was ist denn los, mein Schatz?«

»Ich warte darauf, dass du mir in meinen Mantel hilfst«, sagte Susan geduldig. Lewis überlegte, ob Andrew sie genauso hasste wie er. Aber nein, dachte er sich, er hat Angst vor ihr. Was ihm wirklich gefallen würde, wäre, wenn sie mehr wie eine Mutter zu ihm wäre. Beim Gedanken an das Wort »Mutter« musste er sich deprimiert abwenden und wollte nur noch, dass die beiden endlich gingen.

»Auf Wiedersehen, Lewis«, sagte Susan mit der Andeutung eines Lächelns. »Kopf hoch.«

»Wenn du irgendetwas brauchst, melde dich einfach«, sagte sein Cousin und sah besorgt dabei aus.

»Aber vergiss dabei bitte nicht, dass wir ziemlich weit von dir weg wohnen«, fügte Susan hinzu.

»Das weiß ich«, sagte Lewis, der mittlerweile müde und verständnislos war. »Ich wage zu behaupten, dass ich eine gute Stunde zu euch brauchen würde.«

»Ich meine«, sagte Susan, »wir können nicht alle fünf Minuten nach London hochkommen.«

»Andrew kommt doch jeden Tag hoch«, widersprach er. »Er arbeitet doch hier.«

»Na ja«, erwiderte sie meditativ, während sie ihre Handschuhe überstreifte. »Das ist etwas ganz anderes, findest du nicht?«

Dann war er allein, und unterm Strich war er wirklich froh darüber. Er trat ins ausgehende Feuer, vielleicht das letzte, das er jemals anzünden würde, denn die Kohle war fast ganz verbrannt, und er wusste nicht, wie er mehr bestellen sollte. Wieder ließ er sich auf seinen Schemel sinken. Er war erschrocken über die Aggressionen, die Susans Gegenwart in ihm ausgelöst hatte. Solcher Vorbehalt, solcher Widerstand, wie sie ihn an den Tag gelegt hatte, ließ ihn einen Verdacht schöpfen, den er nicht ansatzweise nachvollziehen konnte. Und doch war sie mit jedem Zentimeter eine Ehefrau, sinnierte er, bei der jede Geste, jeder Tonfall besitzergreifend war. Wie konnte man Frauen wie ihr aus dem Weg gehen? Welche Fähigkeiten musste er entwickeln, um sie zu durchschauen? Solche Gedanken führten ihm die Dringlichkeit der Frage seines zukünftigen Lebens vor Augen, denn es würde eine weibliche Gegenwart geben müssen, um seine Einsamkeit zu lindern, das wusste er. Nicht, um seine Mutter zu ersetzen – die Vorstellung war absurd –, aber vielleicht, um ihn über ihre Abwesenheit hinwegzutrösten. Und er kannte keine einzige. Vage erkannte er darin einen katastrophalen Fehler. Er war zu sehr mit seiner Arbeit beschäftigt gewesen, in seinem aussichtslosen Idealismus, um zu lernen, wie ein Mann sich gegenüber einer Frau zu verhalten hatte. Was noch schlimmer war: Er betrachtete sich noch nicht mal als vollgültigen Mann. Seinen Idealismus betrachtete er jetzt als hoffnungslos zum Scheitern verurteilt. Ihm wurde mit Bedauern klar, dass seine einsamen Abende, in denen er seine Notizen sorgfältig mit Füller ins Reine schrieb, ihn von jeder anderen Tätigkeit abgehalten hatten. Doch was er mit einer Frau fühlen wollte, war etwas wie der Idealismus, den er für seine Arbeit empfunden hatte, eine selbstvergessene Glut, die seine ganze Unfähigkeit und seine Reizlosigkeit auslöschen und stattdessen ein alles kompensierendes Mitgefühl hervorbringen würde und auch die Befriedigung, die er schon erlebt hatte, wenn eine Argumentation oder eine Erklärung sich in seinen Händen wie von selbst geschrieben hatte. Und auch ein bisschen von dieser Durchsichtigkeit, die bedeutete, dass man einfach komplett auf Argumente verzichten konnte. Perfektes Verständnis, das jede Bemühung überflüssig machte. Wenn er das erworben hatte, würde er endlich ein Bürger der freien Welt sein. Und so würde diese Lücke geschlossen und der Kreis einmal mehr vervollständigt werden.

Schließlich, als es schon sehr spät war, ging er hoch ins

Bett. Einen Moment blieb er auf der Schwelle stehen, dann machte er langsam und leise die Tür zum Zimmer seiner Mutter zu.

Am nächsten Tag, einem Samstag, wollte er sein neues Leben beginnen. Er starrte auf den Haufen Asche, wo vorher noch ein Feuer gewesen war, dann kehrte er dem Kamin den Rücken und ging aus dem Haus. Das Wetter war trübe, neblig, diesig, feucht, wie am Tag der Beerdigung, was der ganzen Prozedur einen Hauch Unwirklichkeit verlieh: Dieser Winter war ungewöhnlich mild. Lewis wünschte sich beinahe Frost, Schneefall, irgendetwas, was die Leute zusammen- und Fremde miteinander ins Gespräch bringen würde. Doch die Straße erstreckte sich grau und öde vor ihm, und abgesehen von den Lieferwagen im Hintergrund war keine Spur von Leben zu sehen. Während er an verlassenen Bushaltestellen herumstand, keimte eine furchtbare Verwirrung und gleichzeitig Verärgerung in ihm auf. Das Leben sollte besser sein. Es sollte glänzend, bunt, aufregend sein, nicht diese elende Angelegenheit mit tödlichen Krankheiten und Dosensuppe und Asche auf dem Kaminrost. Er verließ die Bushaltestelle und begann zu gehen, bis er irgendwann die King's Road hinunterschlenderte. Er begrüßte die Menschenmengen, die Atmosphäre von Freiheit, den größeren Luxus in den Geschäften, das Versprechen von Überfluss. Er kaufte Brot und Milch, und weil ihm nichts Besseres einfiel, noch mehr Suppe. Käse fiel ihm ein als etwas, das man nicht kochen musste, und dann, in einer Erinnerung wie von Proust geschildert, sah er sich den Camembert in Paris kaufen. Aber genau das war die Lösung: Er musste wieder zurück! Er konnte sein altes Zimmer wieder mieten und seine Arbeit dort fertigschreiben, wo er sie auch begonnen hatte. Der Gedanke befeuerte ihn für einen Moment. Immerhin kannte er sich mit dem Alltag in Paris aus, er wusste, wie man dort seine Tage füllen konnte, und freute sich sogar aufs Zurückkommen am Abend (er dachte nicht unbedingt an »Heimkommen«). Diese Frauen mit ihrer gleichgültigen Zugewandtheit oder auch zugewandter Gleichgültigkeit würden sich um ihn kümmern, seine Wunden versorgen, ihn wieder fit machen für diese grausame Welt. Er konnte gleich in der nächsten Woche fahren, denn es gab nichts mehr, was ihn hier hielt. So aufmunternd erschien ihm diese Entscheidung, dass er in ein Kaffee ging und etwas aß, das einer anständigen Mahlzeit seit Tagen am nächsten kam. Und nun, da er es nicht mehr eilig hatte, flanierte er durch die Samstagsmenschenmengen hindurch und verlor dabei etwas von seiner Schwermut, bis er schlagartig erschöpft war, in den Bus stieg und nach Hause fuhr.

Als er so am Fenster stand, wie es seine Mutter immer gemacht hatte, und spürte, wie die Trauer wieder an die Oberfläche stieg, entdeckte er zu seiner Überraschung Professor Armitage, wie er von der Straßenecke auf ihn zukam. Während er sich noch dachte, dass der Mann ohne seinen schützenden Schreibtisch vor sich viel kleiner aussah und ungewöhnlich beladen war mit einer Tasche und einem Blumenstrauß, wurde Lewis mit Schrecken klar, dass Armitage ja nichts von den Geschehnissen der letzten Woche wusste und wie verabredet zum Tee kam. Das musste um jeden Preis verhindert werden. Lewis rannte zur Tür und öffnete sie, um in Professor Armitages bescheidenes, verständnisvolles Gesicht zu schauen.

»Es tut mir furchtbar leid, Sir«, sagte er überstürzt. »Ich befürchte, unsere Verabredung ist hinfällig. Ich meine, meine Mutter ist am Montag gestorben.« Er merkte, dass er in Verteidigungshaltung gegangen war, fast, als wollte er den Zugang zum Haus versperren.

Doch dann war es Professor Armitage, der angesichts dieser Eröffnung verzagte. Sein Lächeln wich langsam einer kummervollen Miene.

»Mein lieber Junge, das tut mir so leid. Kann ich irgendwas für dich tun? Bist du allein? Vielleicht könnte ich doch kurz reinkommen?«

Lewis ging ihm voran in den Salon und schämte sich flüchtig für den leeren Kaminrost. Aber er würde ja sowieso weggehen, sagte er sich, er würde vor seiner Abreise noch aufräumen. Er schaute zu, wie Professor Armitage sich in einen Stuhl sinken ließ und seinen Blumenstrauß taktvoll außer Sichtweite deponierte. Warum mussten ihm alle so furchtbar verletzlich vorkommen? Armitage war Junggeselle, hatte er gehört, er hatte mit einer verwitweten Schwester bis zu ihrem Tode zusammengewohnt und schlug sich seitdem allein durchs Leben, dankbar für jede Art von Gesellschaft. Ein tauglicher Gelehrter, aber viel zu bescheiden, um sich wirklich einen Namen zu machen, ein hervorragender Ratgeber, geduldig und immer interessiert. Aber er hatte auch immer eine gewisse Wehmut an den Tag gelegt, dachte Lewis, der sich stählte, nur ja unbarmherzig zu sein. Zu seinem Bedauern erkannte er, dass er sich von seiner früheren Unschuld würde verabschieden müssen, wenn er sich jemals einen Namen machen wollte. Wenn er in dieser Sache versagte, würde ihn die Unschuld – die Unschuld seiner Mutter – überwältigen, und was sollte dann aus ihm werden?

»Ich hoffe, du wirst mit deiner Arbeit weitermachen, Lewis, oder?« Lewis beobachtete mit Schrecken, wie Professor Armitage sich umständlich aus seinem Mantel schälte. »Natürlich werde ich ab Juni nicht mehr am Institut sein, aber bis dahin wirst du dich eingerichtet haben. Und ich wage zu sagen, dass sich Dr. McCann um dich kümmern wird, wenn du Hilfe brachen solltest. Ich glaube nicht, dass ich indiskret bin, wenn ich sage, dass der Universitätsverlag immer an neuen Arbeiten interessiert ist. Du müsstest deine Arbeit natürlich redigieren und erweitern, aber das wäre ja eine Angelegenheit für die Zukunft. Du wirst doch Kontakt mit mir halten, Lewis? Mir hat deine Arbeit sehr gut gefallen.«

Fatale Bescheidenheit, dachte sich Lewis. Ja, er würde Kontakt mit ihm halten, aber nicht zu oft. Männer wie Armitage waren veraltet, fast wie Heilige, und somit unbequem. Ihm hatte seine Arbeit auch sehr gut gefallen, doch da er jung war, hatte er sie ganz für seine gehalten. Außerdem sehnte er sich nach der Gesellschaft von Frauen. In diesem Moment des Unbehagens und der Verwirrung konnte er nicht erkennen, wie Professor Armitage ihm helfen sollte. Von den zwei nutzlosen Lebensentwürfen musste er gezwungenermaßen seinen wählen. Doch inwiefern half ihm das weiter?

»Hast du genug Mittel zum Leben?«, fuhr Professor Armitage fort.

Lewis erklärte, dass er keine Ahnung habe.

»Nun, das ist natürlich sehr wichtig. Und du brauchst eine Arbeit. Vielleicht findest du in der Bibliothek irgendeine Tätigkeit, mit der du dich erst mal über Wasser halten kannst. Du hast doch einen Freund, der auch da arbeitet, oder? Wenn dir die Idee gefällt, könnte ich versuchen, meinen Einfluss geltend zu machen.«

Anscheinend gab es für ihn bloß Bibliotheken, dachte Lewis.

»Darf ich dich vielleicht um eine Tasse Tee bitten, Lewis? Es ist doch eine ganz schöne Strecke von Muswell Hill hierher. Ich musste mehrmals umsteigen, weißt du, und ich bin auch nicht mehr der Jüngste.«

Es war sieben Uhr, bevor er wieder ging, nachdem er Lewis überredet hatte, das Kaminfeuer wieder anzumachen. Doch selbst dann ging er nur widerstrebend. Doch Lewis konnte es kaum abwarten, in der Avenue Kléber anzurufen, und schenkte Professor Armitages freundlichem Zuspruch kaum Beachtung. Er betrachtete den Vorschlag mit der Bibliothek als etwas, worauf er im äußersten Notfall immer noch zurückgreifen konnte, etwas, was er so lange wie möglich vermeiden sollte. Er hatte das Gefühl, dass in diesem Moment nur eine Investition in seine eigene Zukunft den Kummer auslöschen konnte, der sich leise in den Zimmerecken ansammelte. Er stand an der Haustür und beobachtete, wie Professor Armitage seinen langsamen Rückzug antrat. Schließlich sah er ihn nur noch als nichtssagende Silhouette vor dem verschwommenen Lichtschein einer Straßenlaterne, doch erst als das Geräusch seiner Schritte verklungen und die Vorortstraße wieder still war, ging er wieder hinein.

Seine Rückkehr nach Paris betrachtete er jetzt als eine Verzweiflungstat, eine, die sich vielleicht nicht auszahlen würde. Trotzdem war es das, was er jetzt tun wollte. Er sehnte sich nach einer beruhigenden Routine, und hier, zu Hause, war jede Routine gestrichen worden, und er wusste nicht, wie er sie wieder einführen sollte. Der unsaubere Kaminrost sprang ihm ins Auge, die Asche war über den ganzen Kaminboden verteilt; das Zimmer hatte bereits ein dünnes Sargtuch aus Staub bekommen, und in der Küche war die Vorratskammer auch schon wieder fast leer. Er würde einfach deswegen gehen, weil er unmöglich hierbleiben konnte. Er würde seine Arbeit zu Ende schreiben – das verstand sich von selbst –, aber das war nicht sein Hauptinteresse. Wonach er sich sehnte, war die Rückkehr zu seinem alten Selbst, bevor die Traurigkeit in sein Leben trat. Vielleicht würde er nie wieder nach Hause kommen. Er sah sich wie ein alterndes Kind, wie er ein Junggesellenleben in einem Zimmer in Paris führte: Irgendwann würde er die Züge eines Franzosen annehmen, mit einem Trenchcoat und einer Aktentasche und einer rahmenlosen Brille. Er würde abends zu Mme Doche und den Frauen nach Hause gehen. Nichts daran war ideal, das wusste er, und das Meiste war sogar illusorisch, doch wenn er hierblieb, würde ihn die Einsamkeit übermannen. Ihm gefiel die Richtung seiner Gedanken selbst nicht. Ihm gefiel die ganze Situation nicht. Trotzdem wusste er, dass jetzt Entscheidungen zu treffen waren. Indem er das tat, würde er erwachsener werden, älter werden, etwas, was ihm bisher ganz und gar nicht gelungen war. Er musste sich jetzt sofort in Bewegung setzen, wenn er die Energie für diese Bewegung nicht ganz verlieren wollte.

Als er mit Mme Doche telefonierte, klang sie distanziert und vorsichtig. Mme Roussel gehe es nicht gut, erklärte sie,

sie befürchte, dass es mit ihr rapide bergab ging. Und sie war nicht bereit, wieder Zimmer zu vermieten, sie wollte diese zusätzliche Verantwortung nicht haben. Diese zwei Mädchen – ob Lewis sich noch an sie erinnern könne? – habe sie nicht gemocht, sie hatte immer gefunden, dass sie sich etwas zu sehr zu Hause gefühlt hätten. Dieses Problem wollte sie nicht mehr haben, sie konnte tatsächlich nicht mal darüber nachdenken. Selbstverständlich wäre es nett, Lewis wiederzusehen, wenn er nach Paris käme. Mme Doche traf in letzter Zeit nicht mehr so viele Leute. Lewis würde es sicher verstehen, wenn sie keine Zeit für ihn hatte.

»Und Cynthia?«, fragte Lewis. »Und Roberta?«

»Diese Mädchen?«, meinte Mme Doche einigermaßen überrascht. Beide weg. Sie waren kurz nach Lewis gegangen. Und jetzt war niemand mehr in der Wohnung außer Mme Roussel selbst. Manchmal wurde es ein bisschen einsam. Wenn Mme Roussel irgendetwas zustoßen sollte, dann würde sie, Mme Doche, heimkehren in die Bretagne. Ob Lewis Nantes kenne? Eine wunderschöne Stadt, und sehr viel angenehmer als Paris.

Lewis, der sich von ihrem wachsenden Vertrauen ermutigt fühlte – ihre Stimme schien einen neuen Klang anzunehmen, als sie über ihre Pläne sprach, obwohl sie am Satzende immer noch vorsichtig den Ton senkte –, versprach, sich telefonisch bei ihr zu melden, sobald er in Paris sei, obwohl er ein bisschen befremdet war, dass sie ihn nicht eingeladen hatte, in der Avenue Kléber zu wohnen. Doch wenn er dort wieder Krankheit sehen müsste, dann wollte er sie lieber nicht miterleben: seine Erinnerungen waren noch zu frisch. Außerdem waren seit seiner Abreise acht Monate vergangen, und an den Sommerabenden seines restlichen Aufenthalts war es schwierig geworden, die winterliche Atmosphäre im Salon wiederherzustellen. Er selbst war während seiner letzten Tage in Paris aus der Wohnung geflohen und im glänzenden Abendlicht durch die Stadt gewandert. Und jetzt war es vielleicht zu spät, alles dunkel und dämmrig und überschattet von den Ereignissen der jüngsten Vergangenheit. Irgendetwas sagte ihm, dass es ein Fehler war, zurückzugehen, doch seine Sehnsucht nach Sicherheit und nach der Zeit, bevor die Dinge eine so schlimme Wendung genommen hatten, zwangen ihn mehr oder weniger, zu dem einzigen Ensemble von Umständen zurückzukehren, die ihm immer noch ein Gefühl von Sicherheit gaben. Aus den Tiefen seiner Erfahrung sehnte er sich danach, das wiederherzustellen, was er für die Durchsichtigkeit dieser Zeit hielt. Mit Durchsichtigkeit meinte er diesen ganzen Komplex an Möglichkeiten – seine Arbeit, sein früherer Eifer, seine Zielstrebigkeit, sein schlichter und fast vergessener Wunsch nach Ganzheit. Durchsichtigkeit – oder das Verlangen danach – würde seine Traurigkeit vertreiben, seine Scham, das Gefühl des Versagens. *Laissez-moi ma vie idéale* ... Auf einer praktischeren Ebene erforderte seine Arbeit, dass er die Szenerie noch einmal besuchte, auf jeden Fall dachte er das. Was sollte er sonst tun? In seiner derzeitigen Lage war keine andere Existenz für ihn möglich.

Am nächsten Tag, einem Sonntag, gab er sich einen Ruck und putzte das Haus. Er überlegte, ob er seinen Cousin anrufen sollte, aber sagte sich dann, dass Sonntag ein Tag für Häuslichkeit war und dass Andrew ihm eine Störung übelnehmen würde. Beziehungsweise Andrew nicht, aber Susan.

Am Abend hatte er alles, was seine Mutter zurückgelassen hatte, aus dem Haus geschafft. Er machte die Tür zu ihrem Zimmer auf, blieb einen Moment darin stehen und beschloss dann, es so zu lassen, wie es war. Er sammelte nur ihre ausgeliehenen Bücher ein, nüchterne Erzählungen von Liebe und Loyalität, die die Stimmungen der Frauen so darstellten, wie er sie gerne sehen wollte. Er hatte ihre Bücher oft selbst gelesen, war vertraut mit ihrem Geschmack, in dem er jetzt mit einem halben Lächeln seinen eigenen erkannte. Er entfernte eine Nagelfeile, die seine Mutter als Lesezeichen für *The Song of the Ark* benutzt hatte. Das blasse Mädchen in der Bibliothek hatte das Buch extra für sie zur Seite gelegt, weil sie sicher war, dass es seiner Mutter sehr gut gefallen würde. Eine schöne Geschichte, hatte sie gesagt: Sie hatte weinen müssen. Lewis ging davon aus, dass dieses Mädchen jetzt vom Tod seiner Mutter in Kenntnis gesetzt werden musste. Oder vielleicht konnte er die Bücher auch einfach zurückschicken. Er glaubte, die Worte nicht ertragen zu können, die für gewöhnlich bei solchen Anlässen gesagt wurden, obwohl ihm bewusst war, dass das Mitleid von Fremden oft netter gemeint war als das Mitleid von Verwandten, seinen Verwandten zumindest, und dass Fremde oftmals andere Perspektiven auf das Leben des Toten boten, weil sie sich an eine Geste, ein Wort erinnerten, das sie mit dem Hinterbliebenen teilten, und solche Trostworte waren schön.

Am Montag ging er zur Bank und traf sich mit dem Direktor. »Sie dürften ziemlich bequem davon leben können«, meinte Mr Harvey. »Der Fonds ist sehr konservativ und wird Ihnen ein kleines, aber regelmäßiges Einkommen bringen, wie schon Ihrer Mutter. Sie möchten keine anderen Aktien kaufen, nehme ich an?«

»Wie viel würde ich bekommen, wenn ich alles verkaufen würde?«, fragte Lewis.

»Zwischen zwanzig- und fünfundzwanzigtausend«, war die Antwort. »Aber ich würde Ihnen abraten …«

»Bitte verkaufen Sie alles«, sagte Lewis, »und zahlen Sie die Summe auf mein Konto ein.«

Er kaufte eine Fahrkarte für den Nachtzug am selben Abend, fuhr nach Hause, um ein paar Sachen zusammenzupacken, und ging dann direkt zum Bahnhof, wo er mehrere Stunden in der Bar »Golden Arrow« saß und nur aufstand, um sich etwas zu essen zu kaufen. Sobald es dunkel war, nahm er seine Tasche und ging zu Gleis 1. Er konnte es kaum erwarten, endlich wegzufahren, und er beobachtete gleichgültig, wie die anderen Fahrgäste sich langsam sammelten, mit Pelzmänteln über dem Arm und schweren Koffern auf den Lastkarren der Gepäckträger. Da er bezweifelte, die Last einer schlaflosen Nacht ertragen zu können, hatte er einen Liegewagen gebucht. Der Gedanke an das Geld erleichterte ihn enorm; er beschloss, sich ein komfortables Hotel zu nehmen. Er erinnerte sich, in der Rue Clément-Marot so ein Hotel gesehen zu haben, auf einer seiner Käse-Expeditionen. Ihm war noch in Erinnerung, wie die hellen Fenster ihm gleich gute Laune gemacht hatten, weil sie Vergnügen und Sorglosigkeit versprachen. Er beschloss, sich dort ein Zimmer zu nehmen.

Als er am Morgen aufwachte, war es noch dunkel, doch grelle Lichter drangen durch den Spalt unter dem Rouleau. Er wusch sich rasch und kleidete sich an, dann machte er sich auf die Suche nach einer Tasse Kaffee. Während er im Speisewagen saß, verspürte er eine Art Vorfreude, bemerkte die subtilen Veränderungen in den Gerüchen und Geräuschen. Er ging zurück in sein Abteil, stellte sich ans Fenster und konnte es kaum erwarten, endlich Frankreich zu erblicken. Er war der erste Fahrgast, der aus dem Zug stieg.

Man gab ihm ein kleines, aber völlig ausreichendes Zimmer im Hôtel Roosevelt, eines, das zweifellos nur für Reisende ohne Begleitung gedacht war. Er fühlte sich katastrophal unbegleitet. Er packte rasch seinen Koffer aus, weil er es nicht erwarten konnte, auf die Straße zu gehen, und Ruhelosigkeit setzte ihm genauso zu wie eine gewisse Nervosität. Auf einmal hatte er nichts zu tun. Er ging hinunter bis zur Place de l'Alma, um den Straßenmarkt zu besuchen, doch es war der falsche Tag. Eine blasse Sonne erschien auf den weißlichen Fassaden der Häuser, und er ging eine ganze Weile in westlicher Richtung. Er zog in Erwägung, die Richtung zum Bois de Boulogne einzuschlagen, doch dann überwältigte ihn die Sinnlosigkeit dieses Unterfangens, und er kehrte um. Er nahm einen Bus zur Bibliothèque Nationale, zeigte seinen Mitgliedsausweis vor und setzte sich an einen der Tische. Er konsultierte das Notizbuch, das er immer in der Tasche hatte, und schaute ein, zwei Titel im Katalog nach. Wie es aussah, würde dies der Umfang seiner Arbeit sein, zumindest bei dieser Gelegenheit.

Er musste sich verändert haben, dachte er, in den Monaten, die vergangen waren, seit er zum letzten Mal in diesem Raum gesessen hatte. Er war nicht mehr zufrieden mit dem Stand der Dinge, mit kleinen Vergnügungen, kleinen Perspektiven. Der Gedanke machte ihm Angst, denn es schien nichts an die Stelle dieser Perspektiven getreten zu sein, die zwar schon immer begrenzt gewesen waren, aber dennoch beruhigend. Er stand hastig auf, und aus purer Gewohnheit ging er um den Garten des Palais Royal herum und kaufte sich ein Sandwich in einem Café, das er noch von seinem letzten Aufenthalt kannte. Es kam ihm jetzt dringend vor, direkt weiter zur Avenue Kléber zu gehen. Er dachte sich, dass er erst anrufen sollte, aber er wusste ja, dass Mme Doche zu Hause war. Sie ging nur einmal am Tag raus, erinnerte er sich, um ihre Einkäufe zu machen. Sie musste zu Hause sein.

Als er wieder auf der Straße war, fühlte er sich ein bisschen wohler, ging die ganzen Champs-Elysées hinunter, nur verfolgt von einer Erschöpfung, die eher geistiger als körperlicher Natur war. Die Avenue Kléber erstreckte sich endlos vor ihm, als er sie erreichte: Auf einmal befielen ihn Zweifel, ob er überhaupt noch weiter gehen konnte. Er blieb einen Augenblick im Dämmer des Vestibüls stehen, wobei er sich seines angestrengten Schnaufens sehr bewusst war, bevor er die Treppe zu dem Stockwerk hochging, in dem Mme Roussel wohnte. Als er klingelte, hörte er einen schwachen Ausruf, dann laute Stimmen. Die Tür ging langsam, sehr langsam auf, bei vorgelegter Kette, die nur einen begrenzten Blick auf Mme Doches verängstigtes Gesicht gestattete. Dieses Gesicht, das er als rund, blond, drall in Erinnerung hatte, sah für ihn jetzt aufgedunsen und nervös aus, und das Haar, das es einrahmte, wirkte aschig und spröde. Durch den Türspalt drang ein seltsamer, medizinischer Geruch heraus, gemischt mit dem Duft einer stickigen, ungelüfteten Wohnung. Die Tür wurde vor seinem Gesicht zugemacht, dann ging sie wieder auf. Er wurde aufgefordert, einzutreten und keinen Lärm zu machen.

Er ging automatisch in den Salon, wo sich Mme Doche – nach einer neuerlichen, halb-mitgehörten Unterhaltung, an der sich diesmal eine mahnende Stimme beteiligte – ihm anschloss. Ihm wurde bewusst, dass er wirklich vorher hätte anrufen sollen, dass sein Besuch gerade absolut ungelegen kam. Mme Doche schien darauf zu warten, dass er sein Anliegen vorbrachte, doch er hatte ein großes Verlangen danach, sich ihr anzuvertrauen, ihr vom Tod seiner Mutter zu erzählen. Ihm wurde klar, dass das im Grunde der ganze Zweck seiner Reise gewesen war. Doch sobald er auf einem der ausgeblichenen Gobelin-Stühle saß, wurde die seltsam flüchtige Stille durchbrochen.

»Fernande! Fernande!«

Er erkannte die grobe, heisere Stimme von Mme Roussel wieder, die jetzt noch gröber und heiserer geworden war, drängend, eine Stimme, in der Ärger lag, wenn nicht sogar Wut. Mme Doche legte sich den Finger auf die Lippen und rannte aus dem Zimmer. Lewis wartete, hörte, wie Mme Doches Stimme mühsam versuchte, Mme Roussel gut zuzureden, hörte ein Glas klirren, hörte, wie ein Löffel auf den Boden fiel. Endlich schloss sich die Tür, und Mme Doche erschien wieder im Salon. Wieder legte sie einen Finger auf die Lippen und schüttelte den Kopf. Lewis begriff, dass er gehen sollte. Er erinnerte sich daran, wie Professor Armitage sich aus seinem Mantel geschält hatte, erpicht aufs Bleiben, obwohl sich in Lewis' Haus gerade ein Todesfall ereignet hatte. Und jetzt war er in derselben Lage. Er ergriff Mme Doches Hand, drückte sie und ging zur Tür, wobei ihm bewusst war, dass sie ihn loswerden wollte. Er zögerte ganz kurz, denn er hatte so viel zu sagen, was jetzt ungesagt bleiben musste, doch dann ertönte wieder dieselbe grobe Stimme.

»Fernande! Fernande!«

Er blieb einen Moment auf dem Treppenabsatz stehen, dann eilte er die Treppe hinunter und hinaus auf die Straße. Er rannte fast zurück zum Hotel, packte seinen Koffer und fuhr zum Bahnhof. Er verließ Paris am selben Abend und fuhr mit demselben Zug – oder seinem Gegenstück – zurück nach London.

Das Haus wartete auf ihn, so leer und still, wie er es verlassen hatte. Das Haus wartete auf ihn, und er erkannte es als den Ort, an dem er bleiben würde. Er nahm die Bibliotheksbücher seiner Mutter, ging hinaus, stellte sich an die Bushaltestelle neben der Gemeindewiese und begann einen neuen unspektakulären Tag.

4 Wieder eine Bibliothek, dachte er. Er fühlte sich verloren, gereizt, doch gleichzeitig unterwürfig. Hier starrte ihm das Schicksal ins Gesicht. Natürlich nicht genau hier, aber irgendwo an einem sehr ähnlichen Ort: eine imposante Treppe hoch, durch Schwingtüren hindurch in den stillen Raum mit der gewölbten Decke, wo eine schüchterne Sonne farbige, gebrochene Strahlen durch die rautenförmigen Formen des Art-déco-Oberlichts fallen ließ, wo Kinder an einem der zwei langen Tische saßen und ihre Aufsätze schrieben, die sie in Englisch aufbekommen hatten, und wo alte Männer mit Stoffmützen und dicken Schals den *Express* und den *Telegraph* lasen und manchmal dösten, bis es Zeit war, nach Hause zu gehen. Dieser Ort war freundlich, eine Art Tagespflegeheim für die Einsamen, die von Natur aus Leisen, die Senioren und die Einsiedler. Die Beleuchtung und die Heizung waren großzügig, die Regeln allerdings streng: Jegliche Unterhaltung war verboten, nicht ein Wort, betonte Miss Clarke, die Bibliothekarin, und obwohl sie eigentlich wohlgesonnen war, duldete sie keinen Schlaf, egal, wie gebrechlich der Schlafende war. Dann klapperten ihre militärisch klingenden hohen Absätze über den Parkettboden, und sie rüttelte den Schuldigen an der Schul-

ter. »Das ist hier eine Bibliothek, Mr Baker, kein Schlafsaal! Außerdem haben Sie schon angefangen zu schnarchen.« Diese Ermahnung musste ziemlich oft wiederholt werden. Mr Baker, mit weißen Bartstoppeln unter seinem uralten, früher mal hübschen Seidenschal, mit feuchten Nasenlöchern, aber ruhiger Erscheinung, nahm dann seine vorherige Haltung wieder an, und einmal hatte Lewis gehört, wie er erwiderte: »Sie machen mehr Lärm als ich, Sie dumme Kuh«, woraufhin er zum Gehen aufgefordert wurde. »Der arme alte Kerl«, hatte Mrs Percy bemerkt. »Wahrscheinlich hat er keinen anderen Ort, wo er hingehen könnte.« »Ach, der kommt morgen wieder«, meinte Miss Clarke, mit einem Lachen, das tolerant klang, aber ein bisschen zu herzhaft. »Ich tu gern mein Bestes für jeden, aber ich kann es nicht dulden, dass die Atmosphäre gestört wird. Er tut mir ja auch leid. Aber alte Leute können sehr ermüdend sein, oder?« Sie war vielleicht dreiundvierzig, während Grace Percy zweiundsechzig Jahre alt war. »Ja«, hatte Grace Percy lächelnd erwidert. »Ja, das kann man wohl sagen.«

»Diese Frau hat irgendetwas Trauriges an sich«, hatte sie auf dem Heimweg zu ihrem Sohn gesagt. »Irgendwie bezweifle ich, dass sie heiraten wird. Und das weiß sie. Es hat ihr wahrscheinlich das Herz gebrochen, aber sie ist eine zu gute Frau, als dass sie ihre Gefühle zeigen würde. Was am Ende herauskommt, ist eine fürchterliche Fröhlichkeit, der aber das Fröhliche fehlt.«

Lewis hatte gelacht und den Arm seiner Mutter gedrückt. Er liebte sie, wenn sie in dieser Stimmung war. »Erzähl weiter«, sagte er. »Was ist ihr passiert? Hat irgendein Schuft sie enttäuscht?«

»Oh nein«, sagte Mrs Percy überrascht. »Es hat nie einen Schuft gegeben, das ist ja das Schlimme. Sie ist die Art großherzige Frau, die wunderbar mit einem Schuft zurechtkommen würde. Diese großen Büste, diese gesunde Farbe! Die Opfer, die sie gebracht hätte! Das Vertrauen in seine ungeprüften Fähigkeiten, das sie immer aufrechterhalten hätte! Sie hätte es mit seinen Eltern, seinen Freunden, sogar mit seinen Liebhaberinnen aufgenommen. Ich sehe förmlich vor mir, wie sie ihr Haus für seine ganze Gefolgschaft offenhält, die Frauen, die anrufen, anständig behandelt und ihm Geld leiht.«

»Warum würde so jemand sie nicht heiraten wollen?«, hatte Lewis in seiner Unschuld gefragt.

»Na ja, vielleicht könnte er homosexuell sein«, hatte seine Mutter erwidert. Sie hielt es für ihre Pflicht, ihren Sohn in solche komplexen Fragen einzuführen. »Auf jeden Fall jemand, der weibliche Intimität nicht aushält. Und ich muss sagen, auch wenn ich es nicht sagen sollte, dass Miss Clarke den Eindruck einer Frau macht, deren Intimitäten ein bisschen ermüdend sein könnten.«

Mehr sagte sie nicht, weil sie Lewis das Schauspiel ersparen wollte, das ihr ziemlich deutlich vor Augen stand, von Miss Clarke mit wild funkelnden Augen mitten in irgendeiner spektakulären, aber unerwiderten Leidenschaft. Für so etwas wurden Theaterschauspielerinnen berühmt. Eine Shakespeare-Tragödie hätte gut zu ihr gepasst, überlegte sie.

»Das Traurige ist ja, dass viele Frauen von Miss Clarkes Typ nie heiraten«, sagte sie milde. »Dabei würden sie großartige Ehefrauen abgeben. Wahrscheinlich hat Miss Clarke eine ganze Kommode voll exquisiter Wäsche. Wahrscheinlich fügt sie immer noch Stücke hinzu. Und sie macht sich auch immer so schick, ist dir das auch schon aufgefallen? Diese wunderschönen Blusen, die hohen Absätze. Und ein angenehmes, diskretes Parfum. Und immer gut geschminkt, auch ihre Haare sitzen immer tadellos.«

»Ich würde sagen, sie geht schon für ihr Alter«, meinte Lewis. »Aber ich finde sie ziemlich unattraktiv.«

»Sie hatte wahrscheinlich schon immer eine schwere Büste, auch als Mädchen«, sagte seine Mutter. »Heute ist ihre Taille natürlich breiter als früher. Das passiert Frauen, wenn sie erst mal vierzig sind«, sagte sie und gab Lewis einen spielerischen Klaps auf den Arm. »Das solltest du eigentlich wissen. Dann bist du nicht enttäuscht, wenn deine Frau älter wird. Die Umrisse der Figur verschwimmen ein bisschen«, fügte sie hinzu, obwohl sich ihre eigene längst in eine Art gotische Schmalheit aufgelöst hatte. Betrachtungen über die unangebrachte und unerwünschte Üppigkeit von Miss Clarke lösten in ihr immer winzige Zuckungen persönlicher Dankbarkeit für ihr eigenes Glück aus. Obwohl Lewis es nicht wusste, dachte Mrs Percy an dieser Stelle immer: »Immerhin hatte ich meinen lieben Jack.« Aber solche Gedanken sollte man nicht aussprechen, und nachdem sie sie gedacht hatte, schämte sich Mrs Percy immer ein wenig.

»Merk dir das, Lewis«, hatte sie gesagt. »Gute Frauen sind besser als schlechte Frauen. Schlechte Frauen sind bloß ermüdend. Lerne Herzensgüte schätzen. Lerne, über die äußere Hülle hinauszuschauen. Hättest du Lust auf Hefepfannkuchen zum Tee?«

Sie waren an einem der unauffälligen kleinen Läden vorbeigekommen, die in diesem weltabgewandten Bezirk die

Aufgabe von Bäckereien übernahmen. Zwei Mädchen in Overalls wickelten ungeschnittene Brotlaibe nachlässig in Papier und drehten die Tüten an den Ecken zu, wobei sie diese Tätigkeit immer wieder mit Ausflügen zum Schaufenster unterbrachen, aus dem sie Brioches und Marmeladentörtchen in grellen Farben nahmen, wobei sie ihre Finger elegant bogen.

»Merk dir eines, Lewis«, hatte seine Mutter gesagt. »Kauf nie Kuchen, der nicht abgepackt ist.«

»Ich würde mir das Zeug sowieso nicht kaufen«, erwiderte Lewis, der in dieser Hinsicht hochmütig und unrealistisch pariserisch geblieben war. »Jetzt würde ich gerne ein Erdbeertörtchen essen«, fügte er hinzu. »Ein frisch gemachtes.«

»Trotzdem«, sagte seine Mutter, »ich bin sicher, dass du nicht Nein zu den Hefepfannkuchen sagen wirst. Die werden Gott sei Dank in Päckchen verkauft.«

»Guten Tag, Hazel«, hatte sie zu einem der beiden Mädchen hinter der Verkaufstheke gesagt. »Geht's deinem Vater wieder besser?«

Denn sie war der gute Geist dieses Viertels gewesen, dachte er sich, sie hatte irgendwie ihren Frieden gemacht mit seinem Mangel an Ambition: Sie liebte seine Bescheidenheit, seine Ereignislosigkeit, seine stillen Nachmittage. Kleine Zeremonien – das Einpflanzen von Hyazinthenzwiebeln in die blauen Porzellantöpfe, das Vorziehen der Vorhänge am Abend, die Seifenstücke, die sie zwischen die frisch gewaschenen Laken im Wäscheschrank legte –, all das hatte sie glücklich gemacht, ihre Aufmerksamkeit wachgehalten, sodass sie mit Hilfe ihrer Lektüre und mit ihrem

Stolz auf ihren Sohn ein friedliches Witwenleben geführt und sich eine Würde bewahrt hatte, für die er dankbar war. Er hatte Zeit gehabt, über ihr Leben nachzudenken, das er jetzt für tadellos erachtete und von dem er hoffte, dass er sich immer daran erinnern würde. Und wenn genug Zeit verstrichen war, würde es sogar die Erinnerung an ihren Tod überlagern. Er sah sie hier immer vor sich, wie sie vor der Gemeindewiese stand oder mit ihren schmalen, schön beschuhten Füßen in die kleine Bäckerei trat, das kleine Lebensmittelgeschäft, und dabei nebenbei ein paar Sätze mit dem Besitzer oder der jungen Verkäuferin tauschte. Und dann ging sie nach Hause, um den Kessel aufzusetzen, für den Abend ein Feuer im Kamin zu machen und die Blumen zu gießen. Das war ein Leben, das immer ein Teil von ihm sein würde, dachte Lewis, obwohl er sich innerlich ungeduldig danach sehnte, woanders zu sein, vor einem größeren, raffinierteren, großstädtischen Hintergrund, einem, der mehr in Einklang stand mit dem Erwachsenen, von dem er hoffte, dass er in ihm steckte. Trotzdem kam es ihm immer noch so vor, als wäre er noch meilenweit entfernt von seinem richtigen Erwachsenenleben. Seine Jugend, deren letzte Tage er jetzt gerade sorgenvoll durchlebte, würde geprägt bleiben von den stillen Gewohnheiten seiner Mutter, deren Anstand er immer verteidigen würde.

Die Gegenwart seiner Mutter spürte er besonders stark an diesem Tag, als er die ausgeliehenen Bücher zurückbrachte, die sie nun nie mehr gegen andere eintauschen würde. Er ging die Treppe hoch, stieß die Schwingtüren auf und zog sich brav den Schlips glatt. Wieder mal war er dem Frieden der Vorstadt erlegen, war sich einer Empfindlichkeit im Herzen bewusst, die dankbar auf die Bücher reagierte, auf die Leser, auf das Sonnenlicht, das durch die Fenster fiel, auf den Geruch von Möbelpolitur. Mr Baker war da, wie er sah, und machte gerade das Kreuzworträtsel in der *Times*, obwohl das verboten war; immerhin schlief er nicht. Miss Clarke hatte Dienst, in einem roten Kleid, das ihre roten Wangen betonte; sogar ihre Ohrläppchen, an denen große Perlenohrringe festgeklipst waren, sahen voll aus. Das andere Mädchen, das blasse, durchsuchte die Karten, die wieder in die Bücher zurückgesteckt wurden, die eine sehr alte Dame eins nach dem anderen mit zitternden Händen aus den Tiefen einer braunen Strukturledertasche holte. Miss Clarke warf ihm ihr berühmtes Lächeln zu, das sie benutzte, um Männer zu versklaven und Übeltäter zu tadeln.

»Ihre Mutter heute gar nicht dabei?«, fragte sie. Das war die Frage, die er gefürchtet hatte.

»Meine Mutter ist gestorben«, sagte er. »Ich habe ihre Bücher dabei.«

Zunächst herrschte nur erschrockene Stille. Das blasse Mädchen drehte sich um und sah noch blasser aus. Miss Clarke hatte sich die Hand aufs Herz gelegt und hielt in ihrer Tätigkeit inne.

»Na, das war jetzt aber ein ziemlicher Schock«, sagte sie nach ein, zwei Sekunden und senkte die Hand, um sich ein strahlend weißes Taschentuch aus dem Ärmel zu ziehen. »Das ist ein trauriger Tag für die Bibliothek, Mr. Percy. Wir kennen ihre Mutter schon seit einer Ewigkeit. Immer so freundlich. Immer interessiert. Mir war schon aufgefallen, dass sie in letzter Zeit immer ein bisschen müde aussah. Aber ich hätte mir nie träumen lassen …«

»Es war das Herz«, sagte Lewis kläglich und spürte wieder mal das volle Gewicht seines Unglücks.

»Und dann hat sie natürlich Sie vermisst«, fuhr Miss Clarke unerbittlich fort. »Sie hat einmal zu mir gesagt: ›Ich zähle die Tage, Madeleine.‹ Aber sie wollte nicht, dass Sie das wissen.«

Gut, jetzt weiß ich es, dachte Lewis. Um die Unterhaltung nicht noch zu verlängern, ging er zu den Regalen, um ein Buch auszusuchen, das seiner Mutter gefallen haben könnte, in der Hoffnung, den Kontakt auf diese Art aufrechtzuerhalten, wenn schon nicht auf eine andere. Er fand ein paar Bände von Edith Wharton, und da er sich einsam und exponiert fühlte, ging er mit ihnen zum Ausleihschalter. Das blasse Mädchen trat vor, mit zwei roten Flecken auf den Wangen.

»Sie war furchtbar stolz auf Sie, Mr. Percy«, sagte das Mädchen. »Und sie kam ganz gut alleine zurecht, wissen Sie, sie war nicht schwach oder so was. Sie hat sich nie beklagt, hat nie gesagt, dass sie sich nicht gut fühlte. Bitte geben Sie sich nicht die Schuld.« Sie duckte sich leicht, als würde sie sich genieren, so viel gesagt zu haben, und beschäftigte sich dann betont mit dem Datumsstempel.

»Danke«, sagte Lewis.

»Ich mochte Ihre Mutter sehr gern«, sagte das Mädchen. Lewis sah, dass sie trotz ihrer Blässe – oder vielleicht gerade deswegen? – einen Hauch von Zartheit hatte, eine Schmalheit, die ihm gefiel. Ihre Kleidung war betont unsexy: ein hellblauer Pullover und ein grauer Flanellrock, Sachen, wie sie ein Schulmädchen tragen würde, und die sie jünger machten, als sie war. Er schätzte sie auf ungefähr fünfundzwanzig. Was ihm am meisten auffiel, waren ihre langen, unversehrten, leicht nach oben gebogenen Finger, die so weiß waren, als hätten sie noch nie eine gewöhnliche oder unziemliche Tätigkeit ausgeübt. Ihr Gesicht, das vorübergehend belebt war durch ihre Gefühle und die Zudringlichkeit, die sie ihrer Meinung nach gezeigt hatte, war ebenso lang wie blass und konnte kummervoll aussehen, dachte er sich. Es war eingerahmt von dicken Haaren, deren Farbe irgendwo zwischen Blond und Beige lag und aus dem Gesicht gehalten wurde von einem schwarzen Samtband. Susan hatte auch so eines getragen, fiel ihm wieder ein: Sie mussten gerade in Mode sein. Sie hatte große, ziemlich hübsche dunkelblaue Augen, beschattet von langen, farblosen Wimpern. Ihre Haut war klar und ihre leicht vorstehenden Zähne unerwartet kräftig. Nur ihr Kinn war ein bisschen schwach ausgeprägt, stellte er fest. Er überlegte, warum sie nicht hübsch war. Seine Mutter hätte gewusst, warum ihr Gesicht so unauffällig war, so wenig bemerkenswert. Diese Haltung ihres Kopfes, leicht zur Seite geneigt, als würde sie einer inneren Stimme lauschen, diese schmalen, leicht krummen Schultern, diese andächtigen Hände, die ihn an blasse Jungfrauen aus Stein erinnerten, die er im Victoria and Albert-Museum gesehen hatte. Vielleicht hatten alle Jungfrauen etwas gemeinsam, dachte er, nämlich dass sie sich ein bisschen älter machten, als sie waren. Dennoch hatte er außerhalb des Museums noch nie jemand gesehen, der so spektakulär jungfräulich aussah. Alles an ihr wirkte unberührt. Unter ihrem hellblauen Pullover waren ihre Brüste kaum zu sehen. Er fühlte sich zu ihr hingezogen wegen ihrer kleinen Rede, die sie bedingt durch ihre Schüchternheit wirklich Überwindung gekostet haben musste. Er war ihr dankbar, dass sie ihm erzählt hatte, was er hatte hören wollen. Durch sie würde er Erlösung finden.

»Tissy, deine Mutter ist hier«, rief Miss Clarke.

»Tissy?«, wiederholte Lewis schnell. Er war fasziniert von diesem Namen, den er noch nie gehört hatte.

»In Wirklichkeit heiße ich Patricia. Patricia Harper. Aber als kleines Mädchen konnte ich meinen Namen nicht richtig aussprechen, deswegen habe ich mich selbst Tissy genannt. Würden Sie mich entschuldigen, Mr Percy? Meine Mutter ist hier, um mit mir zum Mittagessen zu gehen. Ich will nur, dass Sie wissen, wie gern ich Mrs Percy hatte, und dass es mir wirklich leidtut für Sie.«

Wieder wurde sie rot, sie sah aus, als hätte die Anstrengung des Sprechens sie fast ein bisschen geschwächt. Angesichts ihrer beunruhigenden Zerbrechlichkeit hielt er ihr seine Hand hin, teils aus Dankbarkeit, teils um sich zu vergewissern, dass es ihr wirklich gut ging. Sie ergriff seine Hand flüchtig mit ihren sehr kalten Fingern, dann drehte sie sich um und verschwand.

»Eine Tragödie ist das mit diesem Mädchen«, meinte Miss Clarke und lehnte ihren Busen auf die Theke. Mr Baker blickte auf und legte sich demonstrativ einen Finger auf die Lippen. Miss Clarke bemerkte es gar nicht.

»Agoraphobie«, sagte sie mit melancholischer Befriedigung. »Sie sagt, sie kann alleine nicht rausgehen. Ihre Mutter bringt sie am Morgen, holt sie zum Mittagessen ab, bringt sie um zwei zurück und holt sie am Abend wieder ab. Ich habe versucht, mit ihr zu sprechen, aber es hat nichts genützt. Anscheinend hat es in ihrer Jugend begonnen, obwohl ich glaube, dass da auch ein bisschen Ärger in der Familie mitgespielt hat. Der Vater«, sagte sie und senkte ihre Stimme, um den Eindruck von Diskretion, aber auch Verständnis zu erwecken. »Eine andere Frau, schätze ich. Das ist doch immer so, oder? Allerdings ist sie eine gute kleine Arbeiterin: Ich kann mich nicht beschweren. Aber wer sonst würde sie beschäftigen?«

»Geht sie denn nie aus?«, wollte Lewis wissen.

»Na ja, ich habe sie selbstverständlich dazu ermuntert. Ich habe zu ihr gesagt, dass sie nicht ihr ganzes Leben bei ihrer Mutter verbringen kann. Aber es schwächt sie, wenn man sie sich zu energisch vornimmt. Zu Tode verängstigt, wissen Sie. Und es schränkt ihre Mutter ja auch ein, nachdem sie jetzt nur noch zu zweit sind. Trotzdem scheint sie einigermaßen glücklich zu sein. Und die Dinge können nicht immer so laufen, wie wir wollen, stimmt's? In jedem Leben muss auch mal ein bisschen Regen fallen. Aber das wollen Sie sich wahrscheinlich gar nicht anhören, nachdem Sie selbst erst kürzlich so eine Tragödie auszustehen hatten.« Sie drückte sich ein Taschentuch auf eine Krokodilsträne. »Und die hier nehmen Sie mit, hm? Ah, *Zeit der Unschuld*, mein Lieblingsbuch.« Lewis schämte sich, dass er so herablassend über Miss Clarke dachte. Sie war eine Romantikerin und somit die ideale Leserin, jemand wie er. Trotzdem blieb ihm auf dem Heimweg, mit den ausgeliehenen Büchern unterm Arm, das Bild von Miss Harper, Tissy, im Gedächtnis, winzig, kühl, ewig distanziert, wie etwas, was man durch ein umgedrehtes Fernglas betrachtet. Er hatte sie eigentlich für ziemlich reizlos gehalten.

Sie könnte vielleicht jemand sein, den er heiraten könnte,

dachte er sich, denn er verzagte beim Gedanken an das leere Haus seiner Mutter. Der Gedanke, der einfach so dahingedacht war, kam plötzlich, aber nicht überraschend. Und dann könnte er sie kurieren, und sie wäre wieder in der Lage, vor die Tür zu gehen. Oder sonst konnte sie auch drinnen bleiben und warten, bis er nach Hause kam. Es wäre schön, wieder erwartet zu werden.

Er las *Zeit der Unschuld* und *Ethan Frome* im Eiltempo durch und war zwei Tage später wieder in der Bibliothek. Diesmal wurde er enttäuscht: keine Spur von Tissy Harper, und Miss Clarke war auch nicht da. Keine Spur von irgendwem, nur ein großes, träges Mädchen am Tresen, das er noch nie zuvor gesehen hatte. Er lieh sich ein Buch von Elizabeth Bowen aus und eins von Margaret Kennedy. Er fühlte sich hingezogen zu den Büchern, die seine Mutter geliebt hatte, als könne er durch die Lektüre auf eine Art mit ihr in Kontakt treten, die sie selbst gutgeheißen hätte. Auf jeden Fall schien ihm eine derartige Lektüre heilsam. Er begann zu glauben, dass seine Pflichtlektüre, die ihn mit erwachsenen Theorien über Heldentum konfrontierte – obendrein noch das Heldentum des neunzehnten Jahrhunderts –, ihn vielleicht nicht unbedingt fehlgeleitet hatte, aber vielleicht ein bisschen zu weit weggeführt von normalen Gedanken. Er vertrieb sich mehrere Abende mit dem, was er für die Sorte Bücher hielt, die seine Mutter gemocht hätte, und eine Weile war er ganz ruhig und verzaubert, obwohl der Moment, in dem er gezwungenermaßen aus diesen zarten Phantasiewelten auftauchen musste, immer grob und schmerzlich war. Er begann sich nach der Gegenwart einer Frau zu sehnen, nach irgendetwas Schattigem, Wohltuendem, nach etwas, was Gesundheit und Frieden in sein Leben zurückbringen würde, beides Dinge, die er als bedroht empfand. Das Verlangen nach so einer Gegenwart war unendlich, obwohl er wenig Möglichkeit sah, wie es befriedigt werden könnte. Er dachte sich, wie traurig es doch für einen Mann seines Alters war, einsam zu sein, nur mit Büchern als Gesellschaft. Gleichzeitig wurde ihm klar, dass er sein Leben nicht mit Lesen verbringen konnte. Das British Museum war seine Zuflucht – aber auch sein Gefängnis. Er fühlte sich gelinde gestresst, wenn die Bibliothek schloss, aber sobald dieser Moment vorbei war, schritt er die Treppen hinunter und nach draußen mit einem Gefühl der Befreiung. Als das Jahr wieder mal den Frühling erreicht hatte, wurden die Tage absurderweise länger, aber kühler. Auf dem Heimweg, den er meistens zu Fuß zurücklegte, hörte er traurigen Vogelgesang unter einem dunkler werdenden Himmel. In den Gärten hatten sich Krokusse ausgebreitet, die ihre Blütezeit schon fast hinter sich hatten. Schüchterne Knospen zeigten sich an Büschen, noch die freudloseste Ligusterhecke schien fröhlicher. In einem Moment der Depression ging er eines Abends nach dem Abendessen wieder raus, um die Elizabeth Bowen zurückzugeben. Er hatte sich verspätet und kam gerade an, als die Lichter ein- und ausgeschaltet wurden, um den Lesern zu signalisieren, dass man jetzt schließen wollte. Doch er wurde belohnt durch den Anblick von Tissy Harper, dieses Mal in einem rosa Twinset, die einen Arm schon in den Ärmel ihrer grauen Jacke geschoben hatte.

»Lassen Sie sich ruhig Zeit«, flüsterte sie. »Ich mache die Lichter erst aus, wenn Sie gehen.«

»Ich wollte bloß das hier zurückgeben«, sagte er und legte das Buch auf den Tresen, neben ihre Hand. »Ich komme ein andermal wieder.« Er zögerte kurz, dann fragte er: »Darf ich Sie nach Hause begleiten?«

»Danke«, sagte sie, »aber meine Mutter ist schon hier.«

Tatsächlich schaute ihre Mutter ihn hartnäckig an aus einem Stuhl gegenüber von dem, den Mr Baker besetzt hätte, wäre er nicht schon von Miss Clarke hinauskomplimentiert worden. Oh, aber die Mutter war eine Überraschung. Lewis fand, dass sie eine Schönheit war, eine kühne, unermüdlich wirkende Frau mit einem seltsam altmodischen Sex-Appeal. Sie war heftig geschminkt, ihr Mund in Dunkelrot, ihre Augenbrauen waren in ständigem Erstaunen geschwungen, und in ihren hochgesteckten dunklen Haaren hatte sie sich eine Strähne weiß gefärbt. Sie trug haargenau denselben verächtlichen Gesichtsausdruck zur Schau, den er von den Filmdivas seiner Kindheit in Erinnerung hatte. Obwohl ihr Gesicht offensichtlich und sorgfältig perfektioniert worden war, sah es unzufrieden aus, mit einer beginnenden Aufgedunsenheit um Mund und Kinn herum. Louis konnte nicht die geringste Ähnlichkeit zwischen Mutter und Tochter erkennen, doch dann fiel ihm wieder ein, wie Miss Clarke angedeutet hatte, dass der Vater mit einer anderen Frau durchgebrannt war, und er ging davon aus, dass dieser Abtrünnige, dieser undankbare Kerl, dieselben reizlosen Züge gehabt haben musste, die jetzt seine Tochter besaß.

Aber warum war der Vater überhaupt durchgebrannt? Mit welcher Art Frau brannte ein Mann durch, der dieses rotlippige, schwelende Wesen zu Hause hatte? Denn sie war immer noch in der Blüte ihrer Jahre, nicht viel älter als fünfzig, hätte er geschätzt. Sie sah schwierig aus, schwer zufriedenzustellen, und obendrein kapriziös und anspruchsvoll – kurz und gut, die letzte Person, die Erziehungsberechtigte einer reinen, halb kranken Tochter sein sollte. Sie hatte sich ihren Pelzmantel um ihren leicht plumpen, kompakten kleinen Körper geworfen, und ihr Rock war kurz genug, um ihre feinen Beine in ihren feinen Strümpfen zu zeigen. Er konnte kein Zeichen ehelicher oder mütterlicher Desillusionierung an ihr ausmachen, sie war einfach nur ungeduldig. Mrs Harper sah aus wie eine Frau, deren Mann erst vor einer Minute weggegangen war, um irgendeine notwendige, aber unwichtige Aufgabe zu erledigen, und der zu ihr zurückkommen würde, sobald er diese Aufgabe erledigt hatte. Mrs Harper sah tatsächlich aus wie eine Frau, die immer von einem unsichtbaren Mann begleitet wurde. Und doch war sie hier, an ihre Tochter gebunden, die sie vier Mal pro Tag in die Bibliothek bringen beziehungsweise abholen musste, und hatte keinerlei Möglichkeit, von dieser Pflicht befreit zu werden, bis ihre Tochter ihre Selbstständigkeit wiedergewann.

Lewis verspürte einen Stich des Mitleids mit den beiden. Er spürte auch, dass er das Glück dreier Menschen beeinflussen konnte, wenn er Tissy von ihrer Mutter entwöhnen würde. Er hatte sich immer noch einen Sinn von Ritterlichkeit gegenüber Frauen bewahrt. Er war sich seiner mangelnden Erfahrung bewusst und schämte sich auch dafür, doch er schämte sich noch mehr für gewisse Magazine, die er in Paris gekauft und unter seinen Pullovern versteckt hatte, bis sie sicher in öffentlichen Papierkörben entsorgt werden konnten. Diese Texte hatten ihn immer ebenso überrascht wie enttäuscht, und ihm war die Vorstellung zuwider, dass zum Erwerb von Weisheit beides gehörte. Für sich selbst stellte er sich immer etwas Züchtigeres vor, wenn das möglich wäre: Es konnte gerne kurz sein, aber es musste perfekt und heldenhaft sein. Er war darauf vorbereitet, alles zu verlieren, aber nur, wenn er vorher auch alles gewonnen hätte. Obwohl Tissy Harper mit ihren andächtigen Händen und ihren niedergeschlagenen Augen ihn vielleicht nicht mit den versprochenen fleischlichen Sünden beglücken würde, repräsentierte sie doch eine Aufgabe und eine Absicherung. Sie würde freundlich sein, sie würde ihn nie auslachen oder verächtlich behandeln, und sie würde sich eifrig und dankbar um ihn kümmern. Und ihre Mutter könnte dann zurückgehen zu welcher Gesellschaft auch immer sie hatte verlassen müssen – er stellte sich Hotelterrassen vor, Bridgerunden, Cocktails –, als ihre Tochter, ihre so unpassende Tochter, ihre einzige Beschäftigung geworden war.

Das Problem war nun, wie man die Mutter und ihre Tochter so lange trennen konnte, wie er brauchen würde, um seinen Plan umzusetzen. Denn er musste sie aus ihrem Vormundschaftsverhältnis herauslösen, bevor er selbst tätig werden konnte. Das Projekt gefiel ihm: Es verfügte über den nötigen Altruismus. Er hatte das dumpfe Gefühl, dass ein Mann eine edle Tat tun musste, bevor er seine Belohnung verlangen konnte. Er wusste selbst, dass das lächerlich war. Doch er hatte sich nie wohl gefühlt, wenn er nur lüstern und selbstsüchtig war. Er ging davon aus, dass ihn in seinem späteren Leben, in weit entfernten mittleren Jahren vielleicht, diese Eigenschaften ausreichend motivieren könnten, aber bis dahin wäre er so weit in der Gunst gesunken, wie es alten Leuten nun mal vorbestimmt war – mit Ausnahme seiner Mutter natürlich. Vorerst war ihm nur zu bewusst, dass er nicht nur jung, sondern auch machtlos war. Seine Machtlosigkeit wurde noch verstärkt von seiner Jungfräulichkeit, die er gerne schon viel früher abgestreift hätte und für die er sich schämte. In Paris war nichts passiert, um sein hoffnungsvolles Selbst zu verändern. Mit seinem üppigen Haar, seinem kurzsichtigen Lächeln und seinem respektvollen Gesichtsausdruck hatte er keine raubtierhaften Blicke angezogen. Und er ging davon aus, dass er so einer Situation auch gar nicht gewachsen gewesen wäre. Die Aussicht in diesem Fall versprach eine gewisse Ebenbürtigkeit, und sei es auch nur in punkto Erfahrung, und garantierte ihm gleichzeitig ein Quantum Großzügigkeit oder sogar Ehre. Er brauchte diese Gefühle nicht nur, weil sie angenehm waren, sondern, um gewisse zensurbedürftige Bilder auszulöschen, die aus seiner inoffiziellen Pariser Lektüre stammten. Er hatte nicht das Gefühl, wirklich von Tissy Harper angezogen zu sein. Was er empfand, war eine Mischung aus Respekt und Mitleid. Er würde sie retten und seine Belohnung bekommen. Oder, wenn es die Umstände gestatteten, würde er sich seine Belohnung zuerst holen und sie dann erst befreien, er würde sie erwecken wie Dornröschen aus dem seltsamen Zauberbann, der sie so lange gefangen gehalten hatte. Wie lange? Seit ihr Vater das Heim verlassen hatte, hatte Miss Clarke angedeutet. Wann hätte das sein können? Es gab keinerlei Hinweise auf den Zeitpunkt. Der Schlüssel zu dem ganzen Rätsel lag bei der Mutter, dachte er. Und wenn er sie beide befreien konnte, würden sie es ihm danken, indem sie Haushaltstätigkeiten in seinem Haus übernahmen. Die wurden langsam aber sicher richtig dringend. Egal, wie oft er die Bettwäsche wechselte, er vergaß regelmäßig den Abhol- beziehungsweise Auslieferungstag für die Wäsche. Er hatte einen Riesenhunger, wie immer. Wenn sie sich gut um ihn kümmerten, dachte er, würde er sie beide nehmen. Er würde sie beide heiraten.

Doch zuerst einmal mussten sie getrennt werden. Soweit er das sah, war das so gut wie unmöglich. Heimlich folgte er ihnen aus der Bibliothek und musterte ihre Rücken, während sie Arm in Arm die erleuchtete Straße hinuntergingen. Die Mutter ging wohlüberlegt, wie jemand, der den Passanten mit seinem Körper Signale gibt: Ihre Hüften bewegten sich, und sie warf die Beine voran, wobei sie ihre kleinen Füße nach außen drehte wie eine Tänzerin. Ihre Tochter erschien neben ihr ungeschickt, zaghaft, mit großen Füßen und bescheidenem Auftreten, mit gesenktem Kopf vor lauter Gehorsam oder Angst, wobei sie ihre indigofarbenen Augen gesenkt hielt. Lewis sah, dass sie entschlossen einhergingen, an der Bushaltestelle vorbei, und er tat es ihnen nach, denn er dachte sich, dass er zumindest herausfinden könnte, wo sie wohnten. Er fühlte sich dabei nicht hinterlistig – er war ja ohnehin in dieselbe Richtung unterwegs. Da er sich keine Strategie überlegt hatte, sagte er einfach nur: »Nochmals guten Tag, Miss Harper. Oder vielleicht sollte ich guten Abend sagen. Guten Abend«, fügte er hinzu, an Tissys Mutter gerichtet.

»Oh, Mr Percy.« Miss Harper war nicht über Gebühr überrascht. »Ich glaube, Sie haben meine Mutter noch nicht kennengelernt. Mr Percy – meine Mutter. Du hast ihn vielleicht schon mal gesehen. In der Bibliothek, meine ich.«

»Nein, ich glaube nicht«, sagte Mrs Harper ausdruckslos,

mit einer Stimme, die deutlich vom Zigarettenkonsum gezeichnet war. »Freut mich, Sie kennenzulernen.«

»Wir scheinen denselben Weg zu haben«, wagte sich Lewis vor.

»Wir wohnen in der Britannia Road«, sagte Miss Harper. »Und Sie?«

»Noch ein Stückchen weiter. Gegenüber der Gemeindewiese«, antwortete er. »Darf ich Sie ein Stück begleiten?«

Die Begegnung war also schon mal eingefädelt. Aber das Ganze sollte ja auch nur eine Begegnung sein, so viel war klar. Er spürte die mächtige Gleichgültigkeit, die von ihrer Mutter ausging, er spürte, wie sie ihm bewusst ihr Interesse vorenthielt. Warum sollte sie auch interessiert an mir sein, dachte er bescheiden. Sie war offensichtlich eine Frau von Welt, eine Frau mit gewissen Erfahrungen. Die Tochter musste nach dem abwesenden Vater gekommen sein, dem Vater, der unerklärlicherweise sein Zuhause verlassen hatte. Er stellte sich vor, wie die Mutter in der Falle saß, verdutzt, wie sie sich über die Hinterlassenschaft dieses nutzlosen Ehemannes ärgerte, während sie innerlich mit der Pflicht haderte, die sie jeden Tag vier Mal zu erfüllen hatte. Lewis sah Mrs Harper vor seinem inneren Auge, wie sie sich eine Zigarette zu ihrem lippenstiftgefärbten Mund hob, sich die Haare vom Genick hochstrich und sich selbst in einem Glas betrachtete. Er konnte sich nicht vorstellen, wie Mrs Harper in ihrem Leben Platz für Miss Harper haben konnte. Mrs Harper verhielt sich wie eine Frau, die es gewohnt ist, hoch zu pokern, statt einfach nur ein Pfand im Spiel zu sein. Und Tissy, die arme Tissy, musste für sie sowohl Bürde als auch Aufopferung bedeuten. Im Licht von Mrs Harpers Gleichgültigkeit angesichts seiner Gegenwart rückte Lewis näher an Tissy heran und überlegte, ob er es wagen sollte, ihre Hand zu nehmen.

Er brachte sie bis an ihre Haustür. Ihr kleines Haus wirkte gepflegt und makellos, zumindest war das seine Einschätzung von außen. Es war offensichtlich, dass man ihn nicht hereinbitten würde. Er beobachtete, wie die Mutter einen Schlüssel aus einer mächtigen Handtasche zog, während die Tochter höflich danebenstand wie ein Gast. Verzweifelt versuchte er, die Begegnung noch zu verlängern. Bittet mich herein, dachte er, bittet mich herein. Ladet mich zum Essen ein: seid freundlich, seid gnädig. Er fühlte die ganze Trostlosigkeit eines Menschen, der in ein leeres Haus zurückkehrt. Vor allem war er ein bisschen erschrocken über ihre Reserviertheit. Es lag doch wohl im Bereich normaler Höflichkeit, sein Interesse an einer neuen Bekanntschaft auszudrücken, oder nicht? Doch er konnte wohl kaum weitere Fragen stellen, wenn ihre Aufmerksamkeit für ihn so minimal war. Sie waren so an die Gesellschaft der anderen gewöhnt, nahm er an, und die Routine ihrer Tage war so tödlich, dass sie ihre Manieren verloren hatten. Einen Moment lang tat er sich schrecklich leid, ihn schreckte sogar die kurze Distanz, die ihn noch von seinem eigenen Zuhause trennte. Aber ich kenne doch sonst niemand, dachte er traurig. Das hier muss reichen.

»Miss Harper«, rief er. Sie drehte sich an der Tür um. »Ich könnte Sie doch in Zukunft nach Hause begleiten, wenn Sie möchten«, sagte er und merkte, wie er rot anlief. »Ich meine – dann hätte Ihre Mutter mal eine Pause. Und wir wohnen doch so nahe beieinander.«

Daraus musste sie zwangsläufig schließen, dass er von ihren Einschränkungen wusste, er dachte jedoch, es wäre besser, keine Anspielung darauf zu machen. Und sie schien ziemlich ruhig in dem Wissen, dass sie keine Erklärungen, keine Ausreden hatte. Wenn er später auf diesen Moment zurückblickte, fragte sich Lewis, ob er sie in diesem Moment schon hätte herausfordern sollen, die ganze Angelegenheit ans Licht bringen. Als er an ihr vorbeischaute, blickte er durch die offene Haustür in einen leuchtend rot tapezierten Flur. Er war schockiert, solche Farben waren in seinem Milieu unüblich. Alle Zimmer bei seiner Mutter waren weiß. Er sah die dunkle rote Höhle, die Miss Harper gleich wieder schlucken würde wie eine Gebärmutter: Es wäre wie eine Geburt, nur umgekehrt. Jeden Abend, wenn die Lichter an waren und die Wände rot glühten, wurde Miss Harper wieder vollkommen zum Besitz ihrer Mutter. Das Geschöpf ihrer Mutter. Er versprach sich selbst, diesen Gedanken noch einmal hervorzuholen, wenn er nach Hause kam. Vorerst, welche Bedenken er auch wegen ihrer Gastfreundschaft haben mochte, musste er eine Antwort bekommen auf sein Angebot, seine Bitte, seinen Appell.

»Ach, ich weiß nicht«, war ihre Antwort. Doch sie blieb stehen, das war ja schon mal ein gutes Zeichen.

»Gehen Sie immer zu Fuß nach Hause?«, fuhr er fort. »Ich nämlich schon, jeden Abend. Die Abende sind jetzt immer so lang, seit meine Mutter nicht mehr da ist.« Er kam sich vor wie ein Scharlatan, als er das Thema mit seiner Mutter in diesen Flirtversuch einbaute. Aber es wird Zeit, sagte er zu sich selbst. Ich bin einsam, wieso sollte sie das nicht wissen? Warum sollte sie sich nicht für eine Weile mit mir befassen? Schließlich werde ich ihr keine Angst einjagen. Sie hat nichts zu befürchten.

»Wir gehen nur am Abend den ganzen Weg zu Fuß«, sagte sie gewissenhaft. »Morgens nehmen wir den Bus. Und wir essen in einem Restaurant in der Nähe der Bibliothek zu Mittag. Ich glaube wirklich nicht …«

»Tissy«, kam da die Stimme ihrer Mutter, gefolgt von ihrem Umriss, der sich schwarz vom leuchtend roten Flur abhob. Sie rauchte eine Zigarette.

»Mutter, Mr Percy war so nett, mir anzubieten, mich an einem Abend auch mal nach Hause zu begleiten. Aber ich habe ihm gesagt …«

Lewis merkte, dass die Mutter lächelte, wenn auch ein bisschen unzufrieden.

»Sag Mr Percy, dass du sehr dankbar bist für sein freundliches Angebot«, sagte sie. Lewis entdeckte einen gewissen Sarkasmus in dieser Bemerkung. »Mir macht der Spaziergang nichts aus. Aber du könntest ihn doch mal zum Tee einladen. Samstag würde passen. Dann kann er gleich mit uns nach Hause gehen.«

Lewis wurde erneut rot, bedankte sich und versprach, sich am nächsten Samstag um fünf Uhr mit ihnen zu treffen. Jetzt, da er seine Mission erfüllt hatte, war er erpicht darauf, nach Hause zu kommen. Er hatte den Eindruck, dass er zu hart gearbeitet hatte für dieses minimale Zugeständnis, und dieses Gefühl gefiel ihm nicht. Irgendwie wurde er nicht schlau aus diesem Paar, dachte er, er hätte seine Mutter gebraucht, um sie zu entschlüsseln. Eine große Welle des Elends brach über ihn herein. Er trottete die Straße entlang, weg von den falschen Versprechungen dieses erleuchteten

Korridors, zurück zu dem dunklen Haus, das er jetzt nur schwer als Zuhause annehmen konnte. Er blieb lange am Fenster stehen und starrte auf die leere Straße. Dann ließ er den Vorhang wieder fallen und ging hoch in sein Zimmer. Auf dem Treppenabsatz machte er die Schlafzimmertür seine Mutter auf und betrachtete, wie das Mondlicht auf ihr Bett strömte. Seltsamerweise tröstete ihn das. Wenn seine Mutter jetzt hier wäre, in welcher dematerialisierten Form auch immer, würde er weitermachen können. Und die Zukunft war ja da: er musste sie nur noch ausfüllen. Er ging nachdenklich zu Bett und war dankbar, zumindest so viele neue Überlegungen zu haben, die ihm Gesellschaft leisten konnten.

5 Mrs Harper beobachtete ihn über den Tisch hinweg mit der Reglosigkeit einer Eidechse. Sie signalisierte ihr Nicht-Gebundensein an so gewöhnliche Dinge wie Essen und Trinken, indem sie ihren Stuhl leicht schräg vom Tisch hingestellt hatte und eine Zigarette rauchte. Das Zimmer war komfortabel, aber auf eine freudlose Art. Seine Wände waren ebenso rot wie die auf dem Flur, ebenso wie seine Vorhänge, doch diese Vorhänge waren halb zugezogen und verdeckten das zarte Blau eines späten Frühlingsabends. Die Wirkung war die eines Sprechzimmers, in dem Geheimnisse die Währung waren. Obwohl es klein war, enthielt das Zimmer einen schönen, wenn auch übergroßen Esstisch und zwei nicht weniger mächtige Sessel, die neben einem winzigen Kamin standen. Die unpassende Natur und Erscheinung der Möbel, die so aussahen, als würden sie einem geräumigeren Haus entstammen, widersprachen der Intimität der roten Wände, und Lewis begann langsam zu dämmern, dass in diesem Haus ein ziemlich fremdartiges Leben geführt wurde, von einer Art, mit der er nicht vertraut war, dass an diesem grandiosen Tisch Mahlzeiten eingenommen und undurchdringliche Kommentare gewechselt wurden zwischen den beiden Personen, die auf den Sesseln

saßen. Wären nicht die halb zugezogenen Vorhänge gewesen und Mrs Harpers hartnäckiger Blick, hätte sich Lewis aufmerksam bemüht, Informationen, Signale, Codes zu empfangen, die erst noch entschlüsselt werden mussten. Doch so, wie die Dinge standen, kam er sich schäbig vor und furchtbar weit weg von zu Hause. Diese Wirkung wurde noch verstärkt von der Tatsache, dass er extra seinen besten Anzug angezogen hatte.

Und er aß auch nicht das unschuldige Essen, das er im Haus seiner Mutter gewöhnt gewesen war. Mrs Harper glaubte wie Marie Antoinette an unnötigen Luxus. Man hatte ihm eine Kaffeetorte gereicht, gekrönt von einer Sahnehaube, und einen Ingwerkuchen, dessen schmelzender Boden aus Birnen und zerstoßenen Walnüssen bestand. Ganz offensichtlich erwartete man von ihm, beides zu essen. Tissy, deren Appetit bemerkenswert stabil war, bot ihm weitere Gänge in Form winziger Macarons und kleiner, aber üppig glasierter Kekse an. Obwohl ihm schon leicht übel war von der durchtränkten Süße der ihm angebotenen Speisen, vergaß er nicht, seiner Gastgeberin Komplimente zu machen: Er dachte sich, dass sie eine Frau war, der man viele Komplimente machen musste – was sich später als zutreffend herausstellen sollte. Und er war aufrichtig überrascht von der Raffinesse der Tafel, die tatsächlich eine gewisse Festlichkeit hatte. All die Kuchen, ebenso wie Mrs Harpers distanzierte Miene, gaben ihm das Gefühl, er wäre an einen anderen Ort versetzt worden. Er konnte keine Verbindung zwischen diesem Nachmittag und seinem gewöhnlichen Leben herstellen, das ihm vorkam, als wäre es auf einer anderen Ebene von Wirklichkeit gelebt worden. Er fühlte sich überfordert, und das auf eine nicht besonders angenehme Art.

»Haben Sie das alles selbst gemacht, Mrs Harper?«, erkundigte er sich. »Wirklich sehr beeindruckend.« Da spürte er, dass er die falsche Saite angeschlagen hatte, vor allem, als so gar keine Antwort kommen wollte. Er fühlte sich unwohl, wie er hier saß und dieses luxuriöse Essen verspeiste, vor diesem undurchschaubar seltsamen Hintergrund. Das Herz wurde ihm schwerer, und er bekam den Effekt seiner Worte nicht nur geistig, sondern auch körperlich zu spüren. Mrs Harpers Ernährung war zwar üppig, brachte aber auch den Magen durcheinander. »Köstlich«, murmelte er erneut, wobei das Wort in seinen Ohren fast schon einen verzweifelten Klang hatte.

»Mutter macht alles selbst«, erklärte Tissy. »Sie ist eine großartige Köchin.«

Während dieser Unterhaltung starrte ihn Mrs Harper weiterhin rauchend und gleichgültig an. Tissy spielte an der Kaffeetafel zwar die Gastgeberin, aber immer unter der Aufsicht oder dem Schutz ihrer Mutter. Die Unterhaltung war spärlich, dank dem fast gänzlichen Rückzug der Mutter, die sich, wie Lewis bemerkt hatte, für die Gelegenheit schick gemacht hatte, mit einem ziemlich engen schwarzen Kostüm und einer Seidenbluse, die gerade so weit aufgeknöpft war, dass sie den Ansatz eines üppigen Busens zeigte. Die Diskrepanz zwischen der Erscheinung der Mutter und der Tochter hätte nicht ausgeprägter sein können. Trotzdem schien Tissy, die schüchterne, blasse Tissy, sich vollkommen wohlzufühlen unter dem wachsamen Blick ihrer Mutter. Lewis' Anwesenheit machte sie nicht nervös, sondern schien sie im Gegenteil sicherer zu machen. Er war überrascht, sie so unbekümmert von den üppigen Speisen essen zu sehen – das schien in keinem Zusammenhang mit der Zerbrechlichkeit ihres Körpers zu stehen. Er nahm an, dass in diesem kleinen Haushalt jede Menge Hätscheleien und Liebkosungen ausgetauscht wurden. Er stellte sich vor, wie die Tage in diesem eingeschränkten Setting verbracht wurden, mit vorgezogenen Vorhängen, jenseits männlicher Einflusssphären: ausgiebige Einkaufsbummel, großzügige Mahlzeiten, geheizte Schlafzimmer, Routinen, die alle von einem vornehmeren Haushalt übernommen sein mochten, wie das köstliche Konfekt an diesem Nachmittag zu beweisen schien. Und die edle Büste von Mrs Harper, gehüllt in eine makellos butterfarbene Bluse, ihr enger schwarzer Rock und ihre endlosen Zigaretten schienen besser für einen Nachmittag am Bridgetisch geeignet als für diese Kinderzimmerveranstaltung. Lewis kam der Gedanke, dass die halb zugezogenen Vorhänge Tissy vielleicht zusätzliche Sicherheit geben sollten – weder ganz offen, das hätte ihr vielleicht Angst gemacht, noch ganz geschlossen, um sie auf eine regressive Art an den Ort zurückzuschicken, wo sie sich am glücklichsten fühlte: zu Hause, in einem sehr kleinen Zimmer mit ihrer Mutter.

Lewis, dessen Appetit mit dem von Tissy nicht mithalten konnte, trank seinen Tee und musterte Mrs Harper. Man hatte keinen Versuch gemacht, ihn willkommen zu heißen, und trotzdem hatte er das Gefühl, dass er bereits als Verehrer akzeptiert war. Dieser Gedanke missfiel ihm nicht im Geringsten, obwohl ein Teil von ihm ein wenig enttäuscht war, wie fad er diese Erfahrung fand. Fad und einschüchternd. Das Gefühl einer Eroberung sollte doch wohl befreiender sein als dieses! Denn es kam ihm unmöglich vor, jetzt noch einen Rückzieher zu machen: Mrs Harpers immer noch schöne Augen, die in tiefen, überschatteten Höhlen saßen, gaben ihm zu verstehen, dass er sich jetzt bewähren musste. Trotzdem, wenn er nicht spurlos in diesem Haushalt verschwinden wollte – und es sah gerade ziemlich danach aus –, musste er seine Unabhängigkeit verteidigen, seinen eigenen Existenzanspruch. Das Dumme war nur, dass er keine Ahnung hatte, wie es jetzt weitergehen sollte, und er kannte niemand, der ihm einen Rat hätte geben können. Ihre Gastfreundschaft entbehrte zwar jeder Art von Charme oder Anmut, war aber immer noch allem überlegen, was er selbst anzubieten hatte. Die Kuchen, die er offerieren würde, wären nicht halb so prächtig wie diese. Dennoch lag ein Druck in der Luft, der bewirkte, dass er sich nach seinem eigenen, viel größeren Haus sehnte und der unberührten Erinnerung an seine genügsame Mutter, wie sie ihre Pflichten zwischen diesen weißen Wänden verrichtete. Hier verlieh ein aufdringliches elektrisches Feuer mit imitierten orangen und schwarzen Kohlen der Hitze und dem Gewicht dieser Veranstaltung zusätzlichen Nachdruck. Nach einer ziemlich langen Schweigepause streckte Mrs Harper ihre Hand nach einem Macaron aus. Ihre Finger waren kurz und dick, fiel ihm auf, und ihr Mund, der sich um den winzigen Keks schloss, wirkte steif. Das war etwas, was Mutter und Tochter gemeinsam hatten: Sie ließen es aussehen wie eine tugendhafte Tat, wenn sie aßen, die weit entfernt war von körperlichem Appetit und der Ausschüttung von Verdauungssäften – geschmacklose Angelegenheiten, mit denen sie sich nicht zu befassen schienen. Mrs Harper trank eine Tasse nach der anderen von ihrem wässrigen, milchlosen Tee, und bei jeder neuen Tasse zündete sie sich auch eine neue Zigarette an. Sie schien völlig uninteressiert an Lewis zu sein, aber er wusste, dass ihr nichts entging.

»Kochen Sie gerne?«, fragte er, weil er verzweifelt nach einem Gesprächsthema suchte. Das Kuchenthema begann ihm langsam Übelkeit zu verursachen, ebenso das Feuer und die Vorhänge, aber er dachte sich, dass hier die Grenze für die Art Fragen verlief, die er erlaubterweise stellen konnte.

»Ich habe auf meiner Schule kochen gelernt«, lautete ihre Antwort. »Ich bin zwei Jahre in Brüssel zur Schule gegangen, als ich siebzehn und dann achtzehn war. Ich mochte die belgische Küche, also habe ich Unterricht genommen.«

Ja, dachte er: Trotz ihrer Erscheinung hatte sie etwas an sich, was von einem belgischen Pensionat kündete. Ihr gesunder Teint und ihre brutale Ausstrahlung schienen gezügelt worden zu sein, beschnitten durch strenge, konventionelle Glaubenssätze. Sie war eher belebt von einem selbstgerechten Pflichtgefühl als von anarchistischen Gefühlen und Wünschen. Doch sie schien nie genossen zu haben, was ihr zustand. Irgendjemand hatte irgendwo versagt.

Tissy wandte sich ihm ernst zu: Offenbar war sie bereit, sich offen zu ihrer Mutter zu äußern.

»Mutters Familie stammt aus Jersey«, sagte sie. »Wir sprechen oft davon, eines Tages dorthin zurückzugehen. Sie ist hier nie wirklich glücklich gewesen.«

»Und Ihr Vater?«, traute er sich zu fragen, getrieben von dem Bedürfnis, alles zu erfahren, was dem Deserteur widerfahren war.

Bei diesem Thema schlug sie die Augen nieder. »Ich kann mich nicht mehr so gut an ihn erinnern«, sagte sie. »Ich habe ihn nicht mehr gesehen, seit ich ein ganz kleines Kind war.«

»Tissys Vater wohnt in Kanada«, mischte sich Mrs Harper ein. »Wir erwarten nicht, dass er sich noch einmal bei uns melden wird.«

Diese Äußerung schien sie nicht zu verstören: Sie gab Lewis in ihrer Endgültigkeit zu verstehen, dass weiteres Nachfragen nicht erwünscht war. Er war verärgert für Tissy, dass sie eines breiteren, robusteren Einflusses in ihrem Leben beraubt bleiben sollte, eines Einflusses, der diese halb zugezogenen Vorhänge zurückreißen und ein bisschen notwendige frische Luft hereinlassen würde. Und wie kam eine Frau wie Mrs Harper überhaupt ohne Mann zurecht? Sie war gut gebaut, man könnte sogar sagen sinnlich: eine gut aussehende Frau für manche Geschmäcker. Nicht unbedingt unzufrieden mit ihrer Mutterschaft, aber definitiv nicht geeignet für die Rolle. Sie interessierte sich einfach nicht dafür. Trotz des Überflusses an *pâtisseries* schien sie abwesend zu sein, distanziert von ihrer Pflicht, sie auf die Teller zu legen. Wie sie so dasaß, leicht schräg neben dem Tisch, dem sie ihre Anwesenheit eher lieh als schenkte, war sie für eine andere Veranstaltung gekleidet. In dieser Hinsicht unterschied sie sich deutlich von ihrer Tochter, die in einen eher jugendlichen Zusammenhang zu gehören schien. Tissy mit ihrem hellblauen Pullover war zu sehr Schulmädchen, um in diesem roten Raum zu Hause zu sein, dessen halb zugezogene Vorhänge den Blick auf eine dünne, weiße Mondsichel an einem entfernten, sich verdunkelnden Himmel freigaben. Und doch schien Tissy fügsam zu sein, wenn nicht sogar unterwürfig. Tissy schien schweigend sein Recht, vielleicht sogar seine Pflicht anzuerkennen, hier zu sein. Und Lewis spürte, wie er mit ihr identifiziert wurde, in einem Vorgang, den er nur unbeabsichtigt eingeleitet hatte. Tissy aus diesem Raum herauszuholen schien plötzlich nicht mehr in seiner Macht zu stehen. Tissy und ihre Mutter waren nicht von ihm angezogen worden, sie waren vielmehr in seiner Gegenwart unverändert geblieben. Er konnte der Mutter kein unfreundliches Verhalten oder Ungeschliffenheit unterstellen, obwohl er in ihr eine Distanziertheit spürte, die ihn fast beschämte. Doch wenn Mrs Harpers Blick auf ihm ruhte, wie er es so oft tat, war er ruhig, nachdenklich und abschätzend. Den Mangel an Neugier, der darin lag, fand er wahrscheinlich am befremdlichsten. Vielleicht wollte sie ja auch frei sein, dachte er. Vielleicht wollte sie ihre Tochter nur in sichere Hände geben, damit sie wieder in die Welt gehen konnte, die zu ihr passte, eine Welt aus Hotelzimmern, Schrankkoffern, neuen Freunden. Vielleicht wollte sie zurück nach Jersey und dem Leben, das sie dort geführt hatte, bevor sie ihren unbefriedigenden Ehemann kennengelernt und ihre Tochter bekommen hatte, die sie so einschränken sollte. Zurück zu sonnigen Nachmittagen und männlichen Begleitern und Nachtclubs. Irgendetwas an der Möblierung dieses Hauses hatte etwas Nachlässiges, mit diesen Wänden in den kühnen Farben und seinen willkürlichen, unverhältnismäßig großen Einrichtungsgegenständen, als hätte sie nie versucht, die beiden aneinander anzupassen. Als würde sie ohnehin fortsegeln und alles hinter sich lassen, bevor sich die unangenehme Notwendigkeit stellte, ein echtes Zuhause daraus zu machen. Dennoch war sie ihrer Tochter treu ergeben, wie die strahlende Erscheinung und der gesunde Appetit ihres Sprösslings bewiesen. Lewis hätte Mitleid mit Mrs Harper gehabt, weil sie so in der Falle saß, wäre da nicht eine gewisse Reserviertheit gewesen, ein Schweigen, in dem sie ganz offensichtlich ihren eigenen Gedanken nachhing und gleichgültig für die Gedanken aller anderen war.

Und Tissy? Tissy schien ihm aus demselben festen, aber bröckeligen Material gemacht zu sein wie der Kuchen, den sie gerade so hingebungsvoll verspeiste. Tissy kam ihm in dieser Wohnung so vor, als wäre sie vollkommen aus Kuchenteig. Wenn er an ihrem Ohr knabberte, würde es abbrechen und ihm auf der Zunge zergehen wie Marzipan. Ihre blasse Zartheit lud geradezu zu einem Übergriff ein, wenn er Liebe mit ihr machen würde, wäre es wie die Vergewaltigung einer Nonne. Der Gedanke faszinierte ihn, aber er fühlte sich auch ein bisschen unwohl dabei. Hand an Tissy zu legen wäre ebenso notwendig wie verboten. Sie hatte bereits die Erscheinung eines Opfers mit der ganzen Unschuld eines Opfers, und doch war irgendetwas an dieser Unschuld, dieser Tugend, die Gedanken an einen Übergriff anregte. Jede Annäherung an sie – zumindest auf dieser Ebene – stellte sich als eine Frage des Geschmacks dar. Ihre zahlreichen Ängste mussten erst mal gelindert werden, er traute ihr nicht mehr als vertrauensvolle Passivität zu. Ein Teil von ihm fühlte sich einsam bei dieser Vorstellung. Liebe sollte stark sein, wenn auch nicht notwendigerweise anständig. Liebe sollte eifrig und ungeplant sein, keine Angelegenheit von Exorzismen und Therapien. Er hatte eine Vision von Sonnenlicht vor Augen, von Frieden, von Reife, die sehr weit entfernt schienen von diesem dunklen, heißen Zimmer. Und Tissy kam in dieser Vision nicht vor: So viel war ihm klar. Er konnte auch erkennen, dass sie unschuldig war, ungeschützt, und ein Teil von ihm, sein anderer, besserer, wusste, dass er in dieser Hinsicht gut zu ihr passte, dass sie beide Novizen waren, und dass niemand anderer ihnen würde beibringen können, was sie wissen wollten. Denn für Unerfahrene ist ein gewisser Grad an Erfahrung bei anderen so gut wie unannehmbar.

Sein männliches Bewusstsein bewahrte immer noch eine Vision von Unschuld für ihn selbst, es klammerte sich daran, obwohl ihm sehr wohl bewusst war, dass er das Alter hinter sich hatte, in dem Unschuld noch angebracht war. Und doch stand er hier, ein relativ ehrlicher Mann, der anscheinend akzeptiert war, und nun anscheinend gefangen genommen von diesem seltsamen wortlosen Gespräch, das dieses bizarre Paar führte, dessen bedeutsamer Inhalt jedoch nicht offengelegt wurde. Es lag sogar eine Art Frieden in dem Wissen, dass er sich nicht weiter rechtfertigen musste, dass seine Anwesenheit in diesem Hause schon beim ersten Mal einfach als Teil dieses Tableaus betrachtet wurde, so seltsam es auch scheinen mochte. Und ihm gefiel die Vorstellung, eine Freundin zu haben. Natürlich hätte er bei einer richtigen Freundin eine der vielen Prüfungen bestehen müssen, die auf ihn warteten, denn er hatte keinen Zweifel, dass ihm noch viele Aufgaben bevorstanden, dass er noch viele Stadien durchmachen musste auf seinem Weg zum wahren Erwachsensein, und das am besten auch noch von heldenhaftem Kaliber. Vielleicht würde man ihn bitten, diese Aufgabe als eine Tat der Selbstlosigkeit zu erfüllen, als seine erste Prüfung auf dem Weg zur gerechten Belohnung. Wie diese Belohnung aussehen könnte, war ihm noch nicht ganz klar: Er sah sich einfach noch weit entfernt vom Endergebnis, dem richtigen, wahren Endpunkt. Er sah die Zukunft wie durch ein Verkleinerungsglas, eine Camera Obscura, die nur wenig enthüllte. Er wusste, dass er immer eine endgültige Anerkennung seines Platzes in der Welt anstreben würde. Und doch betrachtete er Tissy Harper als einen unvermeidlichen Teil seines Weges. Er dachte an sie erneut als ein Dornröschen, das er mit einem Kuss erwecken würde, und wieder einmal drängte sich ihm der Gedanke von selbst auf. Doch konnte er sich mit den massiven Sorgen ihrer Mutter aussöhnen, nach der Tissy – ob nun bewusst oder unbewusst – sich ausrichtete? Musste er das alles völlig ohne Hilfe durchstehen, ohne Unterstützung, ohne Aufmunterung oder Begeisterung von Seiten derer, die er nicht anders betrachten konnte als die Hauptnutznießer?

Ihr Haus kam ihm plötzlich unerträglich vor, und er überlegte bereits, wie früh er gehen durfte. Doch er konnte nicht gehen ohne irgendein Signal von ihnen, wie es weitergehen sollte. Er wusste, dass er wiederkommen würde, doch er wusste auch, dass er gerne ein willkommener Gast wäre, nicht nur ein gerade so geduldeter, sondern ein freudig, aufgeregt, ungeduldig erwarteter. Es kam ihm so vor, als könne er jeder Erwartung genügen, solange man ihm diese Erwartung irgendwie mitteilte. Ohne das würde er sich angewidert abwenden, ja, angewidert war das richtige Wort. Er war so gefährlich nah ans Betteln gekommen, dass er sich über sich selbst ärgerte. Er stellte sich vor, wie anders seine Mutter sich in einer ähnlichen Situation verhalten hätte, und sehnte sich danach, wieder zu Hause zu sein, fern von diesen Leuten mit ihrer ungeheuren Verschlossenheit, ihrem absoluten Mangel an Wünschen, ihrer grundlegenden, mächtigen Ablehnung des Lebens. Allein ihre Gleichgültigkeit trieb ihn dazu, weiter um ihre Aufmerksamkeit zu buhlen, doch gleichzeitig hatte er ein Gefühl von Ungeduld, als wäre er in dieser ganzen Geschichte zwiegespalten und könnte jederzeit überzeugt werden, alles abzublasen. Ihm fehlte ein Kämpe, ein Sprecher, ein Anwalt, jemand, der ihm sagen konnte, was er wissen wollte, dass er sich für ein volleres, weiteres Leben entscheiden sollte. Irgendetwas lockte ihn, jenseits seiner momentanen Umstände, jenseits von allem, was er nach der gängigen Logik sehen konnte, und dennoch saß er hier gefangen in diesem kleinen Zimmer, als wäre es sein Schicksal, als wäre seine weitere Laufbahn bereits für ihn gewählt worden. Die Wirkung von Mrs Harper – und auch ihrer Tochter – war dergestalt, dass sie ihn jeder Initiative beraubte. Er sehnte sich danach, einfach gehen zu können, doch seltsamerweise zweifelte er an seiner Fähigkeit, sich aus ihrem Bann zu lösen.

Und diese Übersättigung mit Süßem, die sich über einen unbeweglichen Kern aus Undurchsichtigkeit legte. Er sah eine Spur geschmolzener Creme auf seinem Teller und verspürte eine plötzliche Übelkeit. Tissys Teller war sauber, und als er sie anblickte, stellte sie ihre Tasse vorsichtig und endgültig auf ihre Untertasse. Sie wandte sich ihm zu, schaute ihn an und lächelte. Er lächelte zurück und war enorm erleichtert. Jetzt erkannte er, wie er vorgehen musste: Er musste sie aus diesem Zimmer herausbekommen, am besten ohne ihre Mutter, und in sein eigenes Haus. In dieser nüchternen und wesentlich gesünderen Umgebung würde er sie besser kennenlernen, und zwar zu seinen eigenen Bedingungen. Schließlich war dieses Treffen nur ein Übergangsritus, den sie alle absolvieren mussten, und einer, den sie wahrscheinlich genauso entmutigend fanden wie er.

»Ich muss jetzt gehen«, sagte er. »Danke für Tee und Kuchen, Mrs Harper. Vielleicht möchten Sie ja nächsten Samstag beide zu mir kommen?« Harrods, dachte er. Da verkaufen sie doch Kuchen, oder?

Mrs Harper drückte ihre Zigarette aus. »Irgendwann dieser Tage«, sagte sie gnädig. »Wenn Tissy nicht zu müde ist.«

Damit musste er sich zufriedengeben. »Ich sehe Tissy ja in der Bibliothek«, meinte er, »dann kann ich etwas mit ihr ausmachen. Wäre das in Ordnung?« Denn mittlerweile war er entschlossen, sich nicht so einfach abspeisen zu lassen, und – was noch viel wichtiger war – seinen Willen durchzusetzen.

Als er aufstand, um zu gehen, klingelte es an der Tür.

»Tissy, mach Ralph doch bitte mal auf«, sagte Mrs Harper und stapelte die schmutzigen Teller auf ein Tablett aus Pappmaché – ein weiteres Relikt aus alten Zeiten, wie er annahm, aus einem geräumigeren Haus. »Der Doktor«, fügte sie hinzu. »Er schaut einmal die Woche vorbei, um sich einen Eindruck davon zu machen, wie Tissy vorankommt.«

Einen Moment lang hatte er gedacht, er hätte einen Rivalen, und war selbst überrascht, als er merkte, wie ihn das alarmierte. Denn er schien unbeirrbar auf seinem Weg, Tissys Ehemann zu werden, auch wenn sie ihm noch nicht signalisiert hatte, dass sie seine Frau werden wollte.

Er fühlte sich auch gleich sicherer, als er hörte, dass ein Doktor die Familie besuchte, auch wenn keiner in diesem Haus wirklich krank war. Es war ihm so vorgekommen, als hätte die Anwesenheit eines Mannes gefehlt, und er überlegte, ob die leicht depressive Stimmung, die er bei seinem Besuch empfunden hatte, dem Umstand zuzuschreiben war, dass ihm Frauen zwar sympathisch waren, er jedoch in einer reinen Frauengesellschaft unsicher wurde, sich verloren fühlte. Vaterlos, wie er war, hatte er immer ein Zuhause bei Frauen gesucht, hatte ihre Bücher gelesen, um sie besser lieben und verstehen zu können – dabei wollte er eigentlich, dass sie *ihn* liebten und verstanden, und ihm fiel auf, dass das wohl auf die meisten Männer zutraf. Männer waren einander nicht einfach verbunden in ihrem Jäger-und-Sammlertum, sondern durch die schiere Verblüffung über das Verhalten von Frauen. Immer auf der Suche nach einer Mutter, sehnten sie sich dennoch danach, sich den Verpflichtungen zu entziehen, die eine solche Suche mit sich brachte, und fielen oft auf einfachere Stereotype zurück, Frauen von geringerem Stellenwert, die kein emotionalen Tribut von ihnen forderten. Doch war die Liebe einer Frau nicht verfügbar, wie unbeschreiblich war dann die Kränkung des Mannes, der sich verschmäht, zurückgewiesen, ausgelacht sieht? Und warum machten Frauen so einen Wirbel, wenn sie nicht geliebt oder verstanden wurden? Sie mussten doch wohl einsehen, dass es für einen Mann viel schlimmer war, in so einer Situation zu stecken, denn wer könnte ihn verstehen, wenn nicht eine Frau? Allenfalls musste ein Mann auf das unausgesprochene Mitgefühl anderer Männer zurückgreifen, die dann in kameradschaftlicher Verwirrung mit den

Schultern zuckten. Der Doktor, dachte sich Lewis, musste ihn verstehen und könnte vielleicht sogar der Schlüssel zum Verständnis dieses Etablissements sein. Wenn er jede Woche vorbeischaute, musste er ziemlich gut über den Harperschen Haushalt Bescheid wissen. Er müsste auf jeden Fall sagen können, wie beschädigt Tissy wirklich war und wann und unter welchen Umständen sie geheilt werden könnte. Er sah den Besuch des Doktors als eine Nettigkeit, eine Formalität, denn es war auf den ersten Blick offensichtlich, dass man keinen Heilungsversuch unternehmen konnte, wenn man nicht die Vorhänge dieses roten Zimmers symbolisch zur Seite zog und das ganze Licht hereinließ. Das erinnerte ihn wieder an seine eigene schwierige Rolle bei dieser hypothetischen Heilung. Schon allein deswegen freute er sich, den Doktor zu sehen.

Als wollte der Doktor Lewis' Erwartungen erfüllen, kam er herein wie ein alter Freund, ein Vertrauter, ein regelmäßiger Besucher. Sicherlich konnte nichts anderes als Freundschaft der Grund sein, warum er so formlos hier hereinkam. Seine ganze Erscheinung war zerzaust, unordentlich, unprofessionell, fand Lewis, der sich eine schicke Gestalt in schwarzem Mantel und gestreifter Hose erwartet hatte. Dieser Mann trug einen knittrigen grauen Anzug mit Nadelstreifen, auf dessen straff sitzender Weste die Spuren herabgefallener Zigarrenasche zu sehen waren. Darüber trug er einen grauen Mantel, der ihm ständig von der Schulter zu rutschen drohte, als hätte er nicht ganz beschlossen, ihn anzuziehen, und einen grauen Homburg-Hut, den er nach hinten geschoben hatte. Er hatte eine Aktentasche dabei, die er neben einem der prall gepolsterten Sessel auf den

Boden stellte. Dann legte er Mantel und Hut ab und hängte beides über die obere Türkante, zu der er problemlos hinaufreichte. Er war ein großer Mann, aber ein großer Mann, der sich gehen ließ, denn unter seinen Nadelstreifen wölbte sich ein draller Bauch. Außerdem hatte er seine ursprüngliche frische Gesichtsfarbe verloren, die vielleicht ganz gut zu seinem ziemlich stark gelockten, jetzt ergrauten Haar gepasst hätte. Nachdem er früher ein heller Typ gewesen war, hatte der Doktor sich jetzt einer violetten Färbung angenähert: der schwere Schatten eines Barts verdunkelte die untere Hälfte seines Gesichts, das gleichmäßig in rote und blaue Bereiche unterteilt war. Sein auffälligstes Merkmal waren seine Lippen – voll, vorgeschoben, babyhaft. Diese Lippen – ebenfalls violett – hatten den dünnen Glanz einer Traubenschale. Er sah todmüde aus.

»Na, Thea«, sagte er zu Mrs Harper. »Na, Tissy. Wie geht es unserem Mädchen denn diese Woche?«

»Tee, Ralph?«, bot Mrs Harper an. »Ich mache noch mal einen frischen, wenn du möchtest. Dieser hier ist schon ein bisschen abgekühlt.«

»Nein, lass nur«, sagte er. »Ich trinke ihn ganz gerne kühl.« Er bekam eine Tasse mit Untertasse in seine große, fleischige Hand gedrückt.

»Das ist Mr Percy. Ein Freund von Tissy. Dr. Jago.«

»Na, junger Mann«, sagte der Doktor. »Was hat Sie denn hierher verschlagen?«

»Ich kenne Tissy aus der Bibliothek«, antwortete er und dachte sich, dass er diesem Mann seine Absichten erklären und vernünftig angehört werden würde. »Ich habe überlegt, ob sie wohl mit mir rausgehen könnte? Nichts zu Anstrengendes, ein Spaziergang im Park vielleicht. Das Wetter ist jetzt doch so schön. Würde dir das nicht gefallen, Tissy?«

»Würde dir das nicht gefallen, Tissy?«, echote der Doktor in einer ziemlich gelungenen Nachahmung von Lewis' eifriger Stimme. Lewis merkte sofort, dass der Doktor seiner Sache jederzeit untreu werden könnte.

»Na ja, ich weiß nicht«, meinte Tissy, wie Lewis schon geahnt hatte. »Ich gehe sonst eigentlich immer mit Mutter.«

»Aber wenn Sie sich jetzt an mich gewöhnen würden«, bedrängte Lewis sie. »Wenn Sie lernen würden, mir zu vertrauen, und wenn ich Sie nicht allein lassen würde, wäre das nicht gut? Es muss ja nicht gleich morgen sein«, fügte er hinzu. Er merkte, dass er sich dieser Sache richtiggehend verschrieben hatte, und machte einen halben Rückzieher, sobald sich eine Gelegenheit dafür bot. »Ich könnte doch zu Anfang einfach versuchen, Sie von der Bibliothek nach Hause zu begleiten. Wäre das nicht etwas, was Ihnen wichtig ist? Und wenn Sie sich an mich gewöhnt hätten, könnten wir etwas anderes probieren. Was meinen Sie?«

Tissy warf instinktiv ihrer Mutter einen Blick zu. »Überlasse ich dir, Tissy«, sagte Mrs Harper. Sie war sehr unparteiisch, dachte sich Lewis.

»Was meinen Sie, Herr Doktor?«, fragte Lewis. Der Doktor zog sich in seinem Stuhl nach vorne und griff nach Tissys Handgelenk, eine Geste, die Lewis im ersten Moment überraschte, bis er merkte, dass der Doktor sie nur gemacht hatte, um Tissy den Puls zu fühlen. Die Bewegungen des Mannes waren undiszipliniert, ungeschickt, aber es war schlau von ihm, ausgerechnet in diesem Moment Tissys Puls zu nehmen.

»Kann nicht schaden«, sagte er. »Versuchen Sie es mal.« Er tauschte einen Blick mit Mrs Harper, dann legte er die Füße hoch, schob den *New Statesman* von dem kleinen Beistelltisch neben sich zur Seite, griff nach der *Woman's Own* und vertiefte sich in einen Artikel darüber, wie man sein Badezimmer mit einer wirklich umwerfenden Jalousie fröhlicher machen konnte, Sonderangebot, siehe Coupon auf Seite 49. Das alles konnte Lewis über die Schulter des Doktors sehen, denn der war jetzt in die Mitte der Bühne gerückt und ignorierte ihn mehr oder weniger. Wieder mal fühlte er sich weggedrängt von dem, was ihm natürlicherweise zugestanden hätte.

»Noch Tee, Ralph?«, fragte Mrs Harper. Er hielt ihr seine Tasse hin, ohne die Zeitschrift loszulassen, und als sie ihm wieder in seine wartende Hand gedrückt wurde, nahm er einen hörbar tiefen Schluck.

»Tja«, sagte Lewis, nun ein bisschen steif. »Ich muss jetzt wirklich gehen. Ich habe mich gefreut, Sie kennenzulernen, Dr. Jago. Nochmals auf Wiedersehen, Mrs Harper. Tissy, ich werde …«

»Und was treibt unser Mr Percy so?«, fragte der Doktor, der die *Woman's Own* mittlerweile bei einem Artikel mit Make-up-Tipps für die Frau über fünfzig aufgeschlagen hatte.

»Ich schreibe gerade meine Doktorarbeit fertig«, sagte er eifrig. »Ich müsste demnächst meinen Doktorgrad erlangen.«

»Und was haben Sie dann vor?«, murmelte der Doktor, dem die Krümel eines glasierten Kekses in einer weibischen Spalte am Kinn hingen.

»Ich weiß nicht. Mir eine Arbeit suchen, würde ich sagen. So weit habe ich noch gar nicht vorausgedacht.«

»Und wovon wollen Sie leben?«, bohrte der Doktor weiter und nahm sich noch einen Keks.

»Ich weiß nicht«, sagte Lewis. »Aber mein Vater hat mir ein bisschen Geld hinterlassen. Eigentlich ziemlich viel.« Denn er hielt 20.000 Pfund für eine beträchtliche Summe, mehr, als er jemals würde verdienen können. Und er hatte so wenige Bedürfnisse, dass er sicher sehr lange damit auskommen würde. Nachdem er diese Information mitgeteilt hatte, die allerdings auf taube Ohren gestoßen zu sein schien, glaubte er, dass es nichts mehr zu sagen gab.

Als er endlich aus dem Haus geflüchtet war, ein Unterfangen, das er als außerordentlich schwierig empfunden hatte, obwohl niemand die geringste Anstrengung unternommen hatte, ihn zurückzuhalten – tatsächlich war ihre Gleichgültigkeit in der Frage, ob er kam oder ging, ein echtes Hindernis für ihn, eins von beidem zu tun –, rannte er die Straße hinunter, wobei er belebende Atemzüge von der frischen Luft nahm. Der Eindruck, bei Fremden zu Gast gewesen zu sein, war nur schwer abzuschütteln. Noch nie war ihm eine derartige Schrägheit untergekommen. Und doch hatte Tissy ihm zugelächelt, und sie hatte auch ihre Hand endlich in seine gelegt, als er die Tür erreicht hatte. Das munterte ihn ein wenig auf, obwohl er sich dachte, dass die Geste nur eine minimale gewesen war. Er hatte den Eindruck, dass der ganze Nachmittag extrem schwierig gewesen war, so gar nicht das, was er sich erhofft hatte. Doch, so dachte er traurig, er war zu eifrig gewesen, zu bedürftig erschienen – das war immer eine ungute Taktik. Und er hatte es ihnen viel zu leicht gemacht, sich schlecht zu benehmen. Denn seiner Meinung nach hatten sie sich schlecht benommen, sehr schlecht sogar. Vielleicht fehlte ihnen von Natur aus die Höflichkeit, so wie manche Leute farbenblind geboren werden oder ohne musikalisches Gehör. Und sie hatten ihm nichts über sich selbst erzählt. Das Rätsel um Tissys Einschränkung blieb ungelöst, und er hatte keine Hinweise bekommen, wie sie geheilt werden könnte oder wovon sie verursacht worden war. Gleichzeitig schien sie die beiden aber nicht wesentlich zu belasten. Der Doktor – der offensichtlich Mrs Harpers Hausfreund war, blitzte ein intuitiver Gedanke in ihm auf – hatte ihm nicht die Hilfe gegeben, die er brauchte, die er dringend brauchte. Und doch war die Existenz dieses Mannes mit seinen allwöchentlichen Besuchen ein Argument dafür, dass Tissy eine Last war, die ihn davon abhielt, mit Mrs Harper anzustellen, was auch immer er mit ihr anstellen wollte. Lewis wandte sich mit Ekel von dieser Vorstellung ab, er fand, dass alles, was sich zwischen dem Doktor und Mrs Harper abspielte, einen despektierlichen Beigeschmack hatte, begründet in heimlichen Übereinkünften, die nie ans Tageslicht kommen durften. Er hätte es angemessen gefunden, dass sie sich in den Hintergrund zurückzogen, das Exil suchten, und empfindlichere Augen nicht mit ihrer unattraktiven Verbindung empörten. Aus Lewis' Sicht war eine Liaison zwischen Personen mittleren Alters außerhalb der Ehe, jedoch mit dem ganzen Drumherum einer gediegenen Affäre, entschieden unheroisch, etwas, was die Jungen nicht heimsuchen durfte. Offensichtlich war Tissy beeinflusst worden von dem, was sie erraten konnte. Nur, dass man bei Tissy eben nie sicher sein konnte, wie weit ihr Verständnis für erwachsene Dinge entwickelt war.

Sie war durchsichtig, dachte er, und er dachte an ihre langen, kühlen Finger, wie sie in den seinen lagen, und Durchsichtigkeit hatte einmal zu dem gehört, was er für sich selbst anstrebte. Nachdem er diese Eigenschaft jetzt an einem anderen Menschen gesehen hatte, fühlte er sich gezwungen, noch einmal darüber nachzudenken. Er hatte in dieser ganzen Angelegenheit kein besonders günstiges Bild abgegeben, dachte er, und ihm fiel wieder Mrs Harpers dunkler Blick ein. Die beiden aber auch nicht. Vielleicht fiel es ihnen einfach schwer, freundlich zu sein. Tissy war anders, das wusste er, denn sie war noch unverdorben. Nichts war geschehen, was die Makellosigkeit von Tissys Benehmen beeinträchtigt hätte. Mit einiger Überraschung hatte er vernommen, dass sie siebenundzwanzig Jahre alt war, ein paar Jahre älter als er. So eine verlängerte Unschuld berührte ihn schmerzlich. Ebenso wie ihre großen Augen, die mit einem Ausdruck vollkommenen Vertrauens zu ihm aufgeblickt hatten. Er würde einfach versuchen, sie außerhalb ihres Hauses zu treffen, nahm er sich vor. Die unangenehme Erinnerung an das rote Zimmer, die Hitze und die schmelzende Süßigkeit der Speisen hingen ihm immer noch nach. Er wollte Tissy tatsächlich morgen aufsuchen, bevor ihre Mutter auftauchte. Und er würde darauf bestehen, dass die beiden beim nächsten Mal zu ihm kamen, das war ein Gebot der Höflichkeit. Auf diese Art, meinte er, könnte er vielleicht wieder die Oberhand gewinnen.

Da er nicht in der Lage war, ein Abendessen einzunehmen, aß er nur eine Banane, suchte sich *Jungfräuliche Liebe* aus den Büchern seiner Mutter aus und ging damit zu Bett. Es war alles immer einfacher in den Büchern, dachte er, vor allem in Büchern, die von Frauen geschrieben worden waren. Sie wussten so gut über ihre Gefühle Bescheid. Er war im Hinblick auf seine eigenen Gefühle verunsicherter denn je. Doch er ging davon aus, dass es eine Erfahrung gewesen war, zudem eine, die den Vorteil gehabt hatte, ihn so richtig müde zu machen. Er stellte fest, dass *Jungfräuliche Liebe* ihn plötzlich gar nicht mehr interessierte, so sehr war er in die Schwierigkeiten seiner Lage vertieft. Er machte seine Lampe aus und schlief fast sofort ein.

# 6

Während das Jahr langsam aber sicher in den Sommer überging, begannen die Aussichten auf eine größere Veränderung zu schwinden. Da seine Trauer schrittweise abnahm, suchte Lewis nach einer Lebensweise, die ihm angemessen war, ohne ihn durch falsche Erwartungen einzuengen. Die langen Tage und die hellen Abende weckten in ihm eine zunehmende Rastlosigkeit, die er zu seinen eigenen Gunsten einzusetzen versuchte. Er entdeckte, dass er mit seinem Leben, das aus lauter ungelösten Fragen bestand, am besten umging, wenn er sich wie ein Tourist in einer fremden Stadt verhielt. Sogar das Haus, in dem er so wenig Zeit wie möglich verbrachte, vermittelte ihm den Eindruck, dass es jemand anderem gehörte. Er flüchtete in aller Frühe nach draußen, und dann genoss er die sprudelnde Atmosphäre auf den morgendlichen Straßen mit ihrem Flair von Hoffnung, Zielstrebigkeit und Versprechung. Anerkennend betrachtete er alle Arbeitenden, obwohl er nur ins British Museum ging und manchmal nicht mal dorthin. Er nahm seine Mahlzeiten im Restaurant ein, schweifte ziellos von der einen Buchhandlung in die nächste, und ging nach Hause, wenn er zu müde war, um noch länger auszubleiben. Er fühlte sich gleichzeitig schuldig und frei. Doch sobald er wieder in seinem Haus war und aus dem Fenster auf den stillen, intensiven Himmel blickte, befiel ihn manchmal eine gewisse Finsternis: Er war einsam, und langsam aber sicher konnte er diese Tatsache nicht mehr ignorieren. Ab und zu ging er aus dem Haus und hinaus in den Garten, mit einem Buch und einer Tasse Tee. Manchmal saß er dort, bis ihm die Dunkelheit das Lesen unmöglich machte. Dann stand er seufzend auf, wanderte um die jetzt ungepflegten Blumenbeete, senkte den Blick zu der großartigen gelben Rose, die trotz seiner Missachtung blühte, und machte sich dann bedauernd wieder auf den Weg nach drinnen. Es machte ihn jedes Mal traurig, wenn er von der Rückseite des Hauses wieder zur Vorderseite musste. Wenn er dann zu Bett ging, erklomm er die Stufen wie ein viel älterer Mann.

Dieses Leben hielt vielleicht sechs Wochen an: Er hatte aufgehört, die Tage zu zählen. Tissy hatte er praktisch vergessen. Ihm war zwar bewusst, dass das nicht besonders nobel von ihm war, aber die Erinnerung an das rote Zimmer und seine Geheimnisse drückte ihn mit ihrem Gewicht nieder und stand in zu krassem Widerspruch zu dem halb-vagabundierenden Leben, das er sich angewöhnt zu haben schien. Zu dieser Stimmung gehörte ein Wunsch, frei von allen Verpflichtungen zu sein, und obwohl er wusste, dass es unmöglich war, so zu leben, klammerte er sich an seine Freiheit, obwohl er genau wusste, dass er sie irgendwann aufgeben musste. Die unglaublich heißen Tage im Juli und dem frühen August verbrachte er in heruntergekommenem Zustand, benebelt von seiner Verantwortungslosigkeit und auch Anonymität, es vergingen ganze Tage, ohne dass er mehr als ein paar Worte sagte. Das heiße Wetter vermittelte ihm ein Gefühl von Notlage – unter solchen Bedingungen konnte man sich doch gar nicht ernsthaft benehmen. »Na, heiß genug?«, sagten die Leute zueinander, wenn sie ihre Gärten gossen. Mit entblößten Armen schüttelte die ganze Bevölkerung die Schwere ab, bis das Wetter wieder normal wurde.

Der Sommer endete eines Abends mit verblüffender Plötzlichkeit. Donner grollte, und Wellen von Regen veranlassten Lewis, schleunigst nach drinnen zu laufen. Bedauernd schloss er die Türen, die vom Salon in den Garten gingen. Er wachte in der Nacht auf und wurde eine ganz neue Kühle in der Luft gewahr. Am nächsten Morgen zog er seine Jacke an und wendete den Blick widerstrebend wieder zurück auf sein Leben mit all seinen Schwierigkeiten.

Irgendwann führte ihn seine Suche nach kräftigenden Gewissheiten zurück zu seiner Arbeit und dem erfrischend klaren – oder zumindest klar formulierten – Problem der männlichen Ziele. Nicht, dass er ein bestimmtes Ziel im Sinn gehabt hätte: Er betrachtete seinen Lebensweg als eifrig, aber unwissend. Manchmal, wenn er in diesen frühen Septembertagen morgens erwachte, verspürte er eine gewisse Traurigkeit und Überraschung, dass diese maulwurfartige Existenz alles war, was man ihm erlaubte. Er schrieb dieses Gefühl der Isolation den letzten Stadien seiner Doktorarbeit zu und den langen Stunden, die er in der College-Bibliothek verbrachte, zu der er aus einem jähen Gefühl von Dringlichkeit zurückgekehrt war. Ein gewisses Urvertrauen bewahrte ihn vor Ernsterem als einer sehr milden Form der Verzweiflung. Er versprach sich selbst Dinge, von denen er hoffte, dass andere sie einlösen würden. Nächsten Sommer, dachte er, wobei ihm gar nicht auffiel, dass das Wetter immer noch lau war, obwohl die Abende jetzt dunkel waren. Aber genau diese Abende, die er sich selbst als Belohnung nach einem langen Lektüretag versprach, waren in Wirklichkeit eine Folter für ihn, denn dann wurde ihm bewusst, dass er nichts im Leben hatte, was seinem Herzen nahestand. Er gewöhnte sich an, bis zur Schließung um neun Uhr in der Bibliothek zu bleiben, und dann ein Sandwich in einem Café zu essen. Auf diese Art musste er nur noch ins Bett gehen, wenn er nach Hause kam, und versuchen, seinen Mut für einen weiteren Tag zusammenzunehmen.

Seine Arbeit war der einzige unschuldige Bereich seines Lebens, denn in jeder anderen Hinsicht fühlte er sich schuldig der vielfachen Versäumnisse. Ihm war bewusst, dass das Haus schmutzig und verstaubt war und die Pflanzen seiner Mutter eingegangen waren. Manchmal konnte er sich nicht mal aufraffen, sein Bett zu machen. Er lud niemand zu sich ein, obwohl er es gerne getan hätte. Ein Wunsch nach Gastfreundschaft verfolgte ihn, doch es blieb im Abstrakten. Wenn ich mit den Fußnoten durch bin, versprach er sich, doch er konnte die Tatsache nicht mehr ignorieren, dass sie im Grunde schon vollständig waren. Nervosität und Unbehagen ließen ihn immer wieder zu seinem Text zurückkehren, den er mit Erstaunen las. Hatte er so viel geschrieben, so klar gedacht, so tief gefühlt? Es widerstrebte ihm, die Arbeit loszulassen, denn was würde danach kommen? Er fühlte sich jetzt bereits viel älter als der Mann, der die Recherchen zu seiner Arbeit begonnen hatte, als würde ihm ein naives und sentimentales Selbst, ein bescheidenes und hingebungsvolles Selbst entgleiten und ihn nur mit den langweiligen Überresten davon allein lassen. Sein Freund, Penry Douglas, mit dem er manchmal seine Abendmahlzeit einnahm, meinte, dass er zu streng zu sich war.

»Ein Stipendium ist doch kein Gewaltmarsch, Lewis«, sagte er dann, während er seine gläserne Kaffeetasse senkte und sich behutsam die Oberlippe abtupfte. »Und eine Religion ist es auch nicht.«

»Ich dachte das immer«, sagte Lewis finster. »Ich dachte, es würde mein Leben ausfüllen. Aber wie es aussieht, ist doch noch eine Menge übrig. Vom Leben, meine ich.«

»Ein Stipendium«, sagte Penry, »ist eine Beschäftigung für Gentlemen.«

»Du hast leicht reden, Pen. Ich bin weder ein Gelehrter noch ein Gentleman. Wahrscheinlich werde ich nie für eine der beiden Positionen infrage kommen.«

»Sei doch nicht dumm, Lewis. Du bist absolut befähigt zu dem, was du tust. Es heißt, du sollst sogar außergewöhnlich gut sein. Wusstest du das? Aber ich verstehe schon, was du meinst: Du hast keinen Spaß daran. Du kommst jeden Morgen mit deiner Aktentasche reingetrottet, als wärst du aus deinem eigenen Haus geworfen worden. Du solltest dich mehr amüsieren, mehr aus deiner Tätigkeit rausholen. Wie geht es übrigens deiner Freundin?«

Doch Lewis, der Tissys Namen bei anderer Gelegenheit ziemlich demonstrativ hatte einfließen lassen, konnte jetzt nicht behaupten, dass er ihre Bekanntschaft irgendwie vorangebracht hatte. Er betrachtete Penry Douglas als einen zu anständigen Mann, als dass er ihn hätte täuschen wollen, und wünschte, er hätte Tissy nie erwähnt. In vielerlei Hinsicht fühlte er sich Pen näher – er kannte ihn schon seit der Schulzeit, und er arbeitete jetzt in der Bibliothek, für die Lewis bestimmt war –, als er meinte, Tissy Harper und ihrer rätselhaften Mutter jemals kommen zu können. Er fragte sich, welchem Impuls von Ritterlichkeit er den Einfall verdankte, sie retten zu müssen. Er glaubte, dass er selbst gerettet werden musste, bevor er so eine Don-Quichotte-Tat vollbringen konnte. Und wenn er an Tissy dachte, ging es ihm auf die Nerven, dass er sich ein so leichtes Ziel gesucht hatte. Nur ging mit dieser Genervtheit eine Beklemmung seines Herzens einher, als wären die beiden Frauen irgendwie identisch, als würde er Mitleid mit beiden haben, sie als gleich verletzlich, gleich gefährdet betrachten. Und nur jemand so Schutzlosem wie Tissy Harper konnte er seine Gefühle der Scham und Sorge eingestehen und die Einsamkeit bekennen, die ihn ins Bett schickte, sobald er abends nach Hause kam, und ihn in schwarzen Schlaf sinken ließ, bis zur Morgendämmerung, bei der die Einsamkeit der Angst wich. Wie konnte er all dies Penry Douglas erklären, einem vermögenden Mann, der sehr bequem lebte, in die Oper ging und an Gott glaubte? Gerade seine Zuneigung zu Pen war der Grund dafür, ihn nicht mit diesen weibischen Gefühlen zu belasten, sondern ihre Freundschaft leicht und anmutig zu halten und ihn nicht als Beichtvater ins Vertrauen zu ziehen. Die ultimative Freundin, der er all seine Geheimnisse anvertrauen konnte, musste eine Frau sein, das wusste er. Gleichzeitig wusste er, dass das Teilen von Geheimnissen ihn fesseln und schwächen würde. Und so schätzte er Pen zwar für seinen Optimismus und seine gute Laune, behielt seine innersten Gedanken jedoch für sich, wobei er sich fragte, ob sie jemals einem anderen Menschen bekannt werden würden, und wenn ja, ob sie von demjenigen akzeptiert und anerkannt werden würden.

Inzwischen konnte er den Zustand seines Hauses nicht mehr ignorieren. Er versuchte zwar, am Wochenende sauber zu machen, doch das Gefühl, ein Hausmeister zu sein oder gar der Geist seiner Mutter, machte ihm solche Angst, dass er für gewöhnlich aufgab und ausging. Er wusste nicht im Geringsten, was von ihm erwartet wurde. Eines Tages, als er den unangenehmen Geruch in der Küche zu einer alten Flasche Milch zurückverfolgte, aus der ein Stalagmit aus Eis nach oben gewachsen war und die das Regalbrett im Kühlschrank mit einer dicken, geruchsintensiven Ablagerung überzogen hatte, überkam ihn die Erkenntnis, dass er Hilfe brauchte. Und zwar keine geistige, wie sie ihm Pen immer anbot, und auch nicht die Art Hilfe, wie sie die Aussicht auf eine zukünftige Heirat erhoffen ließ, sondern schlicht und einfach praktische Hilfe in der Küche, ein nebulöser Jemand, der die Milchflaschen ausspülte und die Bettwäsche wechselte und sich im Großen und Ganzen um alles kümmerte, während er den ganzen Tag in der Bibliothek saß. Jemand, den er nicht unbedingt zu kennen brauchte, jemand, dem er nichts weiter schuldete als jede Woche eine gewisse Geldsumme. Die Vorstellung, dass so eine Person verfügbar sein könnte, dass Hilfe kommen würde, sobald er eine Karte ins Fenster des Zeitungsladens hängte – denn er hatte keinen Zweifel, dass es einen absoluten Ansturm auf diesen Posten geben würde –, inspirierte ihn so sehr, dass er sich sofort hinsetzte, seine Anforderungen aufschrieb und sich auf den Weg zum Laden an der Ecke machte. Dort wurde der Zettel von Mr Fisher gemustert, der ein Auge zugekniffen hatte, weil ihm sonst der Rauch seiner Zigarette hineingestiegen wäre, und dann sagte er: »Meine Schwägerin könnte Ihnen vielleicht aushelfen.«

»Ja?«, fragte Lewis. »Aber ich würde mir jemand hier aus der Gegend wünschen.«

Mr Fisher nahm sich die Zigarette aus dem Mund, drückte sie aus und legte sie sorgfältig auf ein Rechnungsbuch hinter dem Tresen.

»Die wohnt im ersten Stock, wissen Sie? Wir mussten ihr das Zimmer geben, als ihr Mann sie verlassen hat. Also, der Bruder meiner Frau, meine ich. Kann nicht behaupten, dass ich ihm einen Vorwurf draus mache, denn ganz unter uns: Sie ist eine ziemliche Meckerliese. Aber sie schreckt keinesfalls vor Arbeit zurück, und ich glaube, sie braucht jeden Penny, den sie kriegen kann. Wir hätten dieses Zimmer für gutes Geld vermieten können, aber sie ist nun mal eine Verwandte …« Er machte eine weite, edle Geste. »Joliffe heißt sie. Mrs Joliffe. Sie hat einen Sohn, aber der macht keinen Ärger. Und Sie sind ja sowieso den ganzen Tag außer Haus, nicht wahr?«

Lewis wunderte sich, woher Mr Fisher das wusste, nahm aber an, dass er eben doch nicht völlig unsichtbar war, und überlegte, dass seine Mutter mit jedem in der Nachbarschaft bekannt gewesen war. Der Umstand, dass er diesen Mann nicht mochte, hatte nichts mit der Sache zu tun, redete er sich ein. Er war zu dem Schluss gekommen, dass er sich auf seine Gefühle nicht verlassen konnte. Und die Aussicht, dass eine Mrs Joliffe sofort bei ihm anfangen könnte, reichte, um jedwede zögerlichen Gefühle zu zerstreuen.

»Könnten Sie ihr ausrichten, dass sie bei mir vorbeikommen soll?«, fragte er. »Ich bin heute Abend zu Hause.«

»Na ja, Freitagabend ...«, sagte Mr Fisher. »Sie hat auch ein Recht auf ein bisschen Entspannung, oder? Ich mach Ihnen einen Vorschlag: Ich schick sie gleich morgen früh zu Ihnen. Und wenn Sie sich mit ihr einig werden, kann sie gleich nächste Woche anfangen.«

Diese Verhandlung hatte sich als rätselhaft einfach herausgestellt. Lewis war in einem angeregten Zustand zur Bibliothek gegangen, als hätte er etwas enorm Wichtiges geleistet. Sein ungewohnter Schwung befeuerte ihn, einen Termin mit Professor Armitage zu machen, den er antraf, als er gerade seinen Schreibtisch ausräumte. Er erklärte, er habe seine Doktorarbeit fertig geschrieben, dass er sie nur noch zu einer Schreibkraft bringen lassen müsse, und sobald sie dann getippt und gebunden sei, werde er sie – mit Professor Armitages Erlaubnis, wenn möglich sogar mit seinem Segen – seinen Prüfern vorlegen.

»Großartig, Lewis, großartig. Und ich glaube, ich kann dir ein günstiges Gutachten ausstellen. Habe ich dir gegenüber schon die University Press erwähnt? Na, vielleicht kommt da auch noch was zustande, ich hoffe es auf jeden Fall. Es wird natürlich bald nicht mehr in meinen Händen liegen, aber ich glaube doch, dass mein Wort noch etwas Gewicht haben wird. Wie lautet eigentlich der Titel deiner Arbeit?«

»Ich dachte an ›Der Held als Archetyp‹.«

Professor Armitage schob die Lippen vor und schüttelte

den Kopf. »Ich fürchte, das wird deinem Zweitprüfer nicht gefallen. Ist eher einer von der nüchternen Sorte, wenn du verstehst, was ich meine. Spar dir deine Archetypen für das Buch auf, wenn es eins geben wird. Ernsthaftigkeit sollte vorläufig dein oberstes Gebot sein. Wie wär's mit ›Verhaltensstudien im französischen Roman des 19. Jahrhunderts‹? Dann leg dein Abgabedatum fest. Ich glaube, das sollte reichen. Natürlich kannst du es später immer noch weiter ausarbeiten. Du hast dir da ein gutes Thema ausgesucht. Hast du eigentlich schon darüber nachgedacht, was du in Zukunft tun möchtest? Ich glaube, sie suchen immer noch jemand, der in der Bibliothek mithilft. Soll ich mal mit Dr. Goldsborough darüber sprechen?«

»Noch nicht«, sagte Lewis, dem es unangenehm war, so bald mit seiner selbst auferlegten Routine zu brechen. »Ich würde lieber abwarten, bis diese Sache hier erledigt ist, wenn es Ihnen nichts ausmacht.«

»Wie du willst, wie du willst. Du hast doch Geld, mit dem du die Zeit überbrücken kannst, oder? Ja? Also, warte nicht zu lang. Wir treffen uns demnächst, Lewis. Und ich freue mich immer, wenn ich von dir höre, wie du vorankommst.«

Für Lewis war das Hauptereignis dieses Tages nicht Professor Armitage und seine aufbauenden Worte, sondern die Aussicht, am nächsten Morgen Mrs Joliffe kennenzulernen. Als er nach Hause kam, unterzog er das Haus einer rigorosen Säuberung, wobei er den Staub in weiten Bögen vor sich her fegte. Es gelang ihm, den Kühlschrank abzutauen und seine Schmutzwäsche in zwei Taschen zu stopfen, die er in den Waschsalon brachte. Das Bügeln würde er ihr überlassen, dachte er sich, obwohl er es auch selbst hätte machen können. Doch er hatte diese Arbeit so unglaublich langweilig gefunden, dass er sich schwor, Mrs Joliffe jede beliebige Summe zu zahlen, wenn er sich dadurch seine Freiheit erkaufen konnte. Am Samstagmorgen stand er früh auf und hatte sein Frühstücksgeschirr um acht Uhr schon wieder weggeräumt. Um neun Uhr klingelte es, wie er es sich gewünscht hatte.

Mrs Joliffe sah aus wie eine Frau, die viele Verluste erlitten und sich nicht besonders gut davon erholt hatte. Obwohl sie hager und wachsam aussah, war sie dennoch eindrucksvoll zurechtgemacht: Rotbraune Haare mit dunklem Ansatz umrahmten ein Gesicht, in dem sich Abscheu vor ihrem Schicksal spiegelte, das aber eine ganze Reihe von Farben zu bieten hatte. Sie konnte eines ihrer Beine nicht recht bewegen, weil sich ein kleiner Junge daran klammerte, der vielleicht zweieinhalb Jahre alt sein mochte und immer noch die Spuren eines hastigen Frühstücks um den Mund hatte. Man einigte sich rasch darauf, dass Mrs Joliffe von Montag bis Freitag jeden Morgen für drei Stunden kommen sollte.

»Allgemeine Aufgaben«, sagte Lewis vage. »Die Dinge sind mir ein bisschen entglitten, seit ich alleine bin. Wäre das in Ordnung für Sie, Mrs Joliffe?«

»Ich denke, ja«, erwiderte sie ohne großen Enthusiasmus. »Allerdings muss ich Barry mitbringen. Er ist noch zu klein für die Schule. Aber er macht keinen Ärger – wenn er sein Spielzeug dabeihat, spielt er stundenlang damit. Wäre es Ihnen recht, wenn ich ihm sein Mittagessen hier gebe? Ich könnte die Einkäufe auf dem Hinweg erledigen und Ihnen was für den Abend übrig lassen, wenn das in Ordnung ist.«

»Aber das bedeutet, dass Sie länger als drei Stunden bleiben würden«, entgegnete Lewis.

»Je länger ich aus diesem Haus bin, umso besser«, war ihre tief empfundene Antwort.

»Na, alter Junge, was meinst du dazu?«, sagte Lewis und ging in die Hocke, um auf Augenhöhe mit Barry Joliffe zu sein. Das Kind schaute so traurig, dass er es nicht ertragen konnte, ihm eine Küche zu verweigern, in der er sein Mittagessen einnehmen, und einen Garten, in dem er spielen konnte. Eigentlich gefiel ihm der Gedanke ganz gut, ein Kind im Haus zu haben. Und der trostlose Gesichtsausdruck des kleinen Jungen rührte ihn an, ebenso wie der Gedanke, dass er den ganzen Tag in einem Zimmer über dem Tabakwarenhändler eingeschlossen war. »Würdest du gerne hierherkommen, Barry?« Der Junge nahm die Ecke eines Spielzeugautos aus dem Mund und nickte.

»Ausgezeichnet«, sagte Lewis. »Gut, dann sehen wir uns am Montag, Mrs Joliffe.« Er gab ihr seinen Zweitschlüssel, und sie gingen zufrieden auseinander. Sie war nicht unbedingt das, was er im Sinn gehabt hatte, überlegte Lewis. Nicht ganz das makellose, fröhliche, unabhängige Paradebeispiel der Frau, die er gerne gehabt hätte. Er nahm an, dass die Dienste solcher souveränen Frauen heiß begehrt waren, und Mrs Joliffe hatte den Vorteil, dass sie nur fünf Minuten von ihm entfernt wohnte. Und nachdem er sich einmal zu dieser Mühe aufgerafft hatte, verlor er schnell wieder das Interesse an der ganzen Geschichte.

Mrs Joliffe erwies sich als kompetent darin, Lewis' Haushalt vor weiterem Verfall zu bewahren, wenn sie auch nicht besonders unternehmungslustig war. Doch die Neuigkeit, einen Zettel auf dem Küchentisch zu finden, auf dem »Fischauflauf im Ofen« stand, war so überwältigend, dass Lewis geneigt war, darüber hinwegzusehen, dass Barry sein Spielzeug auf dem Fensterbrett vergessen hatte. Während die Tage verstrichen und er regelmäßig warme Mahlzeiten vorfand, verschloss er die Augen vor der Tatsache, dass Mrs Joliffe und Barry die meiste Zeit des Tages in seinem Haus zubrachten. Nachdem er seine Doktorarbeit abgegeben hatte, hatte Lewis wesentlich weniger zu tun und kam tendenziell früher nach Hause. Einmal sah er Barrys Gesicht, das ihn reglos vom Fenster aus ansah, ein andermal fand er Barry vor, wie er mit seinem Lieblingsspielzeug mitten auf dem Wohnzimmerboden saß, einem Eierbecher mit einer Murmel darin. Einmal, als er später als sonst nach Hause kam, fand er das Haus leer vor, doch er trat versehentlich auf die Murmel, stolperte quer durchs Zimmer und schlug sich den Kopf am Kaminsims an. Nichts davon störte ihn sehr, obwohl er sich angewöhnte, kleine pädagogische Dinge zu kaufen wie Bilderbücher oder Malbücher, die er diskret auf den Küchentisch legte. Als er nach Hause kam, fand er sie auf dem Fensterbrett gestapelt, zusammen mit dem Spielzeugauto und anderem Krimskrams. Er redete sich ein, dass ihm dieses Zeichen von Bewohnung gefiel. Erst, als er eines Abends heimkam und in ein dampfgefülltes Badezimmer trat, kamen ihm gewisse Zweifel. Doch »Lammkoteletts im Grill« machten es ihm möglich, alle aufkeimende Bedenken zu ersticken, und er beschloss, die ganze Sache zu ignorieren, bis eine Zeit gekommen war, in der er wieder die Energie hatte, darüber nachzudenken.

Zweifellos war sie eine hervorragende Putzfrau, obwohl sie selbst nicht unbedingt sauber aussah. Überraschenderweise schien ihr die Arbeit zuzusagen, und sie widmete sich krampfhaft allem, was sie tat, wenn auch absolut ohne Methode, wenn er das richtig einschätzen konnte. Phasen großer Energie wurden von tagelanger Erstarrung abgelöst, in denen sie sich anscheinend aufs Geschirrspülen beschränkte. Aber es war schön, Grace Percys vornehmen, runden viktorianischen Tisch mal wieder so richtig poliert zu sehen, und auch ihr silbernes Teeservice erstrahlte wieder in altem Glanz. Das machte ihn so kühn, dass er eines Samstags Pen zu sich einlud.

»Ich mag dieses Haus, Lewis«, sagte Pen, der ein dunkelgrünes Taschentuch aus dem Hemdsärmel zog und sich geräuschvoll schnäuzte. »Gute Größe, wunderbare Sachen drin. Alles spätviktorianische Epoche – eine Wohltat für die Augen nach diesem ganzen modernen Müll. Tolle Stickereien auf diesen Fußschemeln. Aber schau mal hier – ein Kratzer auf dem Tisch. Siehst du das? Das ist wirklich übel. Was hast du da denn draufgestellt?«

»Da hat Barry wahrscheinlich mit seinem Holzauto gespielt«, sagte Lewis mürrisch. Er hasste es, die Besitzstücke seiner Mutter so behandelt zu sehen. Der Gedanke, dass sie jetzt ihm gehörten, machte ihn traurig. Doch die Vorstellung, abends in ein leeres Haus zu kommen, störte ihn noch mehr. Pen jedoch war ein Haushaltsvorstand, der stolz auf seine Arbeit war.

»Und dieser Lastwagen«, sagte er. »Und dieser Ball. Und dieses Stofftier – was ist das überhaupt? Ein Hund? Bist du sicher, dass du niemand Besseren finden könntest, Lewis?

Eine richtige Haushälterin, zum Beispiel? Dieses Haus ist zu schön, um es Leuten zu überlassen, die vor allem Geld verdienen wollen.«

»Ich glaube, es ist ein gutes Haus«, sagte Lewis. »Es hat mal meinem Großvater gehört. Er war Milchmann in Fulham. Als er dieses Haus gekauft hat, war es ganz neu. Alles hier gehörte ursprünglich ihm. Dann hat meine Großmutter hier gewohnt und irgendwann mein Vater. Meine Mutter hat es sofort liebgewonnen und sich geweigert, auch nur das kleinste bisschen daran zu ändern. Mir gefällt es hier auch. Aber ich habe ja noch nie irgendwo anders gewohnt.« Heimlich, still und leise schob sich das Bild seiner Mutter vor sein inneres Auge, wie sie mit zur Seite gelegtem Kopf und mit einem Buch in der Hand am Kamin saß. Doch er war noch nicht in der Lage, solche Bilder zu ertragen, deswegen schoss er von seinem Stuhl hoch und goss Pen noch Tee nach.

»Lass das Haus nicht vor die Hunde gehen«, sagte Pen. »Such dir jemand anders. Oder noch besser: heirate. Warum machst du das nicht? Machen doch viele. Ich natürlich nicht, aber du könntest doch. Und dann hätte sich das Problem von allein gelöst.«

»Ich befürchte, Mrs Joliffe würde trotzdem hierbleiben wollen«, sagte Lewis.

»Eine Frau kann so was besser als ein Mann. Kannst du dir nicht eine Frau suchen, die hier bei dir wohnt? Passiert doch ständig, wenn ich das richtig verstanden habe. Immerhin leben wir in den Sechzigern. Und ehrlich gesagt, du brauchst jemand, der sich ein bisschen um dich kümmert. Dieses Sakko zum Beispiel, Lewis ... Ich glaube, ich sollte dich mal zu meinem Schneider mitnehmen. Ich hoffe, du bist nicht knapp bei Kasse?«

»Oh nein, ich habe jede Menge Geld«, meinte Lewis.

Es war gar nicht so, dass er Pens Ratschläge nicht annehmen wollte, doch sobald er wieder alleine war, mit der Aussicht auf einen Sonntag, den er alleine zubringen musste (wahrscheinlich würde es mal wieder auf die Tate Gallery hinauslaufen), kehrten seine Gedanken mit einigem Widerstreben erneut zu Tissy Harper zurück. Er hatte sich sehr schlecht benommen, überlegte er beschämt, als er sie nicht wieder in der Bibliothek besucht hatte, wie versprochen. Um der Wahrheit die Ehre zu geben, hatte er einen gewissen Widerwillen gegen die Frauenromane entwickelt, mit denen er sich getröstet hatte (er steckte gerade mitten in einem Trollope-Roman). Doch das war nicht der Punkt. Was jetzt vonnöten war, war keine Entschuldigung, sondern ein Anlass. Er hatte keinen Grund gehabt, Tissy Harper aufzusuchen, weil es ihm gelungen war, den Teil von sich zu begraben, der sich schmerzlich danach sehnte, getröstet zu werden, auserwählt, bevorzugt, während er gleichzeitig die eher männliche Begeisterung darüber genoss, dass er seine Doktorarbeit endlich beendet hatte. Und weil ihm bewusst geworden war, wie weit seine Arbeit, die so einen exaltierten Ton hatte, von jenem roten Zimmer entfernt war, wie weit der Teil von ihm, der mit Worten harmonierte, von der wortlosen Verständigung von Tissy und ihrer Mutter und diesem fürchterlichen Doktor entfernt war. Er wusste, dass er dazu bestimmt war, seine Heimat in der Sprache zu finden. Aber er wusste auch tief in seinem Herzen, dass er nicht für immer ohne eine Gefährtin leben konnte. Eine gewisse Ruhelosigkeit in ihm – und vielleicht war das sogar das Gefühl, das er irrtümlich für Einsamkeit hielt – gab ihm zu verstehen, dass er eines Tages allem entsagen und ernsthaft sein richtiges Leben beginnen musste, sein wahres Leben, das Leben, das sich ihm im Moment irgendwie entzog. Er lächelte, als ihm dieser Gedanke durch den Kopf ging. Die Menschen suchten ihr Glück nicht mehr, zumindest nicht außerhalb von zwei Buchdeckeln. Dennoch meinte er, dass es ihm vielleicht im Laufe der Zeit gelingen würde, obwohl er wusste, dass diese Zeit noch nicht gekommen war. Noch nicht, dachte er; noch nicht. Denn um diesen Schritt zu unternehmen, musste er allein sein, unbelastet. Und das war genau das, worüber nachzudenken ihm unerträglich war. Erst musste er verstanden werden, akzeptiert werden. Später konnte er seiner Freiheit nachstreben.

Bis dieser Tag kam, konnte er nicht in einem leeren Haus wohnen. Als hätte er die Türen seiner Gedanken für die Vorstellung einer Frau geöffnet und für Tissys große, traurige Augen, ließ sein Verlangen ihn mitten in der Nacht aufwachen. Er war nach einer langen Phase der Ruhe so überrascht darüber, und die Programmierung seines Körpers hatte ihn so beeindruckt, dass er beschloss, wieder zu ihr zurückzugehen, wenn nötig, gleich nächste Woche. Wenn sie nur nicht so ein Mädchen wäre, dachte er verzweifelt. Wenn er nur ihre Mutter loswerden könnte. Dennoch kam ihm der Gedanke an sie in seinem Haus überhaupt nicht absurd vor. Er mochte ihre Stille, ihre Zartheit. Sie war noch unentdeckt, das gefiel ihm auch. Bei ihr musste er keine Angst haben. Er lächelte in der Dunkelheit traurig in sich hinein, denn er wusste, dass der Schritt so gut wie getan war.

Die meisten Männer heirateten, weil es bequem war, weil die Zeit reif war. So erklärte er es sich selbst, wobei er sich immer noch seiner alten Sehnsucht nach Trost bewusst war. Leidenschaftliche Liebesaffären waren nicht mit der Ehe vereinbar. Die Ehe war eine vernünftige Partnerschaft, eine, die einen Mann befähigte, seine Arbeit zu verrichten. Trotzdem erfüllte ihn Traurigkeit, und diese Traurigkeit dehnte sich auf Tissy aus, die sich bestimmt schon über sein Ausbleiben gewundert hatte und noch nichts von seiner Entscheidung wusste. Plötzlich, nach einer so langen und beschämenden Verzögerung, konnte er den Gedanken nicht ertragen, dass sie gekränkt worden war. Sein Gesicht brannte in der Dunkelheit, als er an ihren hängenden Kopf und ihre großen Augen dachte. Sie war völlig unschuldig in dieser ganzen Geschichte! Das Leben, das sie führte, war schrecklich, es war unerträglich! Und er war grausam zu ihr gewesen: Nachdem er ihr so ungeschickt den Hof gemacht hatte, hatte er sie wochenlang links liegen lassen. Wenn irgendjemand ihn brauchte, dann war es Tissy, die ihm im Gegenzug treu sein würde bis zum Tode. Wer weiß, was sie gerade dachte? Was sie in den Wochen gefühlt hatte, als er sich langsam von ihr wegtreiben ließ? Würde sie überhaupt wieder mit ihm reden? Seine Kehle schmerzte, als er an sie dachte, und er interpretierte das als eine Form der Liebe. Mehr brachte er nicht zustande. Armes, kleines Mädchen, dachte er.

Nur war es eben nicht das, was er eigentlich wollte, das war das Dumme. Er hatte sein Alles finden wollen, sein richtiges, wahres Ziel. Er hätte sein Haus mit der friedfertigen Anwesenheit einer Frau füllen wollen, mit gutem Benehmen und einer Richtigkeit, einem Einssein. Nie wieder suchen müssen, was er einfach nicht finden konnte, oder sich überlegen, wie er seine freien Stunden am besten ausfüllen konnte. Dieses Haus mit seinen großen Fenstern und schwerfällig geschwungenen Möbeln war geradezu dafür gemacht, dass man es bewohnte. Es hatte eine eher gesetzte als eine hochzeitliche Ausstrahlung und würde seine Gattin an sein viktorianisches Herz drücken. Es würden nur minimale Anpassungen vorgenommen werden müssen. Es war eben nur, dass er sich mehr gewünscht hätte, ein Aufleben ... Nicht nur die untergehende Sonne durch die breiten Fenster des Hauses sehen, sondern die gleißende Mittagsglut, ein weißes Glühen. Er sagte sich, dass derlei zweifellos nicht einfach zu kriegen war, wahrscheinlich passierte so etwas nur in Büchern. Ach, aber genau das wollte er sein, dachte er: eine Figur in einem Buch. Und als er diesen Gedanken formuliert hatte (und sehr froh gewesen war, ihn noch keinem Menschen anvertraut zu haben), erblickte er darin sowohl seine Enttäuschung als auch die Dummheit dieses Gedankens. Er sollte kein legendäres Leben haben, sagte er zu sich selbst. Er war Lewis Percy, und er würde wahrscheinlich diese Stelle in der College-Bibliothek annehmen. Die Zeit war gekommen, die Illusionen abzulegen und vernünftige Entscheidungen zu treffen. Er konnte sein Haus nicht mehr mit der Gesellschaft der Joliffes füllen. Er konnte ihnen nicht gestatten, das Haus zu führen, bis sie dort Wurzeln schlugen und es als das ihre betrachteten. Er hatte keine Familie, das musste man eben bedenken. Deswegen musste er seine eigene Familie gründen. Er mochte Kinder und konnte sich mit ihnen identifizieren. Sogar in Barrys verschlossenem kleinen Gesicht sah er etwas von seinem eigenen gespiegelt. Er würde Kinder haben, viele Kinder. Die Mutterschaft würde Tissy von ihren Bindungen lösen. Zusammen würden sie eine Art echten Lebens haben, auch wenn es nicht das war, das er sich immer gewünscht hatte.

Am nächsten Morgen badete er, rasierte sich und kleidete sich sorgfältig an. Pen hatte recht: Er hatte sich gehen lassen. Das alles sollte sich jetzt ändern. Als er auf der Straße war, wurde ihm bewusst, dass der Herbst – seine Lieblingsjahreszeit – schon weit fortgeschritten war, und er beschloss, nicht noch ein Jahr vorübergehen zu lassen, ohne eine Art Normalität in seine Angelegenheiten zu bringen. Er hatte das akute Gefühl, völlig deplatziert zu sein, und doch schienen seine Schritte ihn automatisch in Richtung der öffentlichen Leihbibliothek zu führen. Er war der Erste, der eintrat, und er war froh, dass niemand anwesend war, um die Szene zu verfolgen, in der er gleich mitspielen musste.

Es war ganz einfach, einfacher, als er es sich vorgestellt hatte. Tissy kam zu ihm herüber, auf diese gleitende Art, die er noch von ihr in Erinnerung hatte. Er hörte, wie er sich für seine lange Abwesenheit entschuldigte, hörte, wie sie seine Entschuldigungen höflich annahm und sagte: »Ich wusste, dass du kommen würdest.« Was sie wirklich dachte, hätte er beim besten Willen nicht sagen können. Sie hatte etwas von dem bestürzenden Mangel an Neugier von ihrer Mutter geerbt, dachte er, vielleicht würde er nie erfahren, was sie wirklich dachte. Doch sie hörte ihm zu Ende zu, und die Reserviertheit ihres Verhaltens reizte ihn mehr und mehr, sie zu überwinden. Er brachte seine Einladung für den nächsten Samstag vor, und sie versprach, sie ihrer Mutter zu überbringen. »Das einzig Dumme ist«, sagte sie, »dass am Samstag immer der Doktor vorbeikommt.« »Na, er kann doch zu mir kommen und dich abholen«, sagte Lewis fest, denn er sah nicht ein, warum er den Doktor ebenfalls zu Gast haben sollte.

Also wurde mit traumhafter Leichtigkeit verabredet, dass Tissy und ihre Mutter am nächsten Samstag um vier Uhr zu seinem Haus spazieren würden und dass Dr. Jago sie um halb sechs dort abholen sollte. Die Sache wuchs sich langsam aber sicher zu einem Militärmanöver aus, doch er dachte sich, dass man es wohl so machen musste. Der Gedanke gefiel ihm nicht wirklich, aber es gelang ihm, seinen Unwillen zu unterdrücken.

Es war Mrs Harper, die das Weitere in die Hand nahm. Lewis fand sie nicht mehr und nicht weniger einschüchternd als bei ihrer ersten Begegnung. Sie war genauso sorgfältig gekleidet und verhielt sich genauso gleichgültig. In ihrer Gesellschaft wurde Tissy ein Schatten ihres ohnehin schattigen Selbst, obwohl er mit Freuden beobachtete, dass ihr Appetit unverändert war. Mrs Harper ließ ihren Blick ganz friedfertig durch den Raum schweifen, nachdem sie erst mal ihren Aschenbecher bekommen hatte, vielleicht machte sie innerlich eine Bestandsaufnahme, aber sie äußerte keine Meinung. Sie brachte es fertig, ihn »Lewis« zu nennen, was ein gutes Zeichen war. Er wusste jedoch, dass sie ihn immer verunsichern würde, und staunte über diese ganz besondere Macht. Als es klingelte, war er ziemlich überrascht, denn er verstand gar nicht, wie so viel Zeit vergangen sein konnte, wo doch so wenig passiert war. Er verbuchte den Nachmittag als Enttäuschung und stand auf, um den Doktor mit einem Gefühl von Versagen einzulassen.

Der Doktor ließ sich auf einen Stuhl sinken, ohne seinen geschmacklosen Hut und Mantel abzulegen. Wie beim letzten Mal fielen ihm Krümel von seinem Teller auf den vorgewölbten Bauch. Dafür machte er an Liebenswürdigkeit wett, was Mrs Harper vermissen ließ, und wenig später war Lewis mitten in einem Gespräch über seine Zukunft, oder zumindest so viel davon, wie er glaubte, dass es den Doktor interessieren könnte.

»Und wie sieht es mit einer Arbeit aus, Lewis?«, fragte der Doktor, immer noch ganz liebenswürdig. Lewis nahm zur Kenntnis, dass er auch für den Doktor inzwischen zu »Lewis« geworden war.

»Man hat mir eine Stelle in der College-Bibliothek angeboten«, sagte er, wobei ihm das Herz ein wenig sank. (Aber das war ja zu erwarten, sagte er sich.)

»So ein Zufall«, sinnierte der Doktor. »Tissy und du beide in derselben Branche.« Danach gab es eine kurze Schweigepause, bis Mrs Harper den Wunsch äußerte, sich den Rest des Hauses anzuschauen.

Als er sie zur Tür begleitete, verspürte er eine seltsame Erleichterung. Ihre Anwesenheit war mühsam, überlegte er, doch sie weckte in ihm das Verlangen nach Tissys unbegleiteter Gesellschaft. Wenn er das einfädeln könnte – und er hatte zu diesem Zweck ein Theaterstück oder einen Kinofilm erwähnt, weil er nicht wusste, was ihr gefiel –, würde es sicher nicht allzu schwer sein, mehr über sie herauszufinden. Sie war durchsichtig, dachte er. Und sein Wunsch, hinter das Rätsel ihrer tieferen Gefühle zu kommen, entwickelte sich langsam zu einer Besessenheit. Sie hatte keine große Gefühlsregung an den Tag gelegt und ihre schönen Augen bescheiden gesenkt, aber auf ihren Wangen zeigte sich Farbe. »Ich schaue gerne Bilder an«, hatte sie gesagt.

»Tissy hatte schon immer eine Ader fürs Künstlerische«, sagte ihre Mutter distanziert.

Also würde er sie in Museen und Galerien ausführen. Das passte ihm ausgezeichnet. Er würde ihr eine derartige Unternehmung vorschlagen, sobald ... Sobald was? Es gab keinen Grund, zu warten. Er ging hinaus in den kühlen Garten. Das ist alles wenig heroisch, sagte er leise zu sich selbst, sehr leise, um seine Entschlossenheit nicht zu mindern. Andererseits ist das Leben für einen Mann ein verzweifeltes Geschäft. Man muss sich mit der Zuflucht zufriedengeben, die verfügbar ist. Das ist zwar alles ziemlich sinnvoll, aber letztlich doch enttäuschend. Das Schlimmste ist – und dieser Tatsache muss ich mich jetzt stellen –, dass ein Glücksgefühl sich einfach nicht einstellen will. Tissy darf das nie erfahren. Sie muss glauben, dass ich sie liebe, was ich ja auch fast tue. Nicht zu viel: Das würde sie zerbrechen. Furchtbare, furchtbare Halbheiten, für die ich unter Garantie irgendwann bezahlen muss. Aber sie darf nicht gekränkt werden, sie muss glücklich sein. Er hob das Gesicht zum leeren Himmel und murmelte: Bitte lass es mir gelingen.

# 7

Es gibt Menschen, für die die Erfüllung einer Pflicht, egal, wie langweilig oder unangenehm sie sein mag, die Belohnung in sich selbst trägt. Solche Menschen sind freilich selten, obwohl einem ab und zu so einer begegnet. Tissy Harper schien in der Rolle einer verheirateten Frau – und darin, sich wie eine verheiratete Frau zu benehmen – Erfüllung zu finden, sobald sie Tissy Percy geworden war, wenngleich Lewis nie sicher war, ob sie das alles vollkommen befriedigte oder nicht. Das schrieb er seinen falschen Erwartungen ans Glück zu: Sowohl die große Literatur als auch unprätentiöse Belletristik hatten ihn gelehrt, dass er eine Art Verklärung erleben würde, die ihn benebeln, aber auch auf geheimnisvolle Art reifen lassen würde, nachdem ihre Wirkung abgeebbt war. Man hatte ihn ermutigt, die ersten Ehemonate als ein Freudenfest zu sehen, eine zugestandene Phase der Zügellosigkeit, nach der er aufgefordert werden würde, sich den Reihen der Erwachsenen anzuschließen. Doch wenn er sich Verrücktheit und Freizügigkeit erwartet hatte, egal, wie kurz sie auch sein mochte, wurde er enttäuscht. Oder vielleicht weniger enttäuscht als überrascht, denn Tissy nahm sofort ein Flair ernster Reife an, die schlecht zu all seinen Voraussagen passte. Innerhalb von sechsunddreißig Stunden nach ihrer Heirat veränderte sich ihr Verhalten: zum Besseren, wie er zugeben musste. Während sie durch sein Haus streifte – das sie komplett so übernahm, wie es war –, entdeckte sie Schätze, die seine Mutter oder sogar seine Großmutter, nachdem sie verwitwet waren, für immer weggeräumt hatten, weil sie sicher waren, dass sie in ihrem reduzierten Leben, einem Leben ohne Männer, keine Verwendung mehr dafür haben würden. Deswegen entdeckte Lewis, wenn er abends nach Hause kam, auf Hochglanz polierte Silbertabletts, auf denen Dekantiergefäße mit silbernen Tüllen und Etiketten standen, oder aufs Feinste gearbeitete Porzellanschüsseln und Saucieren auf der Anrichte, die zusammen mit den riesigen Platten, auf denen früher ungeheure Fleischstücke angerichtet worden waren, darauf warteten, wieder in das Gewebe ihres Ehelebens integriert zu werden. Die Ausgrabungen und Renovierungen von Tissy, die Liebe, mit der sie alles behandelte, was er als seine Besitztümer betrachtete und in gewisser Weise auch als sein Erbe, die dynastische Ernsthaftigkeit, mit der sie ihre Bestandsaufnahme machte, vermittelten ihm den Eindruck, dass er vielleicht eine bodenständigere Frau geheiratet hatte, als er gedacht hatte. Während er in ihr die zerbrechliche Gefährtin gesehen hatte, deren Intimität er nicht zu fürchten brauchte, die Hüterin seiner geheimen Vorstellungen, die das Leben unter seinen Fittichen dankbar annehmen würde, hatte sie möglicherweise gar keine solchen Einsichten gehabt und betrachtete das Dasein als verheiratete Frau als Arbeit genug. Die Pflichten, mit der eine verheiratete Frau ebenfalls rechnen musste, wurden von ihr so schmal abgehandelt, wie es zu ihrem schmalen Gesicht und ihrem schmalen Körper passte, und obwohl Lewis sie am frühen Morgen sehnsüchtig zurückzuhalten versuchte, wenn sie beide noch nicht angezogen waren, riss sie sich fast streng von ihm los, als hätte er sie aufgefordert, irgendwelche Regeln zu brechen. Diese Regeln waren keine Besitzregeln – denn sie schickte sich anstandslos in seine Annäherungsversuche –, sondern eher die Regeln einer Anstellung. Ihre amtliche Rolle schien ihr wenig Zeit zu lassen für Freizeit oder sogar Gespräche, obwohl sie sich unfehlbar jeden Abend nach den Fortschritten bei seiner Arbeit erkundigte. »Und wo habt ihr zu Mittag gegessen?«, fragte sie dann. »Hast du Pen heute getroffen?« Sie hatte Pen nur kurz bei der Hochzeit kennengelernt, ihn aber wie einen Teil der Möbel ihres Mannes übernommen. »Wir müssen ihn bald mal zum Abendessen einladen«, schlug er vor, wobei er überlegte, ob es angebracht war, auch Pens Freund George Cheveley einzuladen. Doch das Problem wurde aufgeschoben, da Tissy weitere Renovierungen im Auge hatte. »Warte, bis ich die Vorhänge gewaschen habe«, sagte sie vielleicht. »Und die meiste Bettwäsche muss ersetzt werden. Warte, bis ich das alles erledigt habe.«

Er ging davon aus, dass sie leidlich glücklich war. Aber wie viel Glück war genug? Er hatte sich für sich selbst einen fast mythologischen Zustand erwartet, eine Metamorphose, und wirklich spürte er an manchen Morgen, wie seine Füße geradezu über den Gehweg flogen. Ihm gefiel auch das Gefühl, zu etwas heimzukommen, was tatsächlich ein kleines Ehemuseum wurde, voller Tugend und überkorrekt erfüllter Haushaltspflichten. Er dachte sentimental an Tissy, seine Kinderbraut, doch sie legte ihre Kindlichkeit ab, sogar ihre

Einschränkung schien sie weniger zu behindern, obwohl ihre Mutter sie immer noch jeden Morgen abholte, um mit ihr zum Einkaufen zu gehen. Da ihr Gesichtsausdruck grundsätzlich ernst war, sogar in der Intimität ihres Schlafzimmers, fragte er sich oft mit einem Hauch von Unbehagen, was sie dachte. Sie legte das mütterliche Verhalten der Frauen an den Tag, die Männer als Kinder betrachteten, die man sauber halten und füttern musste, aber auch disziplinieren, wenn sie unanständige Gedanken hegten. Solche Frauen betrachten alle Tätigkeiten, die Männer faszinieren, als Unfug, und die Männer selbst als Phantasten: Ihr berechnender und unterdrückender Blick erklärt Angehörige ihres eigenen Geschlechts zu Menschen, die eine reiferes Verständnis der Welt und ihrer Prioritäten besitzen. Tissy hatte so einen abschätzigen Blick, während ihre Antworten jedoch sanft und pflichtbewusst blieben. Sie hob nie die Stimme, doch die großen Augen, die im Grunde ausdruckslos waren, weilten manchmal jenseits von ihm, als wären sie mit gewichtigeren Fragen beschäftigt, als wäre das Unendliche nicht mehr in dem enthalten, was er ihr bieten konnte. Dann schauten sie wieder auf ihn und lagen auf ihm, mit absoluter, leidenschaftsloser Ruhe. Er begann eine Ähnlichkeit zu ihrer Mutter zu sehen, was ihn fast amüsierte.

Er hatte keine Zeit für Mrs Harper und fühlte sich beruhigt durch ihre Abwesenheit. Eine von Tissys diskreteren Errungenschaften bestand darin, dass sie die Besuche ihrer Mutter auf die Vormittage beschränkte. Sie konnte gerne zum Einkaufen kommen, aber durfte ihr nicht mehr Gesellschaft leisten, so wie früher. Nur sehr selten durfte Mrs Harper am Wochenende zu Besuch kommen, aber solche Besuche hatten die Natur eines gewährten Gefallens. Derart reduziert auf Sinnlosigkeit und vielleicht sogar Einsamkeit, hatte Mrs Harper (und für Lewis würde sie immer Mrs Harper bleiben, obwohl er sie natürlich gewissenhaft mit dem Vornamen ansprach) jede Fähigkeit, ihn zu beleidigen, komplett verloren. Er nahm außerdem an, dass Tissy, die zwar gut wie Gold, aber auch nur ein Mensch war, diese Umkehrung der Rollen genoss. Durch ihre Heirat war es ihr endlich möglich, ihre Mutter aus einer gleichwertigen Position zu sehen.

Natürlich waren seine Gefühle nicht rein. Wessen Gefühle sind das schon? Er hatte vorgehabt, sie sich untertan zu machen und gleichzeitig freizulassen, doch jetzt stellte er fest, dass sie ihn für selbstverständlich nahm. Er liebte sie dafür, dass sie eine Ehefrau war, weil ihm das sagte, wo er stand, ihn das als einen Mann mit einer gesellschaftlichen Position etablierte, doch er war ein klein wenig erschrocken, dass seine romantischen Gefühle zahm gemacht worden waren, einfach durch ihre Teilnahmslosigkeit. Er nahm an, dass sie die ganze Zeit geheimnisvoll gewesen war, und er konnte nicht umhin, es toll zu finden, eine rätselhafte Frau langfristig lieben zu dürfen. Sie war nicht, was sie schien: Das war seine vorläufige Schlussfolgerung. Sie besaß trotz ihres sanften Auftretens etwas wie Autorität. Dass diese Autorität zur Gänze passiv war, verlieh ihr seltsamerweise nur zusätzliches Gewicht. Er wusste nicht, wie er sich Zugang zu ihren Gedanken und Überlegungen verschaffen könnte, die ihm verborgen blieben. Er versuchte, nicht nachzudenken über diese Enttäuschung, von der er wusste, dass sie unangemessen war, denn eigentlich verspürte er durchaus Dankbarkeit und Hingabe, wenn er sie so am Platz seiner Mutter sitzen sah – womit sie eine für ihn unerträgliche Leerstelle füllte – und sie ihm Suppe mit dem großen silbernen Schöpflöffel auffüllte, den sie schwarz angelaufen hinter einem Küchenschrank gefunden hatte. Er liebte die Ordnung seines Heims, die glänzend sauberen Fenster, die gewaschenen Bettbezüge, den Geruch von Wachspolitur. Sie hatte sogar Mrs Joliffe gefügig gemacht, die jetzt nur noch an zwei Vormittagen pro Woche kam und ihre Position neu definiert sah. Von dem kleinen Jungen war nichts mehr zu sehen. Lewis vermisste ihn ziemlich, aber er musste Tissys Meisterschaft in dieser Angelegenheit anerkennen.

All diese Aufgaben erfüllte sie, als wäre sie zu einem höheren Dienst berufen. Wenn er sie unter Tag anrief, weil ihn ein amouröser Gedanke gestreift hatte, sagte sie unweigerlich: »Ich kann jetzt nicht telefonieren, Lewis, ich mache gerade die Wände sauber. Wann kommst du nach Hause?« Seiner Meinung nach war sie alt genug, um sich so zu benehmen, obwohl er sich im Vergleich zu ihr geradezu frivol vorkam. Als hätten sich die paar Jahre Altersunterschied zwischen ihnen verdoppelt oder sogar verfünffacht. Wenn er am Abend nach Hause kam, begrüßte er sie jedes Mal stürmisch, wobei er in Kauf nahm und sogar erpicht darauf war, das Abendessen hinauszuzögern, und sie machte sich dann meistens mit einem sparsamen Lächeln von ihm los. Dieses Lächeln, dachte er manchmal, galt ihm oder einer unsichtbaren Schar von Zeugen, und er fragte sich, warum sein Verlangen so oft aufgeschoben werden musste. Doch wenn ein Aufschub nicht mehr zu rechtfertigen war, verhielt sie sich nachgiebig, kompetent, vielleicht sogar intelligent. Aber sie war nicht dumm, sie war nicht das geistlose, dankbare Geschöpf, das er sich ab und zu in seiner Phantasie ausgemalt hatte. Er hatte den Eindruck, dass sie bereit war, ihn im Rahmen ihres Arrangements zufriedenzustellen, aber dass sie es nicht sonderlich gestört hätte, wenn sie einfach wie Bruder und Schwester zusammengelebt hätten. Ihre vorherige extreme Schüchternheit und Scheu schrieb er dem Einfluss ihrer Mutter und den regelmäßigen Besuchen des abscheulichen Doktors zu. Zusammen hatten die beiden sie zwar untertänig und kindlich gehalten – in ihrer Form, in ihren Bewegungen, in ihrer Konzentriertheit –, aber schüchtern war sie nicht mehr. Seine Umarmungen wurden gestattet und sogar genossen, doch sie erlaubte nicht, dass irgendwelche Demonstrationen von Leidenschaft ihre Würde schmälerten. Manchmal schämte er sich für seine Hartnäckigkeit, während sie eine Anständigkeit an den Tag legte, die ihn aus der Fassung brachte. Doch das faszinierte ihn nur noch mehr, obwohl es ihn manchmal niedergeschlagen machte. Er hatte das diffuse Gefühl, dass sie auf einer höheren Ebene lebte als er, weswegen er sich automatisch im Unrecht fühlte.

Ihr Status, der durch die Heirat gehoben worden war, war ihr kostbar. Wenn er Spuren von ihr in seinem Schlafzimmer sah, ihre Kleider mit den schwingenden Rockteilen in seinem Schrank hängen sah, ihre hautfarbenen Strümpfe zusammengerollt in der Schublade der hohen Kommode sah, befiel ihn manchmal ein jähes Verlangen nach ihr, aber dahinter zeigte sich eine erschreckende Einsamkeit. Es war nicht ganz das, was er sich gewünscht hatte. Dass er sich mit ihrer vernünftigen Art abfand und mit dem Leben, das sie ihm verweigerte – und das er jetzt niemals haben würde –, verbarg er hinter etwas wie burschikoser Toleranz, die trotzdem etwas Müdes hatte. Er sehnte sich danach, dass sie ihn überwältigte, ihn verführte oder eben einfach mal überraschte. Doch es kam nie etwas, und er war zu ratlos, als dass er jemals auf diese Enttäuschung angespielt, und zu gutmütig, als dass er sich jemals darüber beklagt hätte. Er nahm an, dass Männer sich mit anderen Männern über solche Dinge unterhielten, doch er schwor sich, dass er Tissy niemals verraten würde – oder seine eigenen Wünsche. Er warf sich vor, sie nicht richtig zu lieben, aber er wusste, dass ihm der Mut fehlte, allein zu leben und auf die Frau zu warten, die ihm das Schicksal reserviert hatte – falls so eine Frau überhaupt existierte. Und was, wenn es so eine gar nicht gab? Er würde immer die Gesellschaft von Frauen suchen, und, wenn es statthaft war, ihre Liebe: Seine eigene wartete einfach nur darauf, angesprochen zu werden. Wie hatte er Tissy ignorieren können, als sie in seiner Reichweite geschmachtet hatte? Wie konnte er ihre Verwandlung in eine zufriedene Hausfrau ignorieren? Denn er ging davon aus, dass sie zufrieden war: Sie war ihrer Knechtschaft entkommen und in die Welt der Erwachsenen eingetreten. Was sie für ihn empfand, wusste er nicht recht. Sie hatte etwas Gehorsames an sich, was ihn traurig machte. Trotzdem schien sie vollauf glücklich zu sein.

Er versuchte, ihr begreiflich zu machen, dass sie sich jetzt frei ausdrücken konnte. Er war immer noch bezaubert von ihrer Unschuld, auf die er unweigerlich körperlich reagierte. Er liebte es, sie auszustaffieren. Die Mode schrieb vor, dass Kleider mit Tellerröcken wegmussten. Er kaufte ihr die neuen kurzen Röcke, die ihr ein behexendes Flair von Jugendlichkeit verliehen. Sobald ihre dünnen, leicht krummen Beine zu sehen waren, büßte sie ein wenig von ihrer Würde ein und damit ihre Fähigkeit, ihn zu unterdrücken: Er war entsprechend dankbar. Er beobachtete fasziniert, wie ihr langes hellblondes Haar in eine geometrische Form geschnitten wurde, durch die ihre Augen noch größer wirkten. Nachdem sie ihren matronenhaft uneleganten Kleidungsstil abgelegt hatte, begann sie Blicke auf der Straße auf sich zu ziehen. Wenn sie am Samstagnachmittag über die King's Road spazierten – denn sie wartete auf ihn, bevor sie ihre Wochenendeinkäufe erledigte, sie war nämlich immer noch ein bisschen unsicher, wenn sie alleine aus dem Haus gehen sollte –, fühlte er, wie ihn Stolz erfüllte, und er sagte sich, dass er jetzt wahrhaftig zu den verheirateten Männern gehörte. Seine Belohnung würde eben später kommen, wenn seine Frau genügend Selbstvertrauen hatte, um ihre betulichen Ehefrauenmanieren abzulegen. Gleichzeitig warnte er sich selbst davor, sie durch seine Leidenschaft zu verschrecken. Er hatte so lange gewartet, dass er jetzt auch noch ein bisschen länger warten konnte, bevor er wirklich seinen Platz fand.

Was ihn auch faszinierte, war ihre Akribie. Sie war so sauber und leise wie eine Katze. Nachdem sie den Tag damit zugebracht hatte, sein Haus in Ordnung zu halten, widmete sie ihrer eigenen Pflege ebenfalls viel Zeit und verbrachte gefühlt Stunden im Badezimmer, während er sehnsüchtig im Bett lag und auf sie wartete. Manchmal hatte er das Gefühl, dass sie der sauberste Mensch der Welt war, und er fühlte sich neben ihr grob und abstoßend. Er neckte sie deswegen, aber sie war so vertieft in die Probleme ihrer Hygiene und ihres Aussehens, dass seine Neckereien wenig Wirkung zeigten. Er war davon ausgegangen, dass sie sich selbst als zerbrechlich betrachtete, musste aber feststellen, dass das nicht ganz der Fall war. Fläschchen mit Lotionen begannen sich auf ihrem Nachttischchen anzusammeln, und wenn sie endlich in sein Bett stieg, brachte sie diverse anregende Düfte mit sich, als wäre ihr gesamter Körper gründlich gereinigt und geschmückt worden. Er war gleichermaßen stolz auf sie und amüsiert von ihr. Sie beeindruckte ihn sogar, obwohl er sich freilich fragte, was in ihrem Herzen vorging und ob dieses Herz nicht in den langen Jahren ihrer Abgeschiedenheit von der Welt verkümmert war. Er wartete immer noch darauf, dass sie zum Leben erwachte, und musste die vielen Weisen, auf die sie ihre eheliche Rolle spielte, als eine lange, unheimlich geschickte Verzögerungstaktik verstehen. Gleichzeitig hatte er eine exzellente Ehefrau gewonnen, deren Kompetenz er nur schätzen und bewundern konnte, und ein Geschöpf, das nur zum Leben erwachte, wenn er nicht da war, wie die Automatenfrau in *Hoffmanns Erzählungen*. Denn er konnte nicht glauben, dass er alles über sie wusste, was es über sie zu wissen gab, und dass das, was er wusste, für den Rest seines Lebens ausreichte.

Dabei war er beileibe nicht unglücklich. Doch manchmal verspürte er doch eine gewisse Erleichterung, wenn er zur Arbeit aufbrach, zu dieser Bibliothek, in der die Regeln so klar, so beruhigend und so absolut ohne doppelten Boden waren. Selbstverständlich hatte er das Angebot von Professor Armitage angenommen, sobald er über eine Eheschließung nachdachte. Nachdem er seinen Doktortitel erlangt hatte, konnte er eine berufliche Laufbahn nicht länger aufschieben – die einzige Art von beruflicher Laufbahn, für die er geeignet war. Ebenso wie seine Brille alles in athletischer Richtung ausscheiden ließ, dachte er, dass seine gelehrten Absichten nicht mit höherem Ehrgeiz vereinbar waren – oder überhaupt irgendwelchem Ehrgeiz, als hätte er ein geistiges Keuschheitsgelübde abgelegt. Er ließ sich dankbar in die Routinen der Bibliothek sinken, froh, in gewohnter Umgebung zu sein, froh, Pens Kopf und Schultern an einem fernen Schreibtisch zu sehen, froh, eine so rechtschaffene Anstellung zu haben. Wenn er (auch hier) ein wenig enttäuscht war, hatte er eigentlich keinen Grund zur Klage: Die Arbeit war bescheiden, aber intellektuell anspruchsvoll, und schließlich gab es heutzutage Doktoren wie Sand am Meer. Man räumte ihm einen freien Nachmittag pro Woche für seine Recherchen ein, und diese Zeit widmete er der Arbeit, ein Buch aus seiner Doktorarbeit zu machen, denn man hatte ihn aufgefordert, sein Material dem Universitätsverlag vorzulegen. Den Rest seiner Zeit verbrachte er damit, die Artikel in den vielen Veröffentlichungen zu katalogisieren, die man ihm zugewiesen hatte. Dieses Stichwortregister ermöglichte es ihm, mit der Arbeit auf seinem Gebiet vertraut zu bleiben, und auch mit der Arbeit jenseits davon. Es war nicht uninteressant und entbehrte nicht einer gewissen Würde. Ihm war bewusst, dass er seine eigene Würde brauchte, und war froh, sie in seiner Arbeit zu finden. Im Laufe der Zeit wurde er dankbar für die bescheidenen Aufgaben, die in seinen Kompetenzbereich fielen, dankbar für den Initiationsritus, der ihn von einem Studenten zu einem Geldverdiener gemacht hatte, dankbar sogar für all die Bücher. Doch er war immer noch überrascht, wenn er allmorgendlich mit seiner Aktentasche im Bus stand, und dann wieder zu Mittag, wenn er sein Bier mit Pen trank, er war überrascht, dass man ihn als Erwachsenen ernstnahm, wo er doch das Gefühl hatte, so viel Zuwendung und Fürsorge nötig zu haben. Manchmal dachte er zurück an seine Zeit in Paris, als wäre sie schon ein halbes Leben her. Unbewusst suchte er noch immer nach dieser schützenden Aura, die es ihm ermöglicht hatte, seinen unbestimmten Status aufrechtzuerhalten, und dabei doch – auf eine völlig rätselhafte Art und Weise – mit seiner Arbeit voranzukommen. Jetzt fühlte er sich auf fälschliche Weise erwachsen, als würde er sich als Erwachsener maskieren, als arbeitender Mann, als Teil der arbeitenden Bevölkerung. Er machte sich Sorgen, dass sein Gehirn Schaden nehmen könnte. Doch soweit er das beurteilen konnte, hatte sein Gehirn die Veränderung gar nicht bemerkt und hielt Kurs, egal, welche Umstände rundherum herrschten.

Der einzige Störfaktor in dieser Atmosphäre falscher Gelassenheit – denn er war sich seiner Künstlichkeit sehr wohl bewusst, wenn nicht sogar benebelt von ihr – war Arnold Goldsborough, der Bibliotheksleiter und sein nomineller Chef. Rotgesichtig, groß, formlos, mit rötlichen Locken, die ihm über den Kragen fielen, wurde Goldsboroughs gemütliche Erscheinung von seinem misstrauischen Auge unterlaufen, das schief stand wie bei einem Heilbutt. Er trug seinen besonderen Namen wie eine Kriegsflagge – »Goldsborough« verkündete er feierlich und hielt seinem Gegenüber kameradschaftlich die Hand hin: Ihm entkam niemand. Er war so etwas wie ein echter Gelehrter, doch wie so viele Gelehrte brauchte er den Beifall der Menge. Er war schlau, ein Unterhalter, aber alleine war er nicht gut. Es machte ihm Vergnügen, seine geistreichen Bemerkungen – von denen die berühmteste »Nur dekonstruieren« war – von Studenten zitiert zu hören. In seiner Eigenschaft als praktizierender Anhänger des New Criticism war er offiziell ein Plünderer, ein Grobian, der jedem Autor seinen Text wegnahm und ihn in etwas anderes verwandelte. Vor Goldsboroughs Händen war nichts Gedrucktes sicher. Er bewegte sich innerhalb der Grenzen giftiger Zweideutigkeiten, Unachtsamkeiten und ungewollter Geständnisse. Die meiste Zeit, die er in der Bibliothek war, verbrachte er damit, mit Kollegen in Frankreich zu korrespondieren, den Tempel der Sprache zu plündern und die Beute neu zu verteilen. Ständig fand er Flecken auf weißen Westen. Doch er war im Grunde ein einfacher Mann, unverfälscht, naiv, sogar schüchtern, einer, der misstrauisch aus seinem vorsichtig zur Seite schauenden Auge blickte, immer bereit, jedem Verstoß gegen seinen Code Widerstand entgegenzusetzen. Code war auch so eines seiner Lieblingswörter. Er wandte seine Technik gerade auf eine Anthologie von Künstlerbriefen an, ein kühnes Unterfangen, das kolonisatorischen Scharfsinn mit – wie er meinte – fundiertem Nachfragen kombinierte. Die zarte und verführerische Sprache, die er bei dieser Aufgabe anwendete, nahm seine ganze Aufmerksamkeit in Anspruch, und es schien unfair, ihn um die Klärung profanerer Angelegenheiten anzugehen: Lewis verdankte seine Stelle tatsächlich Goldsboroughs Vertiefung in seine Aufgabe. Er betonte zwar geschickt seine überlegene Position, tat sie jedoch gleichzeitig ab als ein Hindernis für jeden höheren Gedanken. Er zeigte sich übertrieben geduldig und kombinierte das mit einem misstrauischen Blick aus seinem kleinen blaugrünen Auge. Da Bitten um Genehmigungen bei ihm nie mehr als Formsache waren, wurden seine privaten Gedankengänge dadurch niemals ernsthaft gestört. Nichtsdestoweniger mussten die Bittsteller immer damit rechnen, dass er seinen Stift auf den Tisch warf und den Satz »Dafür kann ich die Verantwortung nicht übernehmen« aussprach.

»Warum sagt er, dass er die Verantwortung nicht übernehmen kann, wenn ich ihm doch nur eine völlig vernünftige Frage stelle, die niemand außer mich selbst betrifft?«, fragte Lewis Pen in ihrer Mittagspause.

»Ich glaube, er findet, dass du zu viel Initiative an den Tag legst. *Point de zèle*, Lewis. Steht einem Neuling nicht zu Gesichte. Vergiss nie, dass deine offizielle Lehrzeit sich über mehrere Jahre hinziehen wird, obwohl du deine Arbeit mit auf dem Rücken gefesselten Händen machen könntest. In Goldsboroughs Augen wirst du immer ein Jugendlicher sein, der keinen Ton über die Lippen bekommt.«

»Aber ich wollte doch bloß das Stichwortregister an Hilary geben, damit sie es abtippen kann.«

»Du willst doch nicht etwa sagen, dass du es auf den neuesten Stand gebracht hast?«, rief Pen entsetzt. »Verstehst du denn nicht? Du sollst das für den Rest deines Lebens machen.«

»Mach keine Witze, das ist zu ernst. Natürlich habe ich es nicht auf den neuesten Stand gebracht. Du hast doch einen Witz gemacht, oder? Ich dachte nur, es wäre einfacher zu lesen, wenn es mit Schreibmaschine auf größere Karten getippt wäre. Nichts hält mich davon ab, noch was dazuzuschreiben. Und das wäre eben einfacher, wenn die Karten größer wären. Aber er sagte, er könnte die Verantwortung nicht übernehmen. Dabei hatte ich gedacht, es wäre meine. Verantwortung, meine ich.«

»Vielleicht war es ja gerade das, was ihm nicht gefallen hat«, schlug Pen vor. »Er ist so ein verklemmter Typ. Nimm's nicht so persönlich. Er will einfach nur in Ruhe gelassen werden, damit er seine Arbeit machen kann. Ich kann es ihm nicht mal verübeln, und du solltest es auch nicht. Du willst doch auch mit deiner Arbeit vorankommen, oder?«

Lewis überlegte. »Selbstverständlich habe ich keine Einwände gegen seine Arbeit, im Gegenteil. Sie scheint mir enorm respektabel zu sein. Aber muss er sich so aufputzen dafür? Ich hatte gedacht, dass der Bohème-Lebensstil mit dem neunzehnten Jahrhundert ausgestorben ist. Im Grunde sogar noch früher.«

»Ach, komm schon, das ist doch alles ganz harmlos. Warum sollte er keine Pose einnehmen, wenn ihm danach ist? Er ist doch ein ziemlich solider Mann, glaube ich – zumindest habe ich das von Leuten gehört, die ich mehr oder weniger respektiere. Ist freilich nicht mein Forschungsgebiet.«

»Aber die Sachen, die er immer anhat!«, sagte Lewis. »Dieser Aristide-Bruand-Hut. Dieser lange rote Schal. Diese Art, wie er heiratsfähigen Mädchen bei einem Drink seine Theorien erklären muss.«

»Ach was, das ist doch eine ganz gewöhnliche Schwäche. Das Einzige, was man über Goldsborough wissen muss, ist, dass er total harmlos ist. Gleichzeitig – und wahrscheinlich genau deswegen – sieht er sich gern als einen durch und durch Rabelais'schen Charakter. Tatsächlich arbeitet er ganz schön viel. Ich bin schon oft spätnachts vorbeigekommen und habe noch sein Licht brennen sehen.«

Lewis sah immer noch besorgt aus, in Wirklichkeit erschütterte es ihn zutiefst, dass er die Unschuld eines anderen Menschen in Zweifel gezogen hatte. Es war das erste Mal, dass er so etwas getan hatte, dachte er, und der Gedanke gefiel ihm gar nicht.

Pen bestellte noch eine Runde. »Das Problem mit dir, Lewis, ist, dass du so ein Musterknabe bist. Sei doch mal ein bisschen lockerer, alter Junge. Es kann ja unter uns bleiben.«

»Ja«, bestätigte Lewis traurig. »Ich fürchte, da hast du recht. Aber in der Zwischenzeit muss ich das ganze Stichwortregister per Hand schreiben, weil er nicht die enorme Verantwortung dafür übernehmen will, dass Hilary anfängt, die Karten abzutippen. Ach komm, Pen – meint er das wirklich ernst?«

»Nur wenn du zulässt, dass es dich ärgert. Es ist keine schlechte Stelle, weißt du. Wir machen hier ja keine Munition oder so was. Es ist ein anständiger Ort mit anständigen Leuten. Und er hat wahrscheinlich recht, was diese Karten angeht, das wirst du sicher auch bald zugeben. Ich hatte gedacht, dass du inzwischen weniger rastlos geworden wärst. Es ist schon alles in Ordnung bei dir, oder?«

»Oh ja«, behauptete Lewis. »Alles bestens.«

Er verbrachte den Nachmittag damit, die Papiere eines Gelehrten-Symposiums durchzugehen, und brachte als Buße einen Beitrag über Delacroix zu Goldsborough. Er wurde begrüßt von dem hingeworfenen Stift. »Wenn es jetzt wieder um das Abtippen dieser Karten geht, Lewis ...«

»Ich dachte, das hier könnte Sie vielleicht interessieren«, sagte Lewis. »Ich dachte, das gehört vielleicht zu Ihrem Forschungsbereich.«

»Oh, mein Lieber, ich war selbst auf diesem Symposium. Ich habe auch diesen Beitrag gehört, den ich allerdings ziemlich unzureichend fand. Trotzdem würde ich gerne noch mal einen Blick darauf werfen, legen Sie ihn einfach dorthin, ja? Nett von Ihnen, dass Sie das bemerkt haben. Jetzt geht's nach Hause, oder?« Er warf einen Blick auf seine Armbanduhr. »Ja, tatsächlich schon sechs. Ich muss noch ein bisschen bleiben. Für mich gibt es keine freie Zeit. Herein!«, rief er schwungvoll, als es schüchtern an der Tür klopfte. »Gut, wenn das alles war, Lewis, dann sehe ich Sie morgen.« Lewis ging hinaus und nickte dabei einem Mädchen in einem sehr kurzen Rock zu, das einen offiziell aussehenden Notizblock in der Hand hatte. »Pippa, meine Liebe, wo waren wir stehengeblieben?«, hörte er noch, als er die Tür hinter sich zumachte.

Als er das Gebäude verließ, zögerte er kurz, es passte ihm nicht in den Kram, den schönen Abend schon so schnell zu opfern. Der Gedanke an den Bus stieß ihn ab, und er beschloss, zu Fuß nach Hause zu gehen. Was ihm wirklich fehlte, überlegte er, war Bewegung. Bei diesem Gedanken wurde ihm ein Rest von Traurigkeit bewusst, den er aber der Wirkung eines Arbeitstages in der betäubten Atmosphäre der Bibliothek, der Stille und den teuflischen Heizungen zuschrieb. Aus irgendeinem Grund war er nicht erpicht darauf, nach Hause zu kommen, ohne vorher eine Phase des Sinnierens gehabt zu haben, einen Zeitraum, der nur ihm gehörte. Die Vorstellung, eine weite Distanz zurückzulegen, gefiel ihm. Die Gentlemen in Anthony Trollopes Romanen – er vergötterte sie, fast noch mehr als seine frühen Helden – legten immer große Entfernungen zurück und waren deshalb in der Lage, ihre edlen Gedanken zu formulieren. Mr Wharton in *Der Premierminister* machte jeden Sonntag seine Runde durch die Parks, während er, Lewis, nur jeden Morgen von seinem Haus zur Bushaltestelle trottete und jeden Abend von der Bushaltestelle zu seinem Haus. Er beschloss, fortan regelmäßig zu Fuß nach Hause zu gehen und Tissy entsprechend Bescheid zu geben, dass sie ihn eine Stunde später als gewöhnlich zu erwarten hatte.

Er ging durch die laute Strand Street bis zum Trafalgar Square, die Mall hinunter bis zur Victoria Station und anschließend in die Pimlico Road und über den Sloane Square. Dann musste er nur noch der King's Road folgen, bis er zur Gemeindewiese kam. Er verspürte eine ganz neue Energie, fühlte sich sogar angeregt von der Bewegung seiner eigenen Füße und begann Gedanken zu formulieren, wie er seine Einleitung ganz neu entwerfen könnte. Unabsichtlich – und sogar widerwillig – stellte er eine Verbindung her zwischen der Freiheit seiner Gedanken und der Freiheit seiner vorübergehenden Atempause. Frei! Doch er hatte nie frei sein wollen oder gedacht, es sein zu wollen. Er nahm seine Brille ab (die jetzt ein Horngestell hatte, was gleich viel professioneller aussah) und nahm nur noch einen Lichtschleier wahr. Auf diese Art gelang es ihm, ein wenig vom Rhythmus früherer Abende zurückzugewinnen, als ihn zu Hause nichts erwartete als seine kleine Zeremonie im Salon, bei der er sich der Achtsamkeit und seinen eigenen Gedanken hingeben konnte. Doch das war natürlich nichts in Vergleich zu dem, was er jetzt und hier hatte. Er setzte seine Brille wieder auf, und da sprang ihm eine Menschenschlange vorm Kino ins Auge. Nun hatte er alles, was einem Mann seines Alters angemessen war. Nur, dass er sich nicht ganz wohl in seiner Haut fühlte, und das konnte er einfach nicht verstehen. Ich hätte noch warten sollen, dachte er und unterdrückte den Gedanken gleich wieder. Sein Leben mit Tissy, mit Goldsborough war ein vernünftiges Leben, man konnte ihn sogar darum beneiden. Und trotzdem war er einsam. Der Anblick eines Mandelbaums, der gerade anfing zu blühen, berührte ihn über die Maßen, machte ihm bewusst, dass er eine verletzliche Zone um sein Herz hatte. Das liegt nur an der Jahreszeit, dachte er, das ist dieser letzte Zipfel von Winter, der mir so ein Sehnen eingibt. Da passiert jedes Jahr. Doch wieder meldete sich in ihm der Wunsch nach einer Belohnung, nach mehr Blüten, als dieser bescheidene Baum ihm bieten konnte, hektarweise Blüten, Natur im Überfluss. Er überlegte, ob er zu Ostern vielleicht mit Tissy in die Provence fahren sollte, damit sie solche Naturphänomene beobachten konnten. Doch sie hatte ihr Widerstreben gegen Reisen nie abgelegt. Ihre Agoraphobie, die jetzt in London minimal war, kehrte rasch zurück, sobald er davon sprach, dass sie ein bisschen weiter wegfahren könnten. Er wusste, dass er vielleicht noch ein bisschen warten musste, zumindest so lange, wie es ihr noch an Selbstvertrauen fehlte, und dass er noch mehr geduldige Arbeit in dieses Thema stecken musste, bevor sie frei genug sein würde, ihre Stärke aus seiner zu speisen.

Und seine Stärke? Er war immer noch kein Held, beileibe

nicht. Einfach nur ein Mann, der zu Fuß von seiner Arbeit nach Hause ging und sich schuldig fühlte, weil er seine Frau nicht angerufen hatte, um ihr mitzuteilen, dass er später kommen würde. Dieses Leben, dieses sein bescheidenes Leben, schien ihn einzuengen, ebenso wie die Lichter hinter den Fenstern, die diskret hinter vorgezogenen Vorhängen leuchteten. Er fühlte sich umzingelt vom Anstand seiner Umgebung. Früher einmal, vor noch gar nicht so langer Zeit, hatte er sich immer gewünscht, sicher in einem dieser Häuser zu sein, hinter diesen vorgezogenen Vorhängen. Jetzt fühlte er eine dumpf schmerzende Sehnsucht nach etwas anderem, das er selbst nicht recht definieren konnte. Sprecht mit mir, dachte er sich, erzählt mir, wer ihr seid. Doch er wusste nicht, an wen sich sein Flehen richtete.

Er ging an den grauenvollen Nachkriegswohnungen vorbei, der Texaco-Tankstelle, dem mit toten Fliegen übersäten Zeitungsladen, über dem er vor seinem inneren Auge eine düstere Mrs Joliffe mit Barry sitzen sah. Je näher er seinem Zuhause kam, desto langsamer wurden seine Schritte, ganz unmerklich. Der Rest des Abends erstreckte sich vor ihm: Abendessen, ein wenig Unterhaltung äußerst berechenbarer Art, und dann sein Buch, bis es Zeit war, ins Bett zu gehen. Tissy las weniger, seit sie die Bibliothek verlassen hatte. Sie schien ganz zufrieden damit zu sein, neben ihm zu sitzen oder Fernsehen zu schauen, aber er war sich ihres Schweigens bewusst und fühlte sich verpflichtet, ab und zu aufzublicken und sie zu fragen, ob sie etwas wollte. Es wurde langsam Zeit, dass sie Gäste zu sich nach Hause einluden, eine Dinnerparty veranstalteten. Ihre Kochkünste waren durchaus auf entsprechendem Niveau, obwohl es im Grunde nichts Aufregendes war und die Sauce in ihren Gerichten immer ein bisschen zu dünn geriet. Er hatte mehr Gefühl für gutes Essen als sie. Er genoss jeden Einkauf und drängte sie immer, mehr zu kaufen. Jede Frucht, jedes Gemüse schien ein Versprechen irdischer Genüsse in sich zu tragen. Doch meistens lehnte sie ab. »Irgendjemand muss schließlich aufs Geld schauen«, sagte sie.

Die Reinheit des schönen Abends starb auf seiner Haut, als er die Haustür hinter sich zumachte und den vertrauten Geruch seiner Schwiegermütter erschnüffelte, dieser Vorstadt-Messalina: Zigarettenrauch gemischt mit *Vol de Nuit*. Irgendetwas Ausgedehntes, geradezu Aufgeknöpftes in der Atmosphäre verriet ihm, dass auch der Doktor hier war – ein Umstand, der ihm besonders unwillkommen war. Ihn überkam blitzschnell eine Welle der Abneigung gegen diese Leute, die seine Ehefrau zu der Gefährtin geformt hatten, die sie wahrscheinlich immer bleiben würde, wie er befürchtete. Es war wie ein Besuch aus dem Unterbewusstsein, der – wie alle derartigen Besuche – völlig unangekündigt kam. Er hatte derartige Schuldgefühle, dass er sich zu einem gutgelaunten Gruß zwang, während er im Flur stehen blieb, um die Post auf dem Tischchen durchzusehen.

»Na, endlich«, hörte er Mrs Harper bemerken.

»Na so was, Thea«, sagte er. »Das ist ja eine Überraschung. Hallo, Doktor. Hallo, Liebling, tut mir leid, dass ich zu spät komme. Ich habe beschlossen, zu Fuß nach Hause zu gehen.«

Tissy stand auf, um ihn zu begrüßen, gab ihm einen Kuss auf die Wange, aber kehrte sofort wieder zu ihrem Stuhl zurück, als hätte sie Angst, ihre Mutter zu beleidigen.

»Ich habe mir solche Sorgen gemacht«, sagte sie. »Ich wusste doch nicht, was dir unterwegs passiert sein könnte. Ich habe mich so aufgeregt, dass ich Mutter anrufen musste.«

»Glücklicherweise war ich zu Hause«, sagte Mrs Harper. »Ralph hatte gerade vorbeigeschaut, also sind wir beide hergekommen. Ich hoffe, du machst dir solche Sachen nicht zur Gewohnheit, Lewis. Jede Anstrengung schadet Tissy. Sie ist nicht stark, weißt du.«

Er sah, dass ein Tablett mit Tee auf dem Tisch stand, und goss sich eine Tasse ein. Es war ein zerbrechliches, hübsches Service, das lange weggeräumt gewesen war.

»Ich bin nur zu Fuß nach Hause gegangen. Das werde ich ab jetzt regelmäßig tun, also mach dir keine Sorgen, wenn ich später komme als sonst, mein Schatz. Ich hätte dich wahrscheinlich anrufen sollen. Tut mir leid. Aber du hättest deine Mutter doch nicht stören müssen. Oder den Doktor«, fügte er hinzu. Er sah, dass der Doktor träge in einem Sessel lag und sich darauf eingerichtet hatte, den ganzen Abend zu bleiben. Er hatte Hut und Mantel abgelegt, die jetzt auf dem Sofa lagen. Sein von Runzeln gesäumtes graues Auge konzentrierte sich auf Tissy und ruhte nur kurz auf Lewis.

»Wir wollen unser Mädchen doch nicht aufregen«, sagte er in vernünftigem Ton, wobei er sich irgendetwas von der Zunge entfernte. »Wir wollen sie nicht anstrengen.« Er hievte sich aus seinem Stuhl und nahm Tissys Handgelenk zwischen die Finger.

»Sie ist doch nicht angestrengt«, sagte Lewis zutiefst verärgert. »Es geht ihr hervorragend. Das sollte ich bei Gott am besten wissen. Sie klagt nie über ihre Gesundheit.«

»Ach, das würde sie auch nie tun«, seufzte der Doktor,

der eine Haarsträhne von Tissys Stirn wieder an ihren angestammten Platz schob und ihr zärtlich die Wange streichelte. »Komm, Thea. Die beiden wollen nicht, dass wir bleiben. Sie wollen allein sein.«

Lewis lächelte grimmig und war fest entschlossen, nichts darauf zu sagen. Doch als er sah, wie sie sich zum Gehen anschickten, wurde er doch weich, drückte Mrs Harpers Arm und sagte: »Keine Sorge. Ich kümmere mich um sie.«

Mrs Harpers üppig mit Lippenstift beschmierter Mund zitterte ganz leicht, doch sie schaute ihn nur verächtlich an. Sie muss sehr einsam sein, dachte er, während Tissy dem Doktor in seinen Mantel half. Sie würde ihm nie vergeben, dass er ihr die Tochter weggenommen hatte. Trotzdem hatte er Mitleid mit ihr, wie sie in ihrem traurigen, mittleren Alter nur den Doktor hatte, der sich um sie kümmerte. Für den Doktor selbst empfand er nur Hass, gleichmäßig und wachsend.

»Tissy«, sagte er später am Abend, als sie das Geschirr spülten. »Wie hieß dein Vater eigentlich?«

»William«, antwortete sie, ohne zu zögern, doch ihre Augen rollten wie die einer Puppe.

Er ließ sie als Erstes zu Bett gehen und setzte sich auf seinen alten Platz, wo er auf das nicht angemachte Feuer starrte. Sie hat keine Schuld, dachte er, sie hat keine Schuld. Er beschloss, es wiedergutzumachen. Doch in einem Winkel seines Verstandes, zusammen mit dieser überraschenden, wenn nicht gar schockierenden Geste des Doktors, der Tissys widerspenstige Haarsträhne zurückgestrichen und seine Hand dreist an ihr Gesicht gelegt hatte, fiel ihm wieder das Gefühl von Freiheit ein, das er auf seinem langen

Spaziergang wiederentdeckt hatte. Wieder dachte er sich, mit dieser unerwünschten Deutlichkeit, die der Fluch dieses Abends war, dass dieser Spaziergang in Zukunft die einzige Freiheit sein würde, die ihm gestattet war.

8 Tissy ließ ihren modischen Haarschnitt wieder herauswachsen. In einer bemerkenswert kurzen Zeitspanne war sie wieder zu ihrem ursprünglichen Aussehen zurückgekehrt. Ihre jungfräuliche Freundlichkeit, die rätselhafterweise die Hochzeit überlebt hatte, brachte Lewis aus dem Konzept, aber er hatte einfach keinen guten Grund, ihr Fortdauern zu hinterfragen: Er nahm an, dass sie einfach angeboren war, so etwas wie der Ruch der Heiligkeit. Manchmal kam sie ihm, trotz ihrer gründlichen Anstrengungen und ihrer immer noch aufmerksamen Haushaltsführung, vor wie ein Geist im Haus. Er sagte nichts. Das einzige Anzeichen seiner eigenen Entwicklung war in den Lücken und zittrigen Stellen seiner bis jetzt immer perfekt regelmäßigen Handschrift zu finden, die nun schwach, aber beständig über seine Katalogkarten nach unten verlief. In der Bibliothek herrschte intensives Schweigen, das nur durch den Seufzer eines Studenten unterbrochen wurde, der von einem besonders schwergewichtigen Band erdrückt wurde, oder dem Rattern von Goldsboroughs Blechdose mit den Johannisbeerpastillen, wenn er sich behäbig auf das Stichwortverzeichnis zubewegte. Er versuchte zwar, leise aufzutreten, doch seine Schritte erinnerten Lewis an ein

Tier in einem ausgetrockneten Flusslauf. Am anderen Ende des grünlichen Raums konnte er auch Pen sehen, der selbst hemdsärmlig noch seine Eleganz bewahrte. Er hatte den Kopf über die Kataloge der Buchhändler gebeugt, die er für die letzte Begutachtung durch Goldsborough kennzeichnete. Die Stunden vergingen zäh, die Uhr war manchmal ein Verbündeter, so wie Gott, aber manchmal – was öfter der Fall war – ein Feind.

Er ging jetzt jeden Tag zu Fuß nach Hause. Es wäre ihm nicht in den Sinn gekommen, sich eine Ausrede für seine List auszudenken, die nur den Sinn einer Verzögerung hatte. Trotzdem brachte er es nicht über sich, den wahren Grund einzugestehen. Tissy hatte aufgehört, sich zu beklagen, er spürte, wie sie sich von ihm zurückzog. Ihre frühere Schüchternheit hatte sich verhärtet zu einer Art Weigerung, sich zu engagieren, was in Wirklichkeit kein Zeichen von Schwäche war, sondern von Stärke. Ihr Schweigen war aufgeladen mit Kritik, doch wurden sie als Schweigepausen aufrechterhalten und wurden immer beredter als die Worte, die sie zurückhielten. Es gab keine offenen Meinungsverschiedenheiten zwischen ihnen. Ihr Alltag war so eingespielt, dass sie sich mit einem automatischen Gleichklang durch ihr tägliches Leben bewegten. Manchmal kam es Lewis so vor, als wäre ihr Nutzen füreinander nur die Maskierung dessen, dass sie sich im Grunde beide einsam fühlten – und es war eine Einsamkeit, die jeden von ihnen mit unerträglicher Härte niedergeschlagen hätte, wenn er sie alleine hätte tragen müssen. Doch solange der Partner da war, konnten sich beide nicht völlig verlassen fühlen. Aber für beide war diese besondere Einsamkeit eine ältere, vielleicht natürlichere Erfahrung als Gemeinschaft, und womöglich lag eine Anerkennung des Unvermeidlichen, wenn nicht gar ein Entzücken darin, sich dieser Erfahrung wieder hinzugeben, die sie beide als ursprünglich und schicksalhaft verstanden. Sie sanken hinunter, durch alle Heucheleien, durch das eifrige Annehmen der Andersartigkeit, das jeder von ihnen in der Ehe gesucht hatte, bis sie bei jenem ursprünglichen Gefühl von Unwirklichkeit und Fremdheit angekommen waren, mit dem sie der Welt von Anfang an begegnet waren. Damit ging ein Anerkennen der Fremdheit einher, als wäre jeder erstaunt über die ständige Gegenwart des anderen. Ab und zu kamen sie tatsächlich zusammen, hinterher gingen sie wieder auseinander, wie Partner am Ende eines Tanzes. Keiner gab dem anderen die Schuld, denn es gab ja keinen bestimmten Grund. Aber Lewis begann zu spüren, dass sein Leben ein Traum war, aus dem er jederzeit erwachen konnte.

Doch auch diesen Zustand fand er nützlich, vorherbestimmt, notwendig, denn er wirkte sich äußerst zuträglich auf die Ausarbeitung und auch die Rechtfertigung seines Buches aus. Es hatte mittlerweile wirklich die Gestalt eines Buches angenommen und war nicht mehr das ungeschlachte Vehikel seiner jugendlichen Begeisterung. Er schien es in einem Leben zu schreiben, das parallel zu dem richtigen Leben verlief, das er mit seiner Frau führte, und doch fand er beide zutiefst geheimnisvoll, wenn nicht sogar bezaubernd, und gelegentlich völlig gegensätzlich. Manchmal fand er es authentischer, wenn er über eine Veränderung der Geschicke einer fiktionalen Figur nachdachte, als wenn er mit Tissy sprach oder versuchte, mit ihr zu sprechen, denn wenn er nach Hause kam, schaute sie für gewöhnlich fern, und da er sich nicht berechtigt fühlte, sie zu stören, ging er dann in die Küche und verzehrte dort sein Abendessen, das auf einem Teller im Ofen auf ihn wartete, wie eine Botschaft in einem Grab.

Er dachte, dass niemand an ihrer kaum wahrnehmbaren Entfremdung schuld war, obwohl Tissy in einem ihrer seltenen eloquenten Momente seiner Arbeit die Schuld gab, die sie mit feindseligen Gefühlen betrachtete. Diese Reaktion kam Lewis so primitiv vor, dass er sie im ersten Moment gar nicht ernstnahm. Er wusste, dass ihre Mutter derselben Meinung war, sie teilte und sogar förderte, als wäre *Der Held als Archetyp* das Äquivalent eines Betrugs. Mrs Harper war offen überkritisch und nahm eine Miene verkniffener Gleichgültigkeit an, wann immer seine Arbeit zur Sprache kam. Er hatte etwas davon schon bei ihrer ersten Begegnung aufgefangen, beim Nachmittagstee, an dem seine Heiratspläne in Gang gebracht worden waren. Von wem sie letztlich in Gang gebracht worden waren, war ihm immer noch nicht klar, und es war ihm lieber, wenn das auch so blieb. Doch der Starrsinn seiner Frau, wenn es um seine Schriftstellerei oder seine Ziele ging, war nicht zu übersehen, er war sogar überwältigend deutlich. Sie betrachtete sein Buch als Beleidigung ihrer Person, und langsam aber sicher gewöhnte er sich an, nicht mehr davon zu sprechen. Er war sich bewusst, dass sie recht hatte, und hatte Schuldgefühle deswegen, es war *wirklich* eine Untreue, denn wenn er schrieb, dachte er nicht mehr an sie, und wenn er es getan hätte, wäre sie ihm wie eine nicht ausgeführte Romanfigur erschienen, die der Autor vergessen hatte zu entwickeln. Der Schriftsteller in ihm hätte versucht, sich ein erhellendes Erlebnis für sie auszudenken, durch das all ihre Hemmungen verschwinden würden, doch der Ehemann wusste, dass er diese Wandlung die ganze Zeit beabsichtigt, aber gehofft hatte, die Ehe selbst würde dieses Wunder bewirken.

Jetzt kam es Lewis so vor, als würde seine Frau für immer in diesem engen, kleinen Kreis ihrer Beschränkungen bleiben, und sogar, dass sie absichtlich alles und jeden außerhalb dieses Kreises zurückwies. Ihre Beeinträchtigung hatte sie misstrauisch werden lassen: Was er ursprünglich als reine Schüchternheit aufgefasst hatte, war in Wirklichkeit eine bewusste Verschanzung. Sie rief der Welt zu: »Bis hierher kannst du kommen, aber nicht weiter.« Deswegen betrachtete sie die weitere Welt mitsamt allem, was dazu gehörte, als störend, ärgerlich und unnötig. Lewis' Weigerung, ihre Standards und Maßstäbe zu akzeptieren, empfand sie als Bedrohung. Sogar sein Wunsch, den Heimweg zu Fuß zurückzulegen, wurde als Beleidigung interpretiert, ein Akt, der sie persönlich meinte und möglicherweise schädigte.

Sie sah die Notwendigkeit nicht ein, warum er ein Buch schreiben sollte. Sie hatte die Vorstellung, dass sie dadurch nicht nur ausgeschlossen, sondern ganz ausgelöscht wurde, und damit hatte sie recht. Lewis fand keinen Weg, sie davon zu überzeugen, dass ihr ein Teil seines Lebens gehörte und seinem Buch ein anderer. Er fühlte sich nicht gut dabei, war aber unfähig, eine Lösung dafür zu finden. Er hatte immer noch das Verlangen nach Größe, Offenheit, einer Art Apotheose: Manchmal, auch wenn er nur durch die Straßen der Stadt ging, wurde ihm das Herz ganz weit angesichts seiner Freude über die Schönheit der Welt und ihre Möglichkeiten.

Er hatte gelernt, die Ewigkeit in einem Sandkorn zu erkennen oder in der Schlichtheit und Schönheit eines Baums in einem Vorstadtgarten. Er hoffte immer noch auf ein alles veränderndes Erlebnis, eine Versetzung an einen anderen Ort, wenn nicht gar in ein anderes Land, in dem die Natur wohlwollender und freigebiger war, als er sich vorstellen konnte. Sein kleines Buch war für ihn Teil dieser Aufwärtsbewegung. Und Tissy würde mit ihm kommen. Er hatte nie vorgehabt, sie allein zu lassen. Sie würde mit ihm kommen, und er würde sie lehren, glücklich zu sein. Oder besser, er würde es erneut versuchen, in der Hoffnung, dass sie dieses Mal ihre Beschränkungen und ihr Lehrmädchentum abschütteln konnte. Ihm kam nicht in den Sinn, sich zu überlegen, warum dieser Prozess so viel Zeit in Anspruch nahm, denn er hatte genug Geduld für sie beide. Hin und wieder befiel ihn eine leichte Melancholie, doch er redete sich ein, dass es einfach nur Müdigkeit war oder dass er langsam ein bisschen langweilig wurde, und dann versprach er sich, dass sie gemeinsam in Urlaub fahren würden. Doch dann fiel ihm wieder ein, wie unmöglich es war, Tissy aus ihrer eisernen Routine herauszulösen und über die Grenzen zu heben, die sie um ihrer beider Leben gezogen hatte.

Er kaufte ihr Blumen und Pralinen, nicht in einem Versuch, ihre Gunst oder Billigung zu gewinnen, sondern eher als Symbole des lohnenderen Lebens, das er so gerne für sie gehabt hätte. Er war immer noch fasziniert von ihr, obwohl es jetzt die Faszination einer Fremden war. Er liebte es, sie dabei zu beobachten, wie sie in geistesabwesendem Genuss die Praline in ihrem Mund schmelzen ließ. Ihre langen, spitzen Finger schwebten über der Schachtel und senkten sich dann langsam, aber ohne Zögern. Sie schien keinen wirklich körperlichen Genuss aus diesem Appetit zu ziehen, sondern eher ein ruhiges Gefühl des Wiederauffüllens, als wäre Zucker die einzige Nahrung, die sie von Natur aus brauchte. Ihr unveränderter und abwesender Gesichtsausdruck beim Verzehren ihrer Ration kam ihm einzigartig vor: Er passte zu ihrem blassen Gesicht und ihren großen Augen und ihren glänzenden, ganz leicht vorstehenden Zähnen, und mehr als zu allem anderen passte es zu ihrer Auffassung von Tugendhaftigkeit. Wenn er irgendwann am Tag an sie dachte, kam ihm ein Bild von Tissy in den Sinn, wie sie im Sonnenlicht saß, neben dem großen Fenster im Salon, und sich langsam und methodisch den Mund mit Pralinen füllte. Manchmal, wenn er sie am Abend küsste, war ihr Atem so süß wie Honig. Sie begann, an Gewicht zuzunehmen.

Eine andere Sache war es, als er eine Schreibmaschine kaufte, sie mit nach Hause brachte und in sein altes Zimmer stellte. Das betrachtete sie als Affront, denn sie schloss daraus – ganz richtig –, dass er weniger Zeit mit ihr verbringen würde, nicht körperlich, aber geistig, sobald das Instrument, mit dem er die Schlussfassung seines Buches abtippen konnte, tatsächlich im Haus war. Durch einen unglücklichen Zufall besuchte Mrs Harper gerade ihre Tochter, als Lewis mit seiner neuen Olivetti nach Hause kam.

»Ich bin überrascht, dass du deine Arbeit mit nach Hause bringst, Lewis«, sagte sie. »Ich hätte eigentlich gedacht, dass du deine Freizeit mit Tissy verbringen würdest.«

»Aber es geht doch um mein Buch«, versuchte er zu erklären. »Ich habe euch doch allen davon erzählt. Und je eher ich es fertigbekomme, desto glücklicher bin ich.«

»Ich frage mich, warum du das nicht im Büro machst«, meinte sie.

»Ich arbeite in einer Bibliothek. Da gibt es keine Schreibmaschinen. Schau«, sagte er und wandte sich mit leichter Ungeduld an Tissy, »wenn es dir wirklich so auf die Nerven geht, könnte ich einen Antrag auf eine Arbeitskabine in der Universitätsbibliothek stellen. Aber das würde bedeuten, dass ich sie am Wochenende und abends benutzen müsste. Wäre dir das denn lieber? Mir wäre es das nicht.«

Tissy, die normalerweise ihre Mutter für sich sprechen ließ, sagte nur: »Ich frage mich, warum du es nicht jemand anders geben kannst, der das für dich macht. Lass die Schreibmaschine ruhig hier stehen, aber erwarte nicht, dass ich in diesem Zimmer dann Staub wische.«

»Du liebe Güte, nein«, sagte er alarmiert. »Geh da überhaupt nicht rein. Überlass es einfach mir.«

Mrs Harper riss ihren erstaunlichen Blick von ihrer Tochter los und bemerkte: »Ich hätte niemals irgendwelche abgetrennten Bereiche in meinem Haus geduldet.«

»Aha«, sagte Lewis. »Aber weißt du, das hier ist mein Haus.« Und im gleichen Moment war ihm bewusst, dass er einen fatalen Ausspruch getan hatte.

Danach hatte er ständig Angst, dass sie seine Arbeit stören oder sogar manipulieren könnten. Die Anspannung wurde so groß, dass er die Schreibmaschine mit in die Bibliothek nahm, sich ins Büro der Sekretärin setzte, und in der Mittagspause tippte, wenn sie gerade beim Essen war. Pen beschwerte sich, dass er ihn gar nicht mehr zu sehen bekam.

»Komm doch mal zum Abendessen zu uns«, sagte Lewis leichtsinnigerweise. Und dann fügte er noch leichtsinniger hinzu: »Und bring George mit.« Er hatte wenig für George Cheveley übrig, einen Antiquar mit Schurkengesicht, dem er mit Pen in der Burlington Arcade begegnet war und danach noch einmal in Pens Haus in Notting Hill gesehen hatte. Ihm gefiel das verbissen lächelnde Gesicht nicht, seine seltsam langen, blonden Haare, seine zu korrekt geschneiderten Anzüge. Er grüßte ihn zwar immer fröhlich, aber ihm war bewusst, dass es Pen unangenehm war, wenn eine Seite seines Lebens sich in seine sehr unschuldige Freundschaft mit Lewis einmischte, die er gerade deswegen so schätzte, weil sie so unschuldig war. Doch Lewis, der sehr viel für Pen übrighatte, wollte nur, dass er sich jederzeit wohlfühlte, und wenn das bedeutete, dass er George akzeptieren musste – den er insgeheim für einen Fiesling hielt –, dann war er dazu absolut bereit. Gleichzeitig war ihm bewusst, dass es schwer werden könnte, Tissy zu überzeugen, ähnlich tolerant zu sein. Doch jetzt waren die Würfel gefallen, und unterm Strich war er froh darüber. Pen war sein Freund, und es wurde Zeit, dass Tissy lernte, nachsichtiger zu sein. Ihre Ansichten schockierten ihn manchmal mit ihrer gelangweilten Schonungslosigkeit, ihn befiel ein perverser Schauer der Verärgerung, wenn Tissy und ihre Mutter über etwas sprachen, das größere Wichtigkeit hatte als ihre unmittelbaren Sorgen. In aller Seelenruhe, beinahe mit Bedacht, verurteilten sie kurzerhand jeden Moment unangebrachten Mitleids. »Hängen ist noch zu gut für die«, war Mrs Harpers übliche Bemerkung für eine große Bandbreite an Leuten, von Kommunisten bis zu Personen, die sich betrunken ans Steuer setzten. Leider fielen in ihren Augen viele Männer in die eine oder andere Kategorie. Lewis war sicher, dass George auf ihrer Liste ziemlich weit oben stehen würde. Und er bezweifelte keine Sekunde, dass George, ein ebenso hervorragender wie grausamer Imitator, zu dieser Sache auch etwas zu sagen hätte.

Pens Lächeln wich einem leichten Stirnrunzeln.

»Die Sache ist die«, begann er und setzte sich auf die Tischkante, »dass George momentan nicht bei mir ist. Meine Schwester ist zu Besuch. Sie scheint sich darauf eingerichtet zu haben, auf unbestimmte Zeit bei mir wohnen zu bleiben, oder zumindest so lange, bis sie eine eigene Wohnung gefunden hat. Na ja, sie kann ja schlecht für jedes Angebot extra aus Wales hochfahren, oder?«

»Was macht sie denn beruflich?«, erkundigte sich Lewis.

»Sie ist Schauspielerin. Sie bekommt kleine Rollen im Fernsehen. Tatsächlich ist sie einfach zu faul für eine richtige Arbeit. Aber sie ist ein tolles Mädchen, du würdest sie mögen. Ziemlich verrückt, würde ich sagen.«

»Bring sie doch mit«, schlug Lewis vor. »Tissy wäre begeistert. Sie schaut die ganze Zeit Fernsehen.«

»Das müsste sie auch, wenn sie einen Blick auf Emmy werfen wollte. Emmy ist immer die peinliche Dame der besseren Gesellschaft, die in einer Schlange steht und sich beschwert. Oder die patzige Sekretärin eines Multimillionärs. Sie macht das bloß zum Spaß, keiner von uns schaut sie sich im Fernsehen an. Aber sie ist eine unterhaltsame Person, und wir haben uns immer sehr nahe gestanden. Sie ist die Einzige, die von George weiß.«

»Kommt doch am Samstag«, sagte Lewis. »Ich gebe Tissy Bescheid.«

Er machte sich für eine weitere Bearbeitung Tissys bereit,

die immer große Nervosität an den Tag legte, wenn er vorschlug, jemand zu ihnen einzuladen. Das hatte ihr gesellschaftliches Leben auf ein Nichts reduziert beziehungsweise auf die Besuche von Mrs Harper und dem Doktor, die aber beide am liebsten kamen, wenn Lewis nicht da war. Susan und Andrew waren natürlich zu Beginn ihrer Ehe eingeladen worden, und ihr Besuch war unterm Strich auch ein Erfolg gewesen. Susan und Tissy hatten sich nicht wirklich gemustert, sondern sich auf winzige Seitenblicke beschränkt. Offenbar waren sie nach dieser Prüfung beruhigt, doch sie hatten sich nie angefreundet, wie Lewis gehofft hatte. Ebenfalls kurz nach ihrer Hochzeit war Professor Armitage eingeladen worden. Er war geduldet worden, aber Lewis hatte sich nicht wohlgefühlt, da Tissys Kochkünste nie wesentlich über die Errungenschaften eines kleinen Mädchens hinausgekommen waren, und ihm war bewusst gewesen, dass die Bewirtung nicht wirklich angemessen war. Und als Professor Armitage das Thema von Lewis' Arbeit aufgebracht hatte, war Tissy abrupt aufgestanden und hatte angefangen, den Tisch abzuräumen. Lewis war zutiefst gekränkt, sowohl für sich selbst, als auch stellvertretend für seinen Gast, obwohl Professor Armitage weitergesprochen hatte, scheinbar ohne zu merken, das etwas nicht stimmte. Jetzt musste er sie um etwas Schwierigeres bitten, denn Pen und diese Emmy bekamen wahrscheinlich jede Menge raffinierter Einladungen, aus denen sie wählen konnten, und wären bestürzt, wenn Tissy ihre Unfähigkeit verriet, wodurch seine Frau nur noch zusätzlich in Aufregung versetzt werden würde. Auf dem Weg nach Hause schüttelte Lewis den Kopf über seine eigene Torheit. Aber jetzt war es passiert, und er hatte gewusst, dass es irgendwann passieren musste.

Tissy nahm die Nachricht von seiner – bereits ausgesprochenen und angenommenen – Einladung auf, als würde ihr Mann ihr etwas verkünden, das sie nur als Drohung gegen sich selbst auffassen konnte. Er traute kaum seinen Augen, als sie vor Entsetzen vor ihm zurückwich. Sie flüchtete sich neben den Herd und tat so, als wäre sie mit der Messerschublade beschäftigt, während ihr ganzer Rücken Kummer und Panik verriet. Hängen wäre noch zu gut für ihn, dachte er, wenn die Nachricht Mrs Harper erreichen würde. Die schreckliche Betretenheit, der ihre Ehe unterworfen war, überwältigte ihn beinahe, bis ihm klar wurde, dass Tissy in ihrer Zerbrechlichkeit noch empfindsamer auf ihre Unzulänglichkeiten reagieren musste als er.

»Liebling, mein Liebling«, sagte er, nahm sie in die Arme und drängte sie zärtlich in die Mitte des Zimmers. »Du musst wirklich aufhören, immer so viel Angst zu haben. Da draußen ist eine große, weite, wunderschöne Welt, und früher oder später wirst du sie entdecken müssen. Ich bitte dich doch nicht um so viel. Ich habe einfach nur zwei Freunde zum Essen eingeladen. Wir können nicht so weiterleben wie jetzt. Ich jedenfalls nicht. Manchmal macht es mich traurig, abends hier zu sitzen und darauf zu warten, dass es Zeit zum Schlafengehen ist. Und du bist doch auch nicht wirklich glücklich, oder?«

»Ich bin richtig glücklich«, rief sie erschrocken.

»Aber du könntest noch glücklicher sein, wenn du dich ein bisschen öffnen würdest. Wenn du mir erlauben würdest, dich mal mitzunehmen. Irgendwohin. Wir könnten nach Paris fahren.« Er spürte eine Sehnsucht nach diesen grauen Morgen und nach seinem früheren Selbst, frei wie ein Vogel, wie er seine Einsamkeit genoss, während er über die breiten Avenuen spazierte, die ihn zu seinen täglichen Pflichten führten. Er betrachtete das alles jetzt als makellos und unschuldig. Mit welchem Eifer er sein armes, kleines Leben geführt hatte, und wie er die Vorzüge dieses Lebens erkannte, sogar heute noch. Er fühlte ewige Dankbarkeit für seine Lehrzeit. Doch als verheirateter Mann und Haushaltsvorstand spürte er nichts als Trockenheit, hie und da unterbrochen von Anwandlungen von Begehren. Er sehnte sich nach einem wahren Höhenflug. Er sehnte sich danach, seine Frau dabeizuhaben. Er konnte kaum glauben, dass sie völlig glücklich war, wie sie behauptete. Er begann zu erkennen, dass sie Glück mit Respektabilität verwechselte und es offenbar für die Pflicht einer verheirateten Frau hielt, sich als glücklich zu bezeichnen, denn wie sonst könnte sie sich den Unverheirateten überlegen fühlen?

Für Tissy war die Anerkennung ihres Status und ihrer Besitztümer gleichbedeutend mit Glück, oder zumindest stand sie dafür. Höhenflüge und Sehnsüchte lagen ihr nicht, sie konnte sich nur sicher fühlen, wenn sie fest an die Erde gebunden war, mit beiden Füßen buchstäblich auf dem Boden stand. Wie oft hatte sie ihn schon zurückgewiesen, ihm die Luft rausgelassen! Da war sie ganz eins mit ihrer Mutter, obwohl ihr deren generelle Feindseligkeit fehlte, ebenso wie deren bösartige Engherzigkeit. Ihm wurde klar, dass seine Frau ihn als Vertreter einer unseligen, aber leider notwendigen Spezies betrachtete, und dass sie diese Einstellung von Kindesbeinen an von ihrer Umgebung in sich aufgenommen hatte – denn in dieser Sache war sie weit entfernt von jeder persönlichen Initiative. Der watschelnde Doktor war nicht heldenhaft genug geschaffen worden, um diesen Bann zu brechen, ein Versagen, das man auf die Liste seiner anderen schlechten Eigenschaften setzen musste. Tissy hatte tatsächlich hervorragende Arbeit darin geleistet, sich selbst von der Grausamkeit, dem Hass und der Rachsucht zu reinigen, die eine solche Einstellung in ihr hätte hervorgerufen können, doch durch die Anstrengung des Verzichts, der eifrigen Weigerung, Stellung zu beziehen, anzuklagen oder Schuld zuzuweisen, war sie selbst träge, farblos und leidenschaftslos geworden. Lewis wusste, dass sie ihm vertraute, weil er sie nie gekränkt, sie sanft behandelt und geliebt hatte. Im Gegenzug war sie bereit, ihr Bestes zu tun und ihre Rolle zu spielen. Ihm wurde klar, dass sie diesen Handel ein Leben lang hätten beibehalten können, treu, aber freudlos. Es brauchte nur eine Kleinigkeit wie eine Ankündigung, dass er einen Freund zum Abendessen eingeladen hatte, um sie schockartig aus ihrer Lethargie zu reißen – der Lethargie, die sie so notwendig fand. Als er ihren ängstlichen Gesichtsausdruck sah, erkannte er das Ausmaß ihres Leidens.

»Du musst deine Mutter bitten, dir zu helfen«, sagte er sanft, als er sie losließ. »Sie wird dir sagen, was du tun musst. Und es wird sicher schön sein, zur Feier des Tages mal wieder das Crown-Derby-Service zu benutzen.«

In dieser Frage war sie sich mit ihm einig, obwohl er wusste, dass sie ihre Besitztümer lieber alleine genoss. Wenn sie ihm eine Schüssel mit Essen hinhielt, wartete sie sichtlich darauf, dass er sie ihr wieder zurückgab, damit sie

sie abwaschen, wegräumen und die Schranktür verschließen konnte. Ausnahmsweise würde sie ihre Besitztümer teilen müssen, und das nicht nur aus Anstand, sondern auch aus Gutherzigkeit. Er erkannte, dass sie das vielleicht überfordern würde, so wie es ihn fast überforderte, ihr dabei zuzuschauen. Doch er fühlte, dass die Prüfung zur rechten Zeit gekommen war, mehr noch: dass sie wichtig war. Die Dinnerparty hatten sie beinahe aus den Augen verloren. Er wand sich fast vor Ungläubigkeit, wenn sie ihm wieder einfiel. Als Anlass zum Vergnügen war sie von vornherein dem Untergang geweiht. Er begann sie fast genauso zu fürchten, wie seine Frau es zu tun schien.

Entgegen allen Erwartungen kam die Rettung ausgerechnet von seiner Schwiegermutter. Außer ihrer generellen Unerbittlichkeit und ihren hochtrabenden Erwartungen besaß Mrs Harper eine Vorliebe für Glanz, den ihr das Leben nie gegönnt hatte. Das belgische Nonnenkloster hatte ihr einen Sinn für die formvollendete Zubereitung und Präsentation von Speisen mitgegeben, den Lewis vorbildlich und beeindruckend fand. Er sparte nie mit aufrichtigem Lob, wenn er mit seiner Frau bei Mrs Harper zu Abend aß, obschon er immer den Verdacht hatte, dass etwas Ungelöstes in ihrem Verhältnis zu ihren eigenen Kochkünsten steckte: Ihr riesiger Appetit musste kaschiert werden durch riesige Gleichgültigkeit. Konkret bedeutete das, dass Mrs Harper ihnen eine perfekte Lammkeule mit französischen Bohnen auftischte und ihnen dann rauchend zusah, während sie sie verzehrten. Sie drückte ihre Zigarette nur aus, um den Salat, den Käse und den schmelzenden Mandelpudding als Dessert zu servieren. Diese anstrengende Selbstbeherrschung erschöpfte sie vollkommen. »Tissy, mach du den Kaffee«, seufzte sie dann. »Aber du hast doch gar nichts gegessen, Thea«, protestierte Lewis. »Die Köchin isst beim Kochen«, erklärte ihm Mrs Harper mit ihrem typischen, widerstrebenden Lächeln. »Deswegen setzt sie sich beim Abendessen auch nie hin. Hat es euch geschmeckt?« Sogar diese Frage fiel ihr schwer, ein widerwilliges Zugeständnis an den männlichen Appetit. »Großartig«, sagte Lewis dann. »Ich habe noch nie in meinem Leben so gut gegessen wie hier.« Das Lächeln wurde wiederholt, nur um sich dann in ihrer üblichen Maske der Unerschütterlichkeit aufzulösen. Dann wurde die nächste Zigarette angesteckt und der Fall zu den Akten gelegt.

Für diesen Anlass entschied sich Mrs Harper für ein Menü mit Spinatsoufflé, gebratenen Stubenküken und ihrer Mandeltarte. Es würde Salat und Käse geben, und Lewis würde den Wein dazu aussuchen. Er fand das Ganze ein bisschen übertrieben, aber beschloss, sich nicht einzumischen. Die Frage, ob Mrs Harper sich ihnen anschließen würde, wurde von Mrs Harper selbst geklärt, die wollte, dass ihre Tochter das Lob für die ganze Leistung bekam. Mrs Harper würde in der Küche bleiben, bis die Stubenküken aufgetragen wurden, und dann ungesehen verschwinden. Lewis sah das als Großzügigkeit, sogar Noblesse ihrerseits: Seine Schwiegermutter und nicht seine Frau war die Heldin auf dieser Bühne. Am Samstagnachmittag stand er respektvoll auf der Schwelle zur Küche, wo Mrs Harper mit entblößten molligen Ellenbogen bereits dabei war, die Arbeitsgänge zu leiten, Porzellan und Gläser aus den Schränken zu nehmen und Pfannen und Küchentücher zu sammeln. Unter der Aufsicht ihrer Mutter deckte Tissy fügsam den Tisch und ging dann nach oben, um sich auszuruhen. Lewis, der der Aufgabe nicht gewachsen war, seine Frau an ihre Pflichten zu erinnern, ging aus dem Haus – vorgeblich, um den Wein zu besorgen, aber in Wirklichkeit, um von Tissy fortzukommen. Wie er zu seiner großen Überraschung feststellte, war seine Schwiegermutter in ihrer momentanen Laune völlig erträglich.

Trotzdem atmete er die frische Frühlingsluft nach dem Regen mit einem erleichterten Gefühl ein, denn er spürte, wie die Last seiner Ehe sich in der allumfassenden Leichtigkeit der Atmosphäre irgendwie lichtete. Narzissen, Iris und Tulpen standen in Eimern vor den Obst- und Gemüsehändlern, er kaufte reichlich von allen und atmete ihr köstlich kühles, erdiges Aroma ein. Er ging ein kleines Stückchen mit seinem Armvoll Blumen und hatte ein fatalistisches Gefühl, als müsse ab jetzt jede weitere Sorge von jemand anders übernommen werden. Er hatte kein Verlangen danach, nach Hause zu gehen. Er war nicht sicher, ob er überhaupt jemals wieder nach Hause gehen wollte. Ganz sich selbst überlassen hätte er unbemerkt davongleiten können. Doch so viel zog ihn zurück, so viele Besitztümer, so viele Accessoires, und zu guter Letzt seine Frau, die blass über alles herrschte. Da er gleichzeitig Gastgeber und Gast in seinem eigenen Haus war, fühlte sich Lewis dort nicht mehr zu Hause. Er lungerte herum, ließ sich treiben, ging im schwachen Sonnenschein spazieren, nickte Nachbarn zu, die er selten sah, bis das Bewusstsein seiner bevorstehenden Pflichten ihn wieder zu sich selbst zurückholte. Und als das Licht zu schwinden begann und die Abendkühle sich bemerkbar machte, seufzte er und ging nach Hause, um sein Bad zu nehmen.

In einem anderen Teil Londons sagte Pen in gemäßigtem Ton zu seiner Schwester: »Ich glaube, Tissy ist ein bisschen nervös.« »Oh Gooott«, erwiderte seine Schwester, »dann nehme ich an, ich muss mich wieder dumm stellen.« Trotzdem warf sie sich in Schale wie immer. Sie trug ein Kleid, das sie aus Mexiko mitgebracht hatte, mit viel mexikanischem Türkisschmuck. Sie hielt sich den Stoff vom Körper weg und kippte sich die übliche halbe Flasche Mimosenparfum in ihr Dekolleté. Da sie keine Handtasche mitnehmen wollte, schob sie ihrem Bruder ein Taschentuch in die Hosentasche und drängte ihn zur Eile. »Je eher wir kommen, desto eher kommen wir auch wieder weg«, sagte sie. »Sei nett, Emmy«, bat Pen. »Lewis ist mein Freund.« »Aber ich bin doch immer nett«, stieß sie verächtlich hervor, während sie schon zur Tür ging. Pen sagte nichts, obwohl er wusste, dass das nicht ganz der Wahrheit entsprach.

Nachdem sie gedrängt worden war, ihre Gäste zu begrüßen, erschien Tissy ruhig bis desinteressiert, wenngleich Lewis bewusst war, dass ihr unter der rosa Bluse das Herz schmerzvoll hämmerte.

»Na, Tissy«, sagte Pen und küsste sie auf beide Wangen. »Nett von dir, uns einzuladen. Und ich freue mich, dich wiederzusehen – du siehst wirklich gut aus.«

Lewis goss Champagner für alle in die schönen Sektflöten, die seine Frau auf dem Dachboden gefunden hatte. Während Pen Tissy in ein höfliches Gespräch verwickelte, das sie garantiert nicht aus der Fassung bringen würde, musterte Lewis unterdessen Emmy, bewunderte ihre langen, braunen Haare, ihr rundes Gesicht und die rosa Flecken auf ihren Wangen.

»Ich habe gehört, du schaust dich nach einer Wohnung um«, sagte er.

»Oh, ich habe schon eine gefunden«, erwiderte sie. »Ganz bei Pen in der Nähe. Ist das nicht ein Glück? Tissy!«, rief sie. »Du musst mir beim Einrichten helfen. Ich bin hoffnungslos in solchen Fragen. Und du hast hier ja richtige Wunder gewirkt. Ich liebe dieses Zimmer.« Doch sie schaute Lewis an, während sie sprach.

»Was ist das denn für ein wundervoller Duft?«, fragte er und schnupperte.

»Mimose.« Sie zog ihren Ausschnitt nach unten und atmete tief ein. »Gut, oder? Ein Freund von mir bringt es mir immer aus Tahiti mit.«

Ein Freund, bemerkte er. Nicht *mein* Freund. Er legte diese Information erst mal beiseite, um sich später eingehender damit zu befassen, dann ging er zu seiner Frau und legte ihr den Arm um die Taille. »Wollen wir essen, Liebling? Nimm deinen Champagner mit«, rief er Emmy zu. »Möchtest du noch was? Jetzt kommt nämlich nur noch ganz gewöhnlicher Wein.«

Er blieb stehen, als sie aufstand, und bewunderte ihre langen Beine und ihre Taille. Neben ihr sah Tissy aus wie ein Kind. Doch fühlte er gerade in diesem Moment eine schmerzhafte Aufwallung von Liebe für seine Frau, deren Unterlegenheit ihm so klar bewusst wurde. Er würde sie verteidigen bis zum Tod, dachte er, ohne zu wissen, warum er sie in Lebensgefahr glaubte. Er nahm ihre Hand und wollte sie dazu ermuntern, den Abend zu genießen, doch er bemerkte nur ihre unglaubliche Nervosität. Ihre besondere Gabe, dachte er, lag darin, Vergnügen in die bloße Abwesenheit von Schmerz zu verwandeln. Manchmal funktionierte das ja auch. Im häuslichen Umfeld sicherte es Ruhe und Ordnung. Doch es lag eine Abwehrhaltung darin, die sich gegen größere Gefühle verwahrte. Nicht, dass größere Gefühle bei dieser Gelegenheit angebracht gewesen wären. Doch Lewis wünschte sich, dass sie irgendetwas Aktiveres als ihr normales Benehmen an den Tag legen würde. Sie hatte den Champagner abgelehnt mit der Begründung, dass sie Kopfweh davon bekam. Er wusste, dass sie auch keinen Wein trinken würde.

Das perfekt aufgegangene Soufflé wartete auf dem Esszimmertisch auf sie, wie von Zauberhand. Emmy war begeistert. Einmal fiel ein großer mexikanischer Ohrring klirrend auf ihren Beilagenteller. Sie schaute ihn gleichgültig an und nahm dann auch noch den anderen ab. »Passiert mir ständig«, sagte sie. »Ich habe schon in ganz London Ohrringe verloren. Steck sie in die Tasche, Pen, ich habe keine Handtasche dabei. Abendtaschen sind so affektiert, oder? Nicht zurücklehnen, du zerdrückst sie doch! Habe ich was Lustiges gesagt?«, fragte sie überrascht, als sie Lewis grinsen sah. »Ja, ich hätte gern noch mehr, wenn noch was da ist. Meine Güte, Tissy, ich muss wirklich mal Unterricht bei dir nehmen. Meine Kochkunst kommt da nicht im Entferntesten ran.«

In diesem Moment konnte man Mrs Harper sehen, wie sie durch den Flur ging. Die sehr spezielle Pomphaftigkeit ihres Gangs war nicht weniger geworden, seit Lewis sie zum ersten Mal mit ihrer Tochter am Arm aus der Bibliothek hatte schlendern sehen. Im Grunde hatte das Alter sie vielleicht noch verstärkt, sie ausgeprägter gemacht. Sie ging jetzt noch langsamer, kunstvoller und pathetischer. Irgendwann in ihrer Jugend musste sie erwartet haben, dass bei ihrem Eintreten ganze Räume aufstanden. Sie hatte immer noch einen Hauch stolzer Schönheit an sich, aber jetzt war sie verdorben, geschrumpft und enttäuscht.

»Oh, schaut mal«, rief Emmy. »Eure Köchin geht gerade. Haltet sie auf. Wir müssen ihr sagen, wie gut dieses Essen ist.«

»Das ist meine Mutter«, sagte Tissy tonlos.

»Thea«, rief Lewis. »Komm zu uns. Das Essen war wunderbar. Meine Schwiegermutter ist eine großartige Köchin«, erklärte er an Emmy gewandt.

»Das kann man laut sagen«, meinte Emmy. »Kommen Sie doch rein, meine Liebe, und verraten Sie uns, wie Sie dieses himmlische Zeug gemacht haben. Pen hat seine Bohnen auf Toast langsam satt bis obenhin.«

Pen goss Mrs Harper ein Glas Champagner ein, das sie mit dem üblichen Mangel an Genuss trank. Lewis spürte, dass sie versucht war zu bleiben, und hätte sie auch dazu ermuntert, wäre da nicht die Ehre ihrer Tochter gewesen. Plötzlich war er völlig entspannt.

»Genießen Sie Ihre Mahlzeit«, sagte Mrs Harper, sobald sie ihr Glas geleert hatte.

»Wenn du bleibst, kann ich dich nach Hause begleiten«, drängte Lewis, aber sie war entschlossen zu gehen. »Es war nett, Sie kennenzulernen«, sagte sie zu Pen. »Wir haben schon viel von Ihnen gehört.« Pen prostete ihr zu, Emmy warf ihr eine Kusshand zu. Unterdessen saß Tissy reglos am

Tisch, während sich auf ihren Wangen langsam ein blasses Rosa ausbreitete.

Die vier gebratenen Stubenküken lagen in einem tiefen Bett aus petersiliendurchsetztem, grünlichem Reis. Ihre Ankunft wurde mit großem Beifall aufgenommen. Während Tissy die schwere Platte auf dem Tisch absetzte, griff Lewis nach Emmys Teller. Da glitt zwischen zwei silbernen Auffülllöffeln ein Stubenküken unaufhaltsam nach unten und landete auf dem Tischtuch. Die Platte wurde plötzlich losgelassen, ein Stuhl nach hinten geschoben. »Ach, meine Liebe«, sagte Emmy geschäftig, während sie sich ein Reiskorn von der Wange wischte und Tissy in Tränen ausbrach. »So was passiert mir ständig. Immerhin ist es nicht auf dem Boden gelandet.« Sie schien das als mildernden Umstand zu werten. Lewis nahm einen tiefen Schluck von seinem Wein. Emmy schaufelte die Küken mehr schlecht als recht auf ihre Teller, dann ging sie zu Tissy hinüber und nahm sie in die Arme. »Deine zarten Handgelenke sind schuld daran. Hier, schau dir mal meine an! Wie bei einem Matrosen! Lass es nicht kalt werden, es sieht zu köstlich aus. So ist's brav.« Sie wischte Tissy die Tränen von den Wangen, ging dann zurück zu ihrem Platz und aß, auch diesmal mit großer Begeisterung. »Nichts geht über Essen«, verkündete sie glückselig. »Nicht mal Sex. Na ja, nicht immer.« Pen stöhnte und schüttelte den Kopf. »Ich muss deine Mutter anrufen und sie fragen, wie sie die gemacht hat. Du hast wirklich Glück, Lewis. Wenn ich daran denke, was wir zu Hause so serviert kriegen.«

Auf einmal fühlte sich Lewis wie ein Draufgänger. Das Schicksal starrte ihm ins Gesicht, er wusste, dass er Widerstand leisten sollte, aber er dachte, dass er sich ein paar Momente lang eine Atempause gönnen konnte.

»Armes, altes Ding«, sagte Emmy. »Du hast uns stolz gemacht. Ich muss abnehmen, bevor ich wieder vor die Kamera kann.«

»Ich habe dich im Fernsehen gesehen«, warf Tissy ein.

»Im Herbst wirst du mich noch öfter sehen«, erwiderte Emmy. »Oh, diese Tarte! Göttlich!« Sie hielt mit der Gabel mitten in der Luft inne und schloss die Augen vor Genuss. »Es ist nur eine kleine Rolle, aber wir drehen in Frankreich. In der Nähe von Dijon. Wieder so viel gutes Essen. Na ja, da ist alles gut.« Auf ihrem Gesicht zeigte sich eine Miene verstohlener Erinnerung, sie sah auf einmal älter und gieriger aus. Sie war nicht jung, dachte Lewis. Sie musste ungefähr in seinem Alter sein, um die dreißig, wahrscheinlich sogar etwas drüber. Sie war nicht schlank, vorsichtig, elegant oder jungfräulich. Sie war das Gegenteil von alldem, sogar das krasse Gegenteil. Er war überrascht, als er merkte, dass er sie derart beurteilte, und staunte ein wenig über die Brutalität seiner Gedanken. Selbst seine Phantasien mussten noch zensiert werden, wie es aussah. Außerdem, redete er sich ein, schätzte er diese Art Unbekümmertheit bei einer Frau überhaupt nicht. Er war wohl oder übel an etwas wie seine Frau gewöhnt, wenn auch nicht an seine Frau. Er beobachtete Emmy verstohlen, wie sich ihre Gesichtszüge lösten und vergröberten. Dann schaute er zu Tissy, die sich jetzt – unter Pens freundlicher Anleitung – nett und fröhlich unterhielt.

»Kaffee, Liebling?«, sagte er und fühlte sich einmal mehr gut aufgelegt, wohlwollend, aber auch ein bisschen schuldig.

»Selbstverständlich«, sagte Tissy. »Kaffee für alle? Wollen wir nicht ins Nebenzimmer gehen?«

In diesem Moment, als er hörte, wie seine Ehefrau diese einer Ehefrau völlig angemessenen Sätze aussprach, wurde Lewis bewusst, dass der Abend ein Erfolg war.

»Du hast dich sehr gut geschlagen«, sagte er später im Bett zu ihr. Er meinte es wirklich so, aber musste ein Gähnen unterdrücken, als er die Worte aussprach. »Hat es dir auch gefallen?«

Es kam keine Antwort. Er wusste, dass sie noch nicht eingeschlafen war.

»Du magst Pen doch, oder?« Ein stummes Nicken in der Dunkelheit.

»Und Emmy? Mochtest du Emmy?«

Es gab eine lange Pause. Sie war so lang, dass er schon befürchtete, sie könnte wieder eingeschlafen sein. Er merkte, wie sein Bewusstsein langsam wegdriftete. »Tissy?«, fragte er nach, als er mit einem Ruck wieder zu Bewusstsein kam. Es gab wieder eine lange Pause, diesmal anscheinend definitiv. Plötzlich drehte sich Tissy jäh um, sodass sie ihm den Rücken zukehrte. Er wusste, was das bedeutete.

»Ich fand sie ziemlich unhöflich«, sagte sie.

# 9

»Peace, Lewis«, sagte Goldsborough und hob eine päpstliche Hand.

»Guten Morgen«, erwiderte Lewis.

Diese neue lässige, wenn auch ernste Version Goldsboroughs gab ihm das Gefühl, gesetzt und unglaublich fade zu sein. Was war seine Ausrede dafür, dass er nicht an dem teilgenommen hatte, was Goldsborough als »die Phase der Lockerung« bezeichnete? Das Dumme war, dass es die Bibliothek ziemlich spät erreicht hatte, zu spät für jegliche unterstützende Ideologie, und Goldsborough, der jetzt ein flaches, schwarzes Lederkäppi aufhatte, musste gezwungenermaßen über leere Tische und nur seltene Störungen präsidieren. Das reichte jedoch, um ihn zu verjüngen. Der New Criticism war ausgemustert worden und die unglückseligen Autoren und ihre Briefe vorübergehend aufs Abstellgleis geschoben. Die Soziologie des Fernsehens forderte jetzt seine ganze Aufmerksamkeit, ja, seine Hingabe. Er sah eine großartige Zukunft für sich, mit sehr geringem Kapitalaufwand: Wenn er nicht gerade Fernsehen schaute, war er selbst darin zu sehen. Er hatte seine Würde fallen lassen, weil sie ihm in diesen aufregenden Zeiten wenig genützt hatte. Jetzt machte er gemeinsame Sache mit dem Zeitgeist. Und wer wäre besser geeignet, sich mit der Kultur der Massen zu beschäftigen, wenn nicht er, der Universalgelehrte? Das Leben war in Goldsboroughs Augen unendlich viel genialer, nachdem er seine hart erarbeitete akademische Einsamkeit aufgegeben hatte. Wie ein Mann, der zu lange strenge Diät gehalten hat, gab er sich jetzt der populären Unterhaltung hin, der populären Musik, dem populären Essen, dem populären Bier. Er hatte ein neues Anwendungsgebiet für die Dekonstruktion gefunden. Und was das Beste daran war: Er hatte die schlichten Vergnügen seiner Jugendzeit wiederentdeckt, jener Zeit, bevor er gelernt hatte, Ziele anzustreben und die Dinge zu unterscheiden. Er betrachtete diesen Prozess als »identitätsstiftend«, als wäre er auf einem so hohen Punkt angelangt, dass er die Welt mit großem und zugleich erleuchtetem Mitgefühl betrachten konnte. Manchmal, um sich von seinem Studienmaterial zu unterscheiden, rauchte er eine gegliederte, futuristische Pfeife aus Chrom. Das beschränkte er jedoch auf seine freien Stunden im Pub. In der Bibliothek kam es ihm so vor, als würde er einen ganz neuen intellektuellen Glanz gewinnen. Und zu Mittag konnte er sich guten Gewissens Köstlichkeiten wie Biskuitrouladen mit Vanillesauce widmen.

Lewis war sich der »Phase der Lockerung« nur dann bewusst, wenn er seltsam riechenden Tabakrauch auf den Fluren roch und einmal auch auf dem offenen Korridor der Bibliothek selbst. Er war überrascht über das Ausmaß seiner Wut, sobald er den schalen Geruch zu seiner Quelle zurückverfolgt hatte, ebenso wie über die Heftigkeit, mit der er den Arm des Übeltäters mit seiner plötzlich riesig wirkenden Hand ergriff.

»Hey, Mann, wir haben 1970.«

»Zu spät«, sagte Lewis schmallippig. »Sie haben den Bus schon 1968 verpasst. Und davor wahrscheinlich auch schon. Niemand raucht in der Nähe der Bücher. Ist das klar? Nur Barbaren rauchen in Bibliotheken. Der letzte Mensch, der sich in einer Bibliothek so danebenbenommen hat, war Attila, der Hunne.«

Die Heftigkeit seines Gefühls überraschte und erstaunte ihn, denn in den letzten Wochen hatte er nur eine riesige, fast endgültige Ruhe in sich gespürt. Er neigte dazu, dem Herunterschrauben seiner Hoffnungen gedanklich mit einem Schulterzucken zu begegnen, denn er hielt es für ein Zeichen der Reife – oder wenn nicht Reife, dann zumindest des Älterwerdens. Doch seine Träume führten ihm seine Enttäuschung klar vor Augen, ebenso wie das Gefühl, in eine fremde Umgebung versetzt worden zu sein. Wenn er so im Dunkeln neben einer Frau lag, die im Schlaf nicht distanzierter war als im Wachzustand, und sich hilflos fühlte in seinem Bedürfnis, sie zu beschützen und ihr Dinge beizubringen, dann sehnte er sich nach Freiheit. Einmal träumte er, dass er im Bett hochgeschwebt und mit verschränkten Händen aus dem Fenster geflogen war wie eine Seele, die aus dem Körper flieht, und seine nutzlose körperliche Hülle neben einer ungestört schlafenden Tissy liegen ließ. Er musste am nächsten Tag daran denken und fand seinen Traum überzogen. Er hätte nicht behaupten können, dass er unglücklich war, aber genauso wenig konnte er behaupten, glücklich zu sein. Er nahm an, dass er weiterleben würde wie bisher, im selben Haus wohnen, mit derselben Frau, und sein Buch schreiben würde (das er einfach nicht loslassen konnte, obwohl er wusste, dass es fertig war). Doch als er die Gleichförmigkeit seiner Existenz erst einmal erfasst hatte, wurden ihm fast die Knie weich. Er tat seine Reaktion als übertrieben ab, denn sein Leben war bequem, sicher, sogar angenehm. Er erreichte einen Zustand der Gleichgültigkeit: keine harten Worte, kein Protest, keine Kritik. Mit dieser Rüstung konnte er seinen Alltag bewältigen und aushalten. Seiner Frau gegenüber fühlte er sich wie eine ehrenwerte, aber sexlose Bezugsperson – ein Onkel, ein Schwiegervater – aber sicher kein Ehemann. Sie liebten sich bereitwillig, doch sie hatte dabei immer etwas Höfliches, Formelles. Er sagte nichts, denn das war eben ihre bevorzugte Haltung diesbezüglich. Was er bevorzugte, hatte er schon fast vergessen, so betäubt und benebelt war er von dem selbst auferlegten Rückzug von sich selbst.

Deswegen war seine Wut auf den rauchenden Studenten eine unwillkommene Erinnerung an die Stärke seiner restlichen Gefühle. In diesem Moment hätte er die Bibliothek verteidigt bis zum Tode, und das mit Freuden. An solche Leidenschaft konnte er sich schon gar nicht mehr erinnern, und das beunruhigte ihn. Sie ging einher mit Kühnheit, Sorglosigkeit und Unbesonnenheit – alles Eigenschaften, die in dem Leben, zu dem er bestimmt war, nicht vorkamen. Er redete sich ein, dass die Bücher eben seine einzigen Gefährten waren und schon immer gewesen waren und dass seine tiefste, im Grunde genommen seine einzige Loyalität den Büchern galt. Als er wieder an seinen Schreibtisch zurückging, schüttelte er den Kopf in ausklingendem Ärger. Das war alles unerwünscht, es hatte keinen Platz in seinem gemäßigten Dasein. Es war nicht nur die Dreistigkeit dieses

Studenten, der sich so einfach über die Regeln hinwegsetzte, was ihn erzürnt hatte, nein, vielmehr war es seine jähe Vision einer Welt, in der man der Weisheit der Bücher keine Aufmerksamkeit mehr schenkte – eine Welt, in der er an gebrochenem Herzen sterben würde –, die seinen Arm zu diesem verzweifelten Griff gezwungen hatte. Verzweifelt, natürlich, dachte er schwer atmend. Er fühlte sich schockiert und unwohl und konnte den Vorfall erst nach ausgiebigem Studium einer Essaysammlung zum Neoklassizismus und dem Theater des achtzehnten Jahrhunderts ad acta legen.

Der kleinkarierte Spießer, der zu werden er sich so bemühte, kehrte langsam aber sicher zurück, und er begann übers Mittagessen nachzudenken. Von Pen war weit und breit nichts zu sehen, was ungewöhnlich war. Die Reihen leerer Stühle und unbesetzter Tische sprachen von Phasen der Lockerung in einem anderen Teil des Gebäudes. Neuerdings hatte er die Bibliothek manchmal fast für sich allein, denn Goldsborough fühlte sich von Menschenmengen angezogen, und Stephens und Tracy, die anderen beiden Assistenten, hielten es für taktisch geschickt, sich ihm anzuschließen. Der alte Arthur Tooth, ein längst pensionierter Bibliothekar und echtes Fossil, bewegte sich mit krebsähnlicher Langsamkeit um die Stapel der Bücher, die er wieder in die Regale zurückräumte: Man konnte ihn einfach nicht loswerden. Zwei studentische Hilfskräfte, Alan und Bridget, sortierten die Bücher zu Stapeln und legten sie auf einen Tisch, zu dem er über den Tag verteilt mehrmals knarrend zurückkehrte. Die Arbeit hätte von einem Mitarbeiter mit normaler Energie innerhalb einer Stunde erledigt werden können, doch Arthur, der kraft seiner langen Erfahrung beschlossen hatte, diese Aufgabe zu übernehmen, verschanzte sich und war eine Mahnung für alle im Dienst, ehrenamtliche Mitarbeiter als Geschenke bringende Danaer zu betrachten. Um zwölf Uhr mittags zog Arthur die Taschenuhr aus seiner Westentasche, schob sie wieder hinein und verschwand ins große Büro, aus dem er im Überzieher und mit Melone wieder erschien, um zum Mittagessen in seinen Club zu gehen. Um halb drei kam er zurück, mit leise pfeifendem Atem und umschwebt von einem unmerklichen Rotweinbouquet. Dann machte er sich wieder an die Arbeit, aber jetzt noch langsamer. Seine Arbeit hatte keinen Anfang und kein Ende, weswegen man nie sagen konnte, ob sie wirklich beendet worden war. Was am Ende des Tages übrig geblieben war, vor dem nächsten Zustrom von zurückgegebenen Büchern, blieb Lewis überlassen, der diese Arbeit geistlos, aber durchaus befriedigend fand. Wenn er mit einem Arm voller Bücher durch die leere Bibliothek trottete, hatte er immer das Gefühl, ein aufrichtiger Arbeiter zu sein, der mit seinem Arbeitsmaterial auf Tuchfühlung ist, einer, der sich nach einem Tag ehrlichen Schuftens seine Ruhe verdient hatte.

Die milde Atmosphäre seines Arbeitslebens passte einerseits zu ihm, machte ihn aber andererseits wahnsinnig, denn er sehnte sich so sehr danach, mal wieder zu rennen, zu singen, die Brücken hinter sich abzubrechen, die feierliche Stille so zu stören, dass man ihn nie wieder in die Bibliothek lassen würde. Manchmal verschleierten sich seine Augen wirklich, nachdem er in die gleichmäßige Dunkelheit und die abgeschirmten Lichter geblickt hatte. Dann fiel ihm wieder Pens Bemerkung ein, dass seine Aufgabe unschuldig, sogar ehrenwert war, weil sie niemand schadete und niemand verletzte. Wahrscheinlich wurde auf diese Art die Arbeit der Welt getan: Männer in Büros im ganzen Land, auf der ganzen Welt, seufzten frustriert oder spürten den kleinen, traurigen Protest des gelangweilten Kindes, das man zum Spielen nach draußen geschickt hat. Ist das alles? Wenn das Ende des Lebens genauso wäre wie der Anfang, wie sollte er dann die Jahre dazwischen ertragen? Und doch hatte er alles, was ein Mann haben musste: Er hatte das Mannesalter erreicht, hatte geheiratet ... Eine kalte Erkenntnis stahl sich uneingeladen durch die Wälle, die er gegen sie errichtet hatte. Doch er war fest entschlossen, ein Mann guten Willens zu sein, der nicht griesgrämig oder bitter wurde, sondern vielmehr beim bloßen Gedanken errötete, die leiseste Unzufriedenheit auszudrücken. Er hielt eine gewisse Naivität für eine Tugend und kämpfte darum, sein hoffnungsvolles Lächeln nicht zu verlieren. Er war entschlossen, sein Leben so wertzuschätzen, wie es war, denn er hätte es als Todsünde betrachtet, es nicht zu tun. Indem er sich bemühte, hielt er unerschütterlich an den gegebenen Umständen fest. Und wenn er an den alten Arthur Tooth dachte, der in einem Hotel in Queen's Gate wohnte und für den die Bibliothek sein ganzes Leben war, schämte er sich für seine Unzufriedenheit und dachte mit Dankbarkeit an sein Zuhause und an seine Frau. Ich muss das Schlichte anstreben, dachte er sich, sonst wird es mir nicht gelingen, dem gerecht zu werden, was ich habe.

Als Pen eintraf – ungewöhnlich spät –, hatte er Emmy im Schlepptau. Lewis hatte sie seit ihrer Dinnerparty in der Woche davor nicht mehr gesehen. Überraschenderweise hatte sie Tissy nicht angerufen, um sich zu bedanken: Das hatte Pen übernommen. »Tut mir leid«, hatte Emmy verkündet. »Ich fand sie todlangweilig, und mir fällt nichts ein, was ich ihr sagen könnte. Im Übrigen mochte sie mich sowieso nicht. Aber dich mag sie. Ruf du an.«

»Wie unhöflich«, hatte Tissy befunden. »Das war das Mindeste, was sie hätte tun können.«

Lewis hatte sich ein bisschen für seine Frau gekränkt gefühlt, obwohl Tissy ein bisschen fröhlicher geworden war, als sie ihrer Mutter von dem Abend erzählte. Wie zu erwarten verurteilte Mrs Harper Emmys Fauxpas gnadenlos. »Das war das Mindeste, was sie hätte tun können«, sagte sie anklagend zu Lewis. »Na, die wirst du sicher nicht so schnell wieder zu euch einladen wollen.« Trotzdem hatte er sie gewollt. Er hatte auf eine Freundin für seine Frau gehofft, jemand für sie allein, jemand, mit dem sie ganz frei sprechen konnte. Er ging davon aus, dass sie frei mit jemand sprechen würde, wenn dieser ideale Mensch auftauchen sollte. Dennoch hatte es einen Antagonismus zwischen den beiden Frauen gegeben, den zu ignorieren er sich bemüht hatte. Er konnte durchaus verstehen, warum jemand, der so zerbrechlich war wie Tissy, sich gegen die offenkundig anarchistische Emmy wappnete, aber warum sollte Emmy, die nichts zu befürchten hatte, ihre Zeit und Gefühle auf Tissy verschwenden, die sie wahrscheinlich nie wieder sehen würde? Enttäuscht schüttelte er den Kopf. Er wusste nichts von der Antipathie zwischen Frauen, obwohl er Eifersucht durchaus erkannte. Er nahm an, dass die Antipathie fast chemisch gewesen war, eine Sache der Temperamente – der Phlegmatiker, der den Sanguiniker kalt abwies, der Sanguiniker, der am Reaktionsmangel des Phlegmatikers verzweifelte. Hier war eine Freundschaft nicht möglich, das sah Lewis selbst ein, und das war eine weitere kleine Enttäuschung, die er zu denen hinzufügte, die er bereits zu ignorieren versuchte. Außerdem bereitete es ihm Sorgen, dass er einen so guten Freund in Pen hatte, aber diese Freundschaft durch Tissys Widerstand beeinträchtigt werden würde. Er hoffte, dass die Sache weder Pen noch ihn beeinflussen würde. Er hoffte gegen jede Vernunft, dass er nicht aus Loyalität zu seiner Frau gezwungen sein würde, sich von Pen zu distanzieren.

Doch Pens Gesicht war so offen wie immer, als er auf Lewis' Schreibtisch zukam. Emmy, die ein braunes Kostüm mit einem langen Rock und Stiefel anhatte und ihre Haare offen trug, ging hinter ihm her. Lewis konnte ganz deutlich die Ähnlichkeit der beiden sehen, in ihren braunen Augen und dem selbstsicheren Lächeln. Sie waren privilegierte Kinder, dachte er, sie konnten immer erwarten, mit einem Lächeln begrüßt zu werden. Sie waren nie frustriert oder zum Schweigen gebracht worden. Sogar Pens Freundschaft zu George Cheveley, so ungewöhnlich sie zweifellos war, hatte eine Art Heiligsprechung erfahren durch Pens aufrechten und hervorragenden Charakter, aber auch durch seine Position, sein Dasein als Gentleman und seinen Status. Lewis überlegte, dass ein Mann mit Pens Stärken sich niemals würde erklären müssen. Dasselbe galt selbstverständlich auch für Emmy. Sie hatte die stillschweigende Erlaubnis, zu tun, was immer ihr in den Sinn kam: Niemand hätte sich ihr je entgegengestellt. Sie mochte ihre Kritiker haben (er dachte an Mrs Harper), aber sie war immun gegen solche

Kritik. Er konnte sich ihr ungläubiges Lächeln vorstellen, wenn irgendjemand im Hinblick auf ihr Benehmen jemals anderer Meinung sein sollte als sie. Sie würde Mitleid für ihr Gegenüber empfinden, keine Wut. Lewis sah, dass sie wahrscheinlich auch Mitleid mit Tissy hatte, und bei diesem Gedanken wurde ihm unwohl. Doch er musste ihr feines, klares Gesicht bewundern und ihre roten Wangen. Sie sah immer aus, als wäre sie gerade von einem langen Spaziergang im Freien zurückgekommen.

»Lewis«, sagte Pen. »Du könntest mir nicht zufällig einen Gefallen tun, oder? Könntest du Emmy vielleicht zum Lunch ausführen? Das Problem ist, ich muss mir bis heute Abend noch die Haare schneiden lassen – wir gehen in *Don Giovanni*, und George hat die Eintrittskarten erst in letzter Minute bekommen. Dir ist vielleicht schon aufgefallen, dass ich ein klitzekleines bisschen spät dran bin.«

»Ja, das ist mir aufgefallen«, sagte Lewis lächelnd.

»Emmy war schuld. Sie hat sich die halbe Nacht mit mir unterhalten müssen, und dann hat sie sich meinen Wecker unter den Nagel gerissen. Ich bin erst um neun aufgewacht. Ich weiß im Grunde gar nicht, warum ich überhaupt reingekommen bin. Aber was tut man nicht alles.« Er deutete mit einem Kopfnicken auf Goldsboroughs Bürotür. »Er ist schwer beschäftigt, was?«

»Oh ja. Die meiste Zeit ist er weg. Hier ist es sowieso halb leer.«

In den Bücherstapeln stöhnte sich Arthur Tooth durch das Werk von Bergson, über den irgendjemand gerade eine Doktorarbeit schrieb. Lewis wurde klar, dass Arthur und er bald die Einzigen sein würden, die diese Bibliothek noch ernst nahmen, und er wünschte, auch er hätte eine Apanage für erlaubte Zerstreuungen gehabt. In der akademischen Welt war das Glück immer auf der Seite derer, die ihre Exzentrik für sich sprechen ließen. Doch Lewis nahm an, dass er zu langweilig war, um irgendwelcher Exzentrik in seinem Leben Platz zu bieten. Er war zu ernüchterndem Bewusstsein der unerbittlichen Widersprüchlichkeit des Lebens verdammt.

»Ich gehe gerne mit Emmy zum Mittagessen«, sagte er, wieder mit einem Lächeln. Die beiden verbreiteten einfach gute Laune, und dafür war er dankbar.

Ihr eigenes Lächeln wurde breiter, bis sie genauso strahlte wie er.

»Könnten wir nicht ein Picknick machen?«, schlug sie vor. »Es ist so ein wunderschöner Tag. Wir könnten mit dem Taxi zu Selfridges fahren, was zu essen kaufen und uns in den Park setzen.«

Das erleichterte Lewis, der nicht gewusst hätte, wohin er mit ihr hätte gehen sollen; er aß nur selten in den angesagten Lokalen, in die sie sicher gehen wollte. Es wäre ihm nie in den Sinn gekommen, dass sie ja auch mal ein oder zwei Stunden allein hätte bleiben können, und wenn, dann streifte ihn der Gedanke nur kurz, und er schämte sich für die Vorstellung. Menschen wie Emmy – und wahrscheinlich auch Pen – mussten sich ihre Unterhaltung oder ihre Versorgung nicht selbst suchen. Sie waren die natürlichen Empfänger der Beflissenheit anderer Leute. Außerdem sprach ihn das Abenteuer an. Es war ein schöner Tag, sonnig, wenn auch ein bisschen windig, die Gegenargumente des Winters schrien danach, beiseitegeschoben zu werden. Und die Aussicht auf ein Picknick hatte etwas Unschuldiges, obwohl er bezweifelte, dass er Tissy davon erzählen würde. Dieser Gedanke war sein erster Akt der Untreue.

»Und was möchtest du danach tun?«, fragte er. »Möchtest du wieder mit hierherkommen und auf Pen warten?«

»Oh nein«, sagte sie, ohne den Blick von ihm zu wenden. »Danach gehe ich nach Hause.«

»Aber ich muss um halb drei wieder hier sein.«

»Ach, lass sie dir nur nicht lästig fallen«, meinte Pen. »Setz sie einfach in ein Taxi. Also, ich bin dann mal weg. Furchtbar nett von dir, Lewis. Benimm dich«, sagte er an Emmy gewandt und küsste sie. Für einen Augenblick hatte die Bibliothek eine liberalere, tolerantere Aura, sie war ein Ort, an dem man über Pläne reden und sich verabreden konnte. Lewis hatte sie noch nie in diesem Licht betrachtet. Aber der Gedanke gefiel ihm, denn er erweiterte die Dimension seiner täglichen Aktivitäten. Die Arbeit könnte davon auch profitieren, obwohl er natürlich erkannte, dass viel weniger erledigt werden würde. Doch er war seine Anstrengungen leid, und mit ihnen den ehrbaren Geist, in dem er sie unternommen hatte. Alles in seinem Leben war immer nur Mühe. Und es war so ein schöner Frühjahrstag. Da hatte doch sicher auch er, Lewis Percy, ein Recht, den Frühling zu genießen?

Im Taxi war ihm der Geruch ihres Mimosenparfums sehr bewusst. Sie sprachen sehr wenig, beobachteten bloß, wie die hektische Sonne auf den Schaufenstern aufblitzte, und nahmen das zunehmende Grün an den Bäumen wahr. Er wandte sich mit einem Gefühl der Ungezwungenheit an sie, einem ganz neuen Gefühl.

»Fährst du noch mal zurück nach Wales?«, fragte er. »Oder bist du schon in die Wohnung eingezogen?«

»Oh, ich fahre noch mal zurück und hole ein paar Möbel«, sagte sie und fuhr sich mit der Hand durchs Haar, dem das Sonnenlicht einen Rotschimmer verlieh. »Gegen Ende des Monats, nehme ich an. Die Wohnung ist die reinste Müllhalde. Ich würde sagen, ich werde weiter bei Pen wohnen, bis sie geputzt und aufgeräumt ist.«

»Brauchst du Hilfe?« Er war selbst überrascht, als er sich das sagen hörte. Er hoffte halb, dass sie ihn nicht gehört hatte. Es war unmöglich, Tissy gegenüber ein derartiges Unterfangen zu rechtfertigen, auch wenn es ihn vielleicht amüsiert hätte, Emmy in ihrer angestammten Umgebung zu sehen. In der Tat wäre ihm jede Ausrede recht gewesen, einmal rauszukommen. Sein häusliches Leben war so eingeschränkt, dass ihre Gewohnheiten sich um sie gelegt hatten wie schwere Kleidungsstücke. Tissy nahm es kaum zur Kenntnis, wenn er abends für einen Spaziergang hinausging, aber es würde ihr sicher auffallen, wenn er an einen bestimmten Ort ginge. Sehr selten begleitete sie ihn bis zu ihrer Mutter, denn das war der einzige Ort, den sie akzeptieren konnte. Doch auch hier wurden nur wenige Worte gewechselt, denn Mrs Harper saß vor ihrem Fernseher und war – soweit Lewis das beurteilen konnte – mehr oder weniger zufrieden mit ihrer eigenen schweigsamen Gesellschaft. Diese Übung nannte sich »bei Mutter vorbeischauen«. »Aber du siehst sie doch ohnehin jeden Tag«, wandte Lewis manchmal ein. »Ja, aber am Abend fühlt sie sich einsam.« Es erstaunte ihn, dass Frauen sich mit so wenig zufriedengeben konnten.

»Hast du großen Hunger?«, fragte er.

»Ich habe immer Hunger«, antwortete sie.

»Ich auch«, sagte er.

Bei Selfridges übernahm sie das Kommando, sie kaufte Brötchen, Butter, Käse, Obst und eine Flasche Muskateller. Er folgte ihr mit einer Tragetasche. »Wir brauchen auch Messer«, gab er zu bedenken. »Und Gläser.«

»Unten«, sagte sie. Sie ließ ihren Blick über den Inhalt der Tasche wandern. »Geh du«, drängte sie. »Gib mir die Tasche. Ich warte hier.« Als er zurückkam, hatte sie noch eine Schachtel Doughnuts dazugelegt, ein halbes Pfund Schinken und ein Dutzend Eier. »Ich hoffe, das stört dich nicht«, lächelte sie. »Ich habe noch was für heute Abend eingekauft.« Lewis gab ihr einen großen Geldschein. »Warte kurz«, sagte Emmy und schoss davon. Sie kam mit zwei Schokoladenriegeln und einer Ananas zurück. Ihre Einstellung zum Essen schien eine unverbindliche zu sein, weit entfernt von der Zubereitung roher Zutaten, die so viel von Tissys Zeit beanspruchte. Die Ergebnisse von Tissys Bemühungen in der Küche waren zwar annehmbar, aber nicht besonders erfreulich. Dieser Lunch ähnelte eher einem Kindergeburtstag. Er wusste, dass er hinterher immer noch Hunger haben würde, denn er konnte sich nicht aufs Essen konzentrieren, wenn es so viel an Emmy gab, auf das er seine Aufmerksamkeit richten konnte. Gemeinsam trugen sie die Tasche hinaus in die Menge der Leute, die gerade Mittagspause machten.

»Pen hat mir erzählt, dass du ein Buch schreibst«, sagte sie. »Worum geht es da?«

»Es ist schon fertig«, sagte er zu seiner eigenen Überraschung. Diese Tatsache war ihm bis jetzt nie so wirklich klar gewesen. »Ich muss nur noch ein paar Seiten mit Bemerkungen abtippen. Das kann ich morgen machen, und bis zum Wochenende kann ich es einschicken. Mittlerweile kann ich es auswendig.« Er überlegte kurz, was er mit sich anfangen sollte, wenn er nicht mehr sein Buch als Gesellschaft haben würde. Wahrscheinlich musste er einfach ein neues anfangen.

»Ich nehme an, du fängst danach ein neues an«, sagte sie wie ein Echo auf seine Gedanken. Der Mut sank ihm bei der Vorstellung, mit wie wenig Begeisterung das bei ihm zu Hause aufgenommen werden würde. Doch Emmy schien nicht zu finden, dass es eine schlechte Idee war, ein Buch zu schreiben, und er erwärmte sich für sie unter dem dünnen Vorwand, dass sie sein Vorhaben akzeptierte. Die Tatsache, dass der Vorwand so dünn war, so verschwindend gering, hätte ihn warnen müssen. Dass es das nicht tat – dass hinter ihrer Bemerkung in Wirklichkeit vielleicht nur Gleichgültigkeit steckte – bedeutete ihm nichts, er nahm es trotzdem dankbar an.

Sie setzten sich auf zwei Liegestühle und aßen schnell und gierig. Ihm fielen ihr Onyx-Anhänger und die dazugehörenden Ohrringe auf und die Form ihrer Brust, wenn sie sich vorbeugte, um die Flasche in die Tasche zurückzustellen. Sie war zu groß, redete er sich ein, zu unordentlich. Doch ihre Hände waren lang und fein, und an ihrem Finger glänzte ein goldener Ring. Er hoffte, dass sie sich nicht schnell langweilte, denn er bezweifelte, dass er genügend zu bieten hatte, um sie so zu unterhalten, wie sie es erwartete: Vielleicht war sie von Natur aus ruhelos. Als er sein Gesicht zur Sonne drehte, streifte sie sich die Krümel vom Rock und stand auf. »Komm, wir gehen noch ein Stück«, sagte sie. »Du hast es doch nicht eilig, oder?«

»Na ja, ich muss schon bald zurück ...«

»Ach, komm. Der Tag ist viel zu schön, um drinnen zu verschimmeln, und ich bin sicher, du darfst dir auch mal ein paar Stunden freinehmen. Machen alle anderen doch auch, wie es aussieht. Wer war eigentlich dieser uralte Mann, der da rumgeschlichen ist? Du willst doch nicht so enden wie der, oder?«

»Ach«, sagte Lewis, »das war Arthur Tooth. Und kann gut sein, dass ich mal so ende wie er. Es wird zwangsläufig so kommen, würde ich sagen.«

»Dann würde ich sagen, du solltest loslegen, solange du noch kannst. Zumindest noch bis zum See.«

Der Wind hatte nachgelassen, und die Luft fühlte sich milder an. Die Sonne schien nicht mehr, sie hatte nur eine gleichmäßige, weiße Ruhe hinterlassen. Und diese Ruhe brachte eine seltsame Stille mit sich, jede Lebhaftigkeit war plötzlich verschwunden. Sie entfernten sich von den kleinen Menschengrüppchen, die sich schon wieder zerstreuten, um ihre nachmittägliche Arbeit aufzunehmen, und gingen hinunter bis ans Ufer. Hier konnte man die Stille fast mit Händen greifen. Nur ab und zu störte eine Ente den Frieden, die kurz vor der Landung auf dem Wasser ihre Füße vorstreckte. Das Licht lag ganz flach auf dem Wasser. Die leere Szenerie wurde von einer ganz zarten Melancholie berührt, und der immer noch sonnenlose Himmel versprach einen nassen Abend. Das gleichbleibende Grau, dumpf, ohne jeden Glanz, aber dennoch irgendwie blendend, drückte Lewis auf die Stimmung, sodass er sich nach irgendeiner großartigen Kundgebung der neuen Jahreszeit sehnte, irgendeiner Großzügigkeit, einer Weite. Ihm war bewusst, dass ihm hier irgendetwas vorenthalten wurde. Doch er hatte nicht die Fähigkeiten, die es gebraucht hätte, um den seltsamen Bann zu brechen, mit dem das weiße Licht, die milde Luft und die Stille die Landschaft belegt hatten. Wortlos gingen sie weiter, am See vorbei, in die geheimen Tiefen des Parks, auf den zweiten See des Hyde Park zu. Inzwischen war ihm bewusst geworden, dass er sie nicht amüsieren konnte, dass er einen kindlichen Kummer fühlte, und er spürte, dass eine riesige Enttäuschung bevorstand.

Bei den Italian Gardens blieben sie schließlich stehen und küssten sich. Er hätte sie für lebhaft und rebellisch gehalten, doch jetzt schaute sie ihn ernst an. Die Notwendigkeit, seine Absichten klarzumachen, kam ihm in den Sinn, obwohl er sie so lange wie möglich hinauszögerte. Als sie sich schließlich voneinander lösten, strich er ihr das Haar aus der Stirn und sagte:

»Worum geht es hier eigentlich, was meinst du?«

»So fängt es an, Lewis. Weißt du das denn inzwischen noch nicht?«

»Aber es kann nichts anfangen, das wissen wir doch beide. Ich bin ein verheirateter Mann, und du, na ja, du bist Pens Schwester.«

»Du bist doch wirklich ein Arsch«, sagte sie. »Du kannst mich doch jetzt nicht einfach stehen lassen.« Sie war nervös geworden, und ihr Gesicht war gerötet. Ihre Beharrlichkeit beeindruckte ihn, denn sie war nicht geringer als seine eigene. Vor lauter Überraschung über ihre Direktheit wischte er seine Gründe beiseite. Er war nicht schockiert, fühlte sich aber maßlos älter. Als er sie bei der Hand nahm und zur Balustrade führte, wusste er, dass er höchstwahrscheinlich gerade sein Leben ruinierte, beziehungsweise einen Teil davon.

»Emmy«, sagte er sanft, als würde er mit einem sehr jungen Mädchen sprechen, »du willst mich doch gar nicht. Ich bin doch gar nicht wirklich dein Typ, oder? Ich bin langweilig, loyal, prosaisch – alles Dinge, die dir zuwider sind. Ich sehe noch nicht mal gut aus. Ich bin ein Mann aus der Vorstadt. Ich gehe jeden Tag in die Arbeit und lese, bis ich blöd im Kopf bin, und ich schaue Arthur Tooth zu und gehe davon aus, dass ich so werde wie er, wenn ich mal alt bin. Und dann gehe ich abends nach Hause. Zu meiner Frau. Und dann essen wir Abendbrot, schauen vielleicht noch ein bisschen fern, und dann gehen wir ins Bett.«

»Du liebst sie nicht, oder?«

»Ich kann mich nicht entscheiden«, sagte er. Das war sein zweiter Akt der Untreue. »Kann sein. Ich empfinde Mitgefühl für sie, ich will sie beschützen. Ich kann es nicht ertragen, wenn man ihr wehtut.«

»Das ist keine Liebe, Lewis. Das ist Verantwortung.«

»Ja, aber weißt du, ich *bin* eben verantwortungsvoll. Und ich werde auch in Zukunft verantwortungsvoll sein. Es gibt keinen Weg aus der Verantwortung, sobald man sie als sein Schicksal angenommen hat.«

»Könntest du mich nicht als eine Art von Belohnung für dein gutes Benehmen betrachten? Als einen Preis für deine Treue?«

»Meinst du, ich könnte dich so leicht nehmen?«

Sie zuckte mit den Schultern. »Die meisten Männer tun

das. Verheiratete Männer. Die meisten von ihnen sind so außergewöhnlich verheiratet, dass sie meinen, sie hätten sich ein kleines Vergnügen verdient. Männer, die alles haben. Irgendwann kommt der Tag, an dem sie meinen, so viel geleistet zu haben, dass sie sich eine Geliebte nehmen dürfen. Der Unterschied besteht darin, dass die Männer jemand haben, zu dem sie nach Hause gehen können, und die Geliebte bleibt allein.«

»Woher weißt du das alles?«

»Ich habe Liebhaber gehabt, seit ich sechzehn bin.« Sie lächelte traurig. »Man erwartet von mir, dass ich mich unmoralisch benehme, oder? Auch wenn sich die Dinge verändern. Und ich bin momentan mit jemand zusammen, obwohl er nur alle vierzehn Tage mit mir zusammen ist. Ich habe das alles nie so gewollt, verstehst du? Ich wollte verheiratet sein, wie du. Ich wollte Kinder, Rosen um die Tür, das ganze Drum und Dran. Das Dumme ist, ich sehe eben nicht danach aus, also habe ich nie irgendwelche Angebote in dieser Richtung bekommen. Und jetzt bin ich auf eine Rolle festgelegt, fürchte ich.«

Sie war in Tränen ausgebrochen wie ein frustriertes Kind. Er küsste sie wieder, legte ihr den Arm um die Taille und hielt sie fest, während sie weinte. Dann wischte sie sich die Augen ab.

»Ich habe deine Frau gehasst«, sagte sie. »Ich habe ihren Widerstand gehasst, ihr Unvorbereitetsein. Ich habe mir vorgestellt, wie sich alle Ehefrauen zusammenrotten, um mich aus ihren Häusern zu werfen. Und dabei nicht die geringste Bemühung zu gefallen. Das hat mich angewidert. Nur Geliebte machen sich diese Mühe, und wenn sie das tun, werden sie beschimpft. Warum kommst du nicht mit zu mir, Lewis? Niemand wird es je erfahren. Ich werde deine Ehe nicht ruinieren. Ich habe nie die Ehe von irgendwem ruiniert. Dafür bin ich zu gefällig.«

»Du willst mich doch gar nicht, Emmy. Ein Nachmittag mit mir wird für uns beide keine Lösung sein. Und ich kann dich nicht heiraten, weißt du? Das ist es doch, was du dir wirklich wünschst, oder? Verheiratet sein. Mein liebes Mädchen, auf so einer Grundlage könntest du mich nicht ertragen. Ich würde dich so langweilen, dass dir die Tränen kommen.«

Mit getrockneten Tränen, aber noch geröteten Wangen wiederholte sie stur: »Komm mit mir nach Hause, jetzt.«

»Ach«, sagte er traurig. »Aber du liebst mich doch gar nicht. Und ich würde dich auf jeden Fall lieben. Und dann würdest du mich bald satthaben. Du liebst mich nicht – du hasst einfach nur meine Frau, alle verheirateten Frauen. Ich kann dich verstehen, wirklich. Du bist ein wundervolles Mädchen, aber ich kann nicht mit dir nach Hause gehen. Dann wäre ich ein untreuer Ehemann, dessen Ehe du wirklich zerstört hast. Und das würde dir nur halb so gut gefallen, wie du glaubst. Und dann wärst du an mich gefesselt.«

Sie gingen schweigend zurück zum Eingang an der Bayswater Road.

»Tatsächlich muss ich zugeben, dass du mir nicht leidtun kannst, ohne dass ich mir selbst leidtue. Aber es muss hier zu Ende sein. Ich würde mich wirklich gerne gut benehmen, wirklich. Und wenn mich das zu einem Idioten macht, kann ich das auch nicht ändern. Idiotie kann ja immer noch wieder modern werden, wer weiß?«

»Sie ist es schon«, sagte sie.

Sie mussten beide lachen, dann gab er ihr einen Abschiedskuss, bei dem er sich an ihren weichen, starken Körper drückte, der alles hatte, was er sich von einem Frauenkörper wünschte. Er sah ihr nach, als sie Richtung Notting Hill Gate davonmarschierte. Er war unglaublich stolz auf sie.

»Das sieht dir ja gar nicht ähnlich, Lewis«, bemerkte Goldsborough, der ohne sein Käppi ziemlich normal aussah. »Arthur war ziemlich besorgt, als du nach deinem Lunch nicht wiedergekommen bist.« Eine von Arthurs weniger einnehmenden Gewohnheiten war seine Überpünktlichkeit. »Es ist doch nichts passiert, hoffe ich? Kein Ärger zu Hause?«

»Tut mir leid, Arnold«, sagte Lewis. »Ich hatte eine sehr dringende Angelegenheit in der Stadt zu erledigen.« Er wusste gar nicht, warum er »in der Stadt« gesagt hatte, wo doch das Bild des flach reflektierten Lichts auf dem See für immer in sein Gedächtnis eingebrannt bleiben würde. »Ich kann ja Samstagmorgen reinkommen, um die Arbeit wieder reinzuholen.«

»Sehr gut, Lewis. Aber lass es mich rechtzeitig wissen, wenn du mal wieder so was hast, ja? Zahnarzt, oder?«

In diesem Moment sah Lewis Goldsborough als harmlos, schlicht und gierig, die Art von Mann, der in der Schule immer der einsame dicke Junge gewesen war. Plötzlich fühlte er sich extrem wohlgesonnen gegenüber Goldsborough und sogar gegenüber Arthur Tooth. Er fühlte einen ungewohnten Überschwang.

»Ich mache heute die letzte Schicht«, sagte er zu Goldsborough. »Geh du ruhig nach Hause. Du bist begehrter als ich.« Er sehnte sich danach, alleine zu sein, um über die komplexen Zusammenhänge nachzudenken, die ihm vorhin enthüllt worden waren, um zu überlegen, ob Emmy wohl auch an ihn dachte, wie er jetzt an sie dachte. Er wollte Zeit für sich selbst, bevor er mit wiederhergestellter Fassung nach Hause gehen konnte.

Er blieb bis neun Uhr in der Bibliothek und hatte sogar daran gedacht, Tissy telefonisch Bescheid zu geben. Er empfand keine Scham, keinen Loyalitätskonflikt, als er liebevoll und beruhigend mit seiner Frau sprach. Als der Abend heraufzog, war seine Euphorie darüber, das Richtige getan zu haben, langsam aber sicher verflogen, und er betrachtete sein Verhalten mit Entsetzen. Ein Ausrutscher, versuchte er sich einzureden, er war es nicht mal wert, darüber nachzudenken. Trotzdem dachte er darüber nach, unablässig sogar, und je mehr er nachdachte, desto mehr Vorwürfe machte er sich. Er hatte sie zurückgewiesen, und niemand vergibt eine Zurückweisung, so wie auch niemand eine Demütigung vergibt. Aber was hätte er machen können? Sie war unbeständig, das hatte sie selbst eingeräumt; soweit er wusste, machte sie so etwas andauernd. Er versuchte zu bedauern, dass das alles passiert war, aber was er wirklich spürte, war nur ein Erwachen, eine langsame Mobilisierung all seiner verschütteten Energien.

Er stützte den Kopf in die Hände. Was ich zu ihr gesagt habe, stimmt wirklich, es ist wahrer, als ich es gemeint habe, dachte er. Warum sollte sie sich etwas aus mir machen? Warum sollte sich überhaupt irgendjemand etwas aus mir machen? Nicht mal Tissy liebt mich, auch wenn sie mir ständig versichert, dass sie glücklich ist. Aber wie kann ich so weiterleben? Mäßigung habe ich doch eigentlich nie angestrebt. Er nickte dem letzten Studenten zu, stempelte das letzte Buch aus, dann ging er herum und löschte alle Lichter. Er verfluchte die vernünftigen Worte, die er zu ihr gesagt hatte, aber er konnte sie nicht mehr zurücknehmen. Er hatte sich zum Narren gemacht, dachte er, tugendhaft und wankelmütig. Und wie sah ihre Rolle in dieser ganzen Angelegenheit aus? Sie war da, um Ärger zu stiften und sich nichts dabei zu denken. Er verurteilte das aufs Strengste, bewunderte aber gleichzeitig ihre Kühnheit. Die Schwierigkeit – die extreme Schwierigkeit – lag darin, dass er sie vielleicht hätte lieben können. Wenn die Dinge anders gelaufen wären, dachte er, wenn er frei gewesen wäre. Doch er war eben nicht frei. Als er die Tür hinter sich schloss, dachte er daran, dass er zu Hause sein Abendessen im Ofen vorfinden würde und eine stille Tissy vorm Fernseher. Der Gedanke tröstete ihn nicht. Aber immerhin ist niemand wehgetan worden, dachte er sich, als er die schwere Last seiner in Unordnung geratenen Gefühle und seine enttäuschten Erwartungen mit hinausnahm, auf die dunkle und mittlerweile verregnete Straße.

# 10

In den nächsten Wochen war Lewis extrem aufmerksam gegenüber seiner Frau, die ihm plötzlich so vorkam wie damals, als er sich zum ersten Mal von ihr angezogen fühlte. Er sah nur ihre Zerbrechlichkeit, ihre Fügsamkeit, ihren jungfräulichen Mangel an Unabhängigkeit. Das verlieh ihr eine legendäre Qualität, fast als wäre sie dem Einhorn-Wandteppich entstiegen oder hätte einen symbolischen Nonnenschleier getragen. Vor allem war sie umschwebt von einer Aura der Keuschheit, die man nie ganz auslöschen konnte, wie ihm klar wurde. Diese Eigenschaften beeindruckten ihn immer noch, obwohl sie sich in seinem Kopf vermischten mit seiner Ungeduld, seiner Frustration und einem gewissen Grad an Fassungslosigkeit, die langsam aber sicher epische Ausmaße annahm. Er bemühte sich heldenhaft, in sich selbst die nötige Achtung vor der Familie aufrechtzuerhalten. Wenn er sah, wie Tissy durch die stillen Zimmer in seinem Haus ging, oder wenn er sie sah, wie sie geradezu priesterlich einen Teller mit seinem Abendessen durchs Zimmer trug oder er ihren gesenkten Kopf betrachtete, während sie ein Buch las, schmerzte ihn sein Herz, und es gab nichts in der Welt, was er nicht getan hätte, um sie zu beschirmen und beschützen. Er verspürte echte Traurigkeit, wenn ihre großen, wolkenlosen Augen über sein Gesicht wanderten, und danach, wenn ihre zögerlichen Schritte ihm verrieten, dass sie seinen Arm brauchte, um sich darauf zu stützen. Manchmal, wenn er mit ihr im Frühsommer langsam durch die stillen Straßen ging, entdeckte er in sich die Saat einer ernsthaften Sehnsucht. Er konnte ihr nichts davon erzählen, obwohl sie der Gegenstand seiner mitleidigsten Überlegungen war. In Gedanken wandte er sich an sie, als könnte er sie durch bloße Willenskraft zur Zeugin seiner Verwirrung machen. Liebste kleine Frau, dachte er, wann wirst du stark genug sein, um ohne mich zurechtzukommen? Was könnte deine Ängste lindern? Und denkst du bei diesen wortlosen Abendspaziergängen, so gesetzt, so anspruchslos, überhaupt mal an mich? Wie wird es für dich in den kommenden Jahren aussehen, wenn das Leben wider Erwarten schwieriger wird? Wie wirst du altern, besser gesagt, wann wird deine ewige Unschuld der Erfahrung weichen? Wann wirst du anfangen, diese Lektionen zu lernen – die des Verbergens, des Nachmachens, der Doppelzüngigkeit –, mit denen sogar ich mich ein wenig auskenne? Dieses friedliche, ja, geradezu stille Leben hat sich als Ergebnis deines Zögerns eingestellt, der Grenzen, die dir auferlegt waren und die du jetzt mir auferlegst, denn ich fange langsam an zu glauben, dass du sehr stark bist, dass du eine Willenskraft besitzt, die ich bei dir nie vermutet hätte. Aber diese Kraft hat etwas Negatives, denn du widmest sie der Bewahrung eines Status quo, der dich nicht bedrohen wird. Wenn ich so mit dir dahinspaziere, langsam und bedächtig, und du die Augen niederschlägst, dann habe ich das Gefühl, dass wir schon seit Anbeginn aller Zeiten verheiratet sind, als wäre meine eigene Jugend – die genauso zögerlich war wie deine – dazu bestimmt gewesen, in diesem beruhigten Status zu enden, als würde uns das Alter nicht überraschen, oder wenn doch, es sich nicht groß von diesem seltsamen Zustand unterscheiden. Denn wenn wir auch noch immer jung aussehen, ist es eine Jugend, derer sich die meisten jungen Leute schämen würden. Trotzdem hast du deinen weißen Arm im kurzen Ärmel so natürlich unter meinen gehakt, dass ich es jetzt nicht ertragen könnte, wenn er nicht da wäre. Und obwohl wir wie immer deine Mutter besuchen gehen, ist die Sonne mild, die Luft ist freundlich, der Limettenbaum duftet, und mit uns steht eigentlich alles zum Besten. Oder?

Zu anderen Zeiten, wenn er nicht bei ihr war, war er reif genug, sich vor seiner eigenen Tugendhaftigkeit zu ekeln, die nicht ganz aufrichtig oder freiwillig war, er ekelte sich vor der ganzen Vorstellung der Tugendhaftigkeit in ihrer reduzierten christlichen Interpretation: Selbstbeherrschung. Große Taten wurden nicht immer tugendhaft vollbracht, noch wurden große Lieben unschuldig vollzogen. Es wollte ihm scheinen, als wäre er seit seiner Eheschließung geschwächt und passiv geworden, als wäre sein Selbst verkommen und seine Schlichtheit verdorben worden. Wenn er an Emmy dachte, überkam ihn ein verdrießliches, verbittertes Gefühl, als hätte sie kein Recht, ihn durch ihr bloßes Dasein zu provozieren, als hätte sie aus verborgenen Tiefen eine wütende Unzufriedenheit heraufbeschworen – mit dem Leben, das er nun mal leben musste und das vielleicht als normal durchgehen könnte, wenn er die notwendige Wachsamkeit walten ließ. Seine Gleichgültigkeit verschwand und wich einem ganz neuen kritischen Blick. Er war überrascht von seinen zerstörerischen Impulsen, die er ständig unterdrückte, seinen rasenden, aber kranken Gelüsten und den ruhelosen Nächten, die ihn demoralisierten. Manchmal sehnte er sich nach dem Frieden seiner nachdenklichen Jahre, bevor er sie jemals erblickt hatte. Er wusste, dass sie die Macht hatte, ihn in eine heroischere Zukunft zu heben, in ein Leben, wie es einem Mann entsprach, aber dass damit Beschädigungen, Verlassenheit, Verletzungen und auch Verluste einhergehen würden. Unter seiner halbherzigen und unglücklichen Gefügigkeit – einer Gefügigkeit, die einen gewissen Frieden mit sich brachte – entdeckte er eine tiefsitzende Nicht-Bereitschaft zum Abenteuer, und das war ein Quell der Betroffenheit und der reifen Enttäuschung für ihn.

Als Pen und Emmy ihnen eine Einladung zum Dinner schickten, war es mehr oder weniger leicht, abzulehnen, indem man eine Unpässlichkeit bei Tissy vorschob. Tissy weigerte sich jedenfalls hinzugehen, also war seine Ausrede mehr oder weniger ehrenhaft. Wie viel mehr und wie viel weniger – das war eine Frage, die ihn mehrere Tage beschäftigte.

Er begann, morgens früher aus dem Haus zu gehen und abends später heimzukommen, obwohl es ihm nie in den Sinn gekommen wäre, irgendwo anders hinzugehen oder auch nur seinen Weg zu unterbrechen. Voll schonungsloser Energie ging er zu Fuß in die Arbeit und abends wieder zu Fuß zurück, in der Hoffnung, sich selbst zu erschöpfen. Doch seine Energien verdoppelten sich einfach, und er schlief schlecht, zuweilen kaum. Tissy nahm es ohne jede

Kritik hin, sie schrieb es dem Umstand zu, dass er sein Buch fertig geschrieben hatte und sich ohne die körperliche Anwesenheit dieses Buches im Haus unwohl fühlte. Seltsamerweise war sie ihm tatsächlich eine Hilfe: Ihre Ruhe, sogar ihr Schweigen, vermittelten ihm, dass nichts wirklich Schlimmes geschehen war.

An einem dieser Tage bekam er einen ziemlich üblen Schrecken. Er war gerade zu Mittag bei Selfridges beim Einkaufen – denn er empfand eine sentimentale Bindung an diesen Ort –, da hörte er, wie er laut und begeistert von einer stämmigen Frau in einem glänzend blauen Kleid begrüßt wurde, mit der ihn seines Wissens nichts verband.

»Lewis! Lewis Percy!«

Er drehte sich um, verblüfft, dass man ihn hier entdeckte, und blickte in das immer noch hübsche, aber jetzt langsam alternde Gesicht von jemand, an den er sich nicht erinnern konnte.

»Kannst du dich denn nicht an mich erinnern? Ich habe dich sofort wiedererkannt! Du hast dich überhaupt nicht verändert. Ich bin's, Roberta! Jetzt erinnerst du dich wieder, oder? Roberta aus Paris! Aus dieser komischen Wohnung, in der wir alle gewohnt haben.«

»Roberta! Natürlich!«

Er umarmte und küsste sie. Doch hätte er sie niemals von selbst wiedererkannt. Sie hatte gewaltig zugenommen und sah ziemlich alt aus. Sie musste in ihren frühen Fünfzigern sein, rechnete er sich aus, und dann fiel ihm ein: Seit Paris waren fast zwölf Jahre vergangen, und wenn die Jahre so grob mit ihr umgesprungen waren, was mussten sie dann aus ihm gemacht haben?

»Du hast Paris also verlassen?«, fragte er. »Ich dachte, du würdest da nie weggehen.«

»Na ja, ich habe mich nach einer eigenen Bleibe gesehnt. Ich habe jetzt eine wunderschöne kleine Wohnung in St. John's Wood. Selbstverständlich habe ich den Preis dafür bezahlen müssen, aber ich bin eigentlich ganz zufrieden. Ich arbeite übrigens für eine Druckerei – ein kleiner Abstieg, aber was will man machen? Ich glaube, ich hatte wirklich Glück. Aber ich muss so oft an die alten Zeiten denken. Wir haben furchtbar viel gelacht, oder?«

Sie musterte ihn liebevoll. Er hätte sein Gesicht am liebsten an ihrem Hals vergraben und ihr all seine Kümmernisse anvertraut, aber er gab ihr bloß noch einen Kuss auf die Wange und lächelte.

»Und was ist mit dir? Wie steht es mit deiner Arbeit?«

»Ich habe meine Abschlussarbeit in ein Buch umgearbeitet«, sagte er. Er glaubte nicht, dass er ihr die überwältigende Monotonie seines Alltagslebens erzählen konnte, denn sie würde ihn einfach nur verständnislos aus ihren großen Augen anschauen. So lächelte sie ihn nur liebevoll an.

»Du warst schon immer so ein kluger Junge. Und du siehst jetzt so gut aus, ziemlich vornehm. Du hast zugenommen und bist noch größer geworden. Aber ich habe dich trotzdem gleich erkannt, stimmt's?« Sie lachte entzückt.

»Ich bin verheiratet«, sagte er.

»Das erklärt die Sache natürlich. Ach, mein Lieber, ich bin so froh, dass es dir so gut ergangen ist. Vielleicht kommst du ja irgendwann mal mit deiner Frau bei mir vorbei. Du kannst mich jederzeit anrufen, ich stehe im Telefonbuch. Koste doch mal von dieser Salami«, fuhr sie fort. »Hast du immer noch so einen Appetit? Das ist eins von den Dingen, die mir am meisten in Erinnerung geblieben sind.«

»Du warst immer so nett zu mir, Roberta.«

»Ich?« Ihre Augen weiteten sich. »Wir haben dich alle gemocht, Lewis. Du warst unser kleiner Liebling. Ach, ich sollte dich nicht aufhalten. Pass gut auf dich auf, mein Lieber. Und ruf mich mal an.«

Er fühlte sich einem so großzügigen Geist nicht gewachsen und konnte ihr nur nachblicken, als sie sich wieder an ihren Platz in der Schlange am Brotstand einreihte. Sie war immer noch gepflegt, immer noch kühn, und trotz ihres Gewichts und ihrer ergrauenden Haare immer noch ungehemmt. Er liebte ihre fröhlichen Farben, die perfekt zu ihrem Wesen passten. Er stellte sie sich in ihrer kleinen Wohnung vor, wie sie köstliche Mahlzeiten kochte und ihre Gäste herumkommandierte. Eine zufriedene Frau, begierig auf die guten Dinge des Lebens und zweifellos genauso entnervend direkt. Wenn er Tissy mit zu ihr nahm, würde sie seine Ehe im Handumdrehen durchschauen. Er wusste noch, wie sie die jungfräuliche Cynthia gerügt hatte: *»Faites de la gymnastique ou faites-vous baiser!«* Er musste lächeln, als er daran dachte, und dann seufzte er. Viel gewonnen, viel verloren. Würde es immer so sein? Doch im Laufe des Nachmittags kam sein Lächeln immer wieder, wenn er in der stillen Bibliothek an Roberta dachte, jetzt korpulent und freundlich, mit einem arglosen guten Willen, der alles überstieg, was er selbst zu bieten hatte. Er dachte über das Geheimnis der Freundlichkeit nach, die nicht sehr gleichmäßig verteilt war bei den Menschen, wobei der äußere Schein in dieser

Hinsicht mehr täuschte als anderswo. Neugierig schaute er tatsächlich ins Telefonbuch und sah, dass sie in der Hall Road wohnte. Auf dem Heimweg schickte er ihr einen großen Strauß Rosen.

Denn er war immer noch verführt und bezaubert von weiblicher Gesellschaft, mehr noch von ihrer Gesellschaft als von ihren beunruhigenden Ansprüchen. Er sehnte sich danach – wenn das denn möglich gewesen wäre –, sich in ihrer wohlwollenden Gegenwart zu entspannen und seine Lehrjahre des Herzens noch einmal von vorn zu beginnen. Er stellte sich eine Art Lehrgang vor, in dem Frauen für den Unterricht zuständig waren, denn war das nicht ihr Geschäft? Ohne sie war er blindlings in verschiedene Richtungen gerannt, wahrscheinlich die falschen, nichts hatte so funktioniert, wie er es erwartet hatte; selbst das Gespräch war zusammengebrochen. Das musste die Erklärung für Tissys Stummheit sein und für die unausgesprochene Frage, die zwischen ihnen stand. Er konnte beim besten Willen nicht nachvollziehen, wie ihr gegenwärtiges Leben sie zufriedenstellen konnte, obwohl es selbstverständlich eine Verbesserung war nach dem, das sie bei ihrer Mutter geführt hatte. Gerade ihr Schweigen wies auf einen Rückzug, eine heimliche Verurteilung hin, obwohl er sie nie auch nur einen Kritikpunkt vorbringen hörte. Sie war in vielerlei Hinsicht eine Fremde für ihn, eine Fremde, der entgegenzukommen er verpflichtet war. Manchmal stellte er sich vor, dass sie ihm gegenüber vielleicht dieselben Gefühle hegte. Doch inzwischen war diese Ehe so etabliert, dass ihm keine andere Wahl blieb, als sie fortzusetzen. Es gab keinen guten Grund, es nicht zu tun. Im Vergleich zu Tissy in ihrer offiziellen

Rolle nahm sich Emmy fast schon unbedeutend aus, sie hatte nicht mehr Autorität als eine Ausgestoßene. Angesichts der Probleme, die ihm beide stellten, sehnte er sich danach, wieder jung zu sein, unreif, hoffnungsvoll, ungezwungen, ja, ungezwungen, wie er es schon seit vielen Jahren nicht mehr gewesen war.

Aber so unbedeutend sich Emmy ausnahm, sie war doch extrem beharrlich. Vor sein geistiges Auge beschwor er sie: Sie trug ihren langen braunen Rock, ihr Gesichtsausdruck war ernst und ihr Blick traurig. Freilich konnte er die Tatsache, dass sie ihn sogar in seinen Träumen und Fantasien zu verurteilen schien, nicht missverstehen. Das machte ihn so nervös, dass er sich entschloss, nie wieder einer so verurteilenden Frau den Hof zu machen. Vor ihrer Verachtung welkte sein chevalereskes Benehmen dahin, und ihm wurde klar, dass das, was er bei sich für einen gewissen stumpfen Anstand gehalten hatte, sein Bemühen um aufrechtes Bürgertum, nach weltlichen Maßstäben nichts als Unfähigkeit war. Er wollte das Richtige tun, was auch immer das war: Er war sich nicht mehr sicher. Dieser Gedanke löste in ihm gewisse faszinierende Spekulationen aus über die Frage, was heldenhaftes Verhalten für Menschen bedeutete, die in der wirklichen Welt lebten und nicht gebunden – oder geschützt – waren durch die Konventionen der Literatur. Er begann die Umrisse eines zweiten Bandes zu erahnen, ein überarbeiteter Folgeband des ersten: Der Held betritt das zwanzigste Jahrhundert. Oder? Während die Mechanismen seines Gehirns wieder zu funktionieren begannen, fühlte er schiere Erleichterung. Diese hatten Bestand trotz seiner Liebe zu den Frauen im Allgemeinen und seiner Frau und seiner vermeintlichen Geliebten im Besonderen. Tatsächlich hatte seine Arbeit die Funktion – im Gegensatz zu der seiner Fantasie –, ihn vor solchen Gefahren zu bewahren, in die die Unachtsamen einfach hineinrannten. In einem neuen Notizbuch begann er, einen Plan zu entwerfen, und er freute sich, als die Titel der Bücher, die er wieder lesen musste, immer mehr wurden und erste Kapitelüberschriften Form annahmen. Es wurde Zeit, dachte er, dass jemand die Sache der Männer in der Literatur verfocht. Die Sympathie der Feministen begann die Frauen in einen unmöglich hohen heldenhaften Status zu heben. Als ihm aufging, dass sowohl er als auch sein Untersuchungsgegenstand durch männliche Konventionen gebunden waren, fühlte er sich ausgesprochen erfrischt. Zum ersten Mal seit Tagen konnte er wieder mit Pen zu Mittag essen, ohne in ihm Emmys Bruder zu sehen. Pens feines Gesicht mit den roten Wangen, mit seiner angenehmen Aura der Liebenswürdigkeit, rief in seiner zarten Erinnerung kein anderes Gesicht hervor, sondern blieb Pens. Er hatte den Verdacht, dass Pen Bescheid wusste über das, was zwischen Emmy und ihm passiert war, aber zu höflich war, um es zu erwähnen. Dieses Zeichen männlicher Manieren munterte Lewis auf, er fühlte sich gleich viel weniger einsam. Frauen, überlegte er, wären unter ähnlichen Umständen aufeinander losgegangen. Die Vorstellung, man könnte ihn auffordern, all seine Sorgen zu beichten, ließen ihn instinktiv schaudern. Der *Drang* zu beichten war eine Sache: Er hatte den Drang verspürt, Roberta zu beichten. Doch das war fast theatralisch gewesen. Die *Aufforderung* zu beichten schien ihm die Grenze zu markieren, welche Freundschaft von Verschwörung trennt – Frauen überschritten sie ständig, Männer nie. So sehr bewunderte er die Verschwiegenheit seines Freundes, dass er sich fragte, wie er ihm das mitteilen könnte, doch dann wurde ihm klar, dass er sie beide mit so etwas zutiefst blamiert hätte.

Obwohl in der Bibliothek für gewöhnlich das schattige Flair des Winters herrschte, bemerkte Lewis auf seinen Wegen zur und von der Arbeit, dass die langen Sommertage mittlerweile da waren. Der Himmel behielt sein Weiß bis weit nach neun, manchmal sogar bis kurz vor zehn. Lewis und Tissy ließen sich von den schönen, ruhigen Abenden verlocken, ihre Spaziergänge unter voll belaubten Bäumen zu unternehmen, vorbei an Vorgärten voll blühender Rosen. Auf solchen Abendspaziergängen, die durch eine stillschweigende Übereinkunft nicht immer mit einem Besuch bei Mrs Harper endeten (denn die Luft war zu feierlich, zu gesund für so einen kurzen Weg), bewunderte Lewis den Rhythmus seines natürlichen Habitats, wie er es noch nie zuvor getan hatte. Er hatte sich selbst vor Emmy als Mann aus der Vorstadt beschrieben, in der Hoffnung, sie damit von ihrem Vorhaben abzuschrecken, denn ihr Hintergrund war definitiv aristokratischer als sein eigener. Doch jetzt spürte er, dass es fast eine Berufung war, aus der Vorstadt zu kommen, denn es gehörte Beständigkeit dazu, eine gewisse Bescheidenheit angesichts der Versuchung – soziale und andere – und eine liebevolle, fast schmerzliche Anbindung an ein Zuhause. Der Stempel einer Kindheit in der Vorstadt, überlegte er, zeichnete einen Menschen wohl fürs Leben. Es war schwieriger, auf- oder auch abzusteigen, wenn man in einer stillen Straße aufgewachsen war, in einem großen, aber unprätentiösen Haus, dessen weite Fenster anderen vom gleichen Muster gegenüberstanden und hinter deren Vorhängen man ab und zu die vage, blasse Gestalt einer Frau erkennen konnte, die ihren unverfänglichen Beschäftigungen nachging und darauf wartete, dass der Brötchenverdiener nach Hause kam. In diesem Fehlen jeglichen Abenteuers, das sich aus so einer Art Leben ergab – oder einem davon auferlegt wurde –, lag für ihn eine Anmut. Wenn er so Arm in Arm mit seiner Frau wortlos dahinschlenderte, fast beruhigt, merkte er, dass er sich in seinem natürlichen Habitat befand, an dem Ort, wo er hingehörte. Manchmal machte ihn das traurig, aber andererseits gehörte auch die Traurigkeit zu diesen stillen Straßen, diesen trägen, heißen Nachmittagen. Er dachte an hundert Madame Bovarys, die auf einen Liebhaber warteten, während ihre Ehemänner draußen waren und irgendeinem harmlosen Geschäft nachgingen. Vielleicht hegte ja auch Tissy solche aufrührerischen Gedanken. Das war das Dumme an den Frauen, sagte er zu sich selbst: Im Großen und Ganzen waren sie so viel mutiger als Männer. Dann wurde ihm klar, dass er bei seiner Frau ein Verhalten verabscheuen würde, das er bei sich ganz natürlich fand, obwohl es ihn bei anderen Frauen vielleicht faszinierte. Er schüttelte den Kopf: Es gab keine Antwort auf all diese Fragen.

Eines Abends, als sie gerade eine letzte Tasse Tee tranken, klingelte das Telefon. Tissy nahm ab.

»Für dich«, sagte sie mit vorgeschobenen Lippen. »Diese Frau, Emmy. Sie will dich sprechen. Es ist wichtig, sagt sie.«

Sie würde doch wohl nicht so kühn sein, ihn hier zu verfolgen? Lewis war fast selbstgerecht schockiert, als er den Hörer von Tissy entgegennahm. Trotzdem gestattete er ihr, sich in die Küche zurückzuziehen, bevor er sich räusperte und sprach.

»Emmy?«

»Lewis? Könntest du zu Pens Haus kommen?« Ihre Stimme klang entfernt und verweint.

»Warum? Ist was passiert?«

»Es geht um Pen«, fuhr sie fort. »Es hat ... ein bisschen Aufregung gegeben. Es geht ihm gut, aber wir hatten einen ganz grässlichen Streit. Ich glaube, er ist furchtbar betrunken. Könntest du wohl vorbeikommen? Ich glaube, er würde sich das auch wünschen.«

»Ja, natürlich«, sagte er, und sein Mund war auf einmal ganz trocken. »Ich bin in einer halben Stunde bei euch.«

»Irgendwas ist mit Pen passiert«, erklärte er Tissy. »Ich gehe jetzt zu ihm. Warte nicht auf mich – es könnte sein, dass ich dortbleiben muss.«

Das Bild, das ihm von ihr blieb, war eine blasse Gestalt, die langsam von der Küchentür rückwärts ging, die Tassen vom Tisch räumte und sie dann ebenso langsam in die Spüle stellte. Sie nahm sich geisterhaft, geringfügig, dürftig aus neben der Aussicht, Emmy wiederzusehen. Doch er war zu aufgeregt, um genauer darüber nachzudenken, was das bedeutete. Ihm war auch bewusst, dass ihr das Ganze überhaupt nicht gefiel, aber auch die Überlegungen darüber verschob er auf später. Trotz seiner Nervosität war er sich in keiner Weise bewusst, dass irgendetwas Ungehöriges geschehen könnte.

Er rannte zur Hauptstraße und nahm sich ein Taxi, das durch glückliche Fügung gerade vorbeikam. Pens Haus, ein Cottage nach Londoner Maßstäben, doch mit dem begehrenswerten Chic, der seinem eigenen Haus fehlte, befand sich in der Pitt Street. Der Himmel war inzwischen dunkel geworden, Menschenmengen strömten aus den Kinos. Er hatte diesen Stadtteil immer gemocht, von dessen Lebhaftigkeit sein eigenes Haus zu weit entfernt schien, seine Gegend war zu ländlich, wenn man sie von hier aus betrachtete, zu verschlafen und provinziell. Instinktiv rückte er seine Krawatte zurecht, bevor er klingelte.

Emmy stand vor ihm, in einem langen, violetten Rock und einer cremefarbenen Seidenbluse, die halb verborgen war hinter Reihen von Perlmutt- und Bernsteinperlenketten. Sie sah ihn desinteressiert an, mit einem Gesichtsausdruck, der so ernst war, wie er erwartet hatte. Wenn überhaupt, wurde sie dadurch noch attraktiver. Er merkte, dass er sich nach ihrer Milde sehnte.

»Was ist passiert?«, fragte er.

Sie zuckte mit den Schultern und deutete auf den Salon, wo Pen in einem Sessel saß. Er war rot im Gesicht, aber schaute seltsam abwesend, als würde er gedanklich in höheren Sphären schweben. Er hatte ein Glas Whisky in der Hand und lächelte müde, als er Lewis erblickte, als erinnere allein Lewis' Anwesenheit ihn an einen Umstand, den zu übergehen oder sogar zu vergessen er bereit war. Lewis hatte unmittelbar das Gefühl, dass hier etwas unterdrückt und unerklärt geblieben war, eine von diesen Familiengeschichten, bei denen Außenstehende nicht zugelassen sind.

»Sie hätte dich wirklich nicht anrufen sollen«, sagte Pen, der einen gereizten Unterton in der Stimme nicht ganz verbergen konnte. Ohne seine normalen Manieren und sein selbstbewusstes Lächeln hatte er ein Gutteil seiner Autorität eingebüßt. Sein natürlicher Charme samt all seiner Gewissheiten war verloren, das sah Lewis jetzt, wenn er sich einer verwirrenden Situation gegenübersah, die ihn seiner Würde beraubte und ihm die Möglichkeit einer angemessenen Haltung dazu nahm.

»Alles in Ordnung, Pen?«

»Selbstverständlich ist alles in Ordnung. Eine kleine Meinungsverschiedenheit. Zu albern, das Ganze.«

»George hat die Beherrschung verloren«, verkündete Emmy, die sich an den Türrahmen lehnte. »Er kann mich nicht ertragen, das ist das Problem. Er mag es nicht, dass ich meinen eigenen Schlüssel habe. Ich soll ihm aus dem Weg gehen. Kannst du das glauben?« Ihre Augen waren ganz groß vor Empörung über diesen Angriff auf ihre Freiheiten.

»Emmy«, sagte Pen gepresst, »ich habe dich wirklich von Herzen gern, aber ich schätze es absolut nicht, wenn du dich in meine Angelegenheiten einmischst. Was das angeht, möchte ich wirklich nicht, dass du andauernd hier reinschneist. Das heißt, nicht unangekündigt. Meine häuslichen Arrangements gehen dich gar nichts an. Tut mir leid, Lewis. Sie hatte überhaupt kein Recht, dich anzurufen. Bitte, nimm dir einen Drink. Nicht, dass wir gerade besonders disponiert wären, Gäste zu haben. Aber wir haben ja auch keine Gäste erwartet. Ich zumindest nicht. Emmy offenbar schon.« Er trank sein Glas leer und begann die Ouvertüre von *La Traviata* zu summen.

Lewis hatte Mitleid mit Emmy, der die Tränen in die Augen gestiegen waren. Wie schnell und leicht sie weinte! Doch hier gab es einen echten Grund: Pens Tadel war grausam. In diesem Moment konnte er sehen, wie die beiden gewesen sein mussten, als sie noch viel jünger waren: die lästige, bewundernde Schwester und der ebenso kontrollierte wie kontrollierende Bruder. Gleichzeitig wurde ihm der Unterschied in ihren Absichten bewusst: Pen brauchte ihn nicht, er wollte ihn nicht mal hier haben. Warum war er dann hier? Irgendetwas Bedauerliches war vorgefallen, das war ziemlich klar, und es war ebenso klar, dass es ihn nichts anging. Er verspürte die leise Ungeduld von jemand, der als Zeuge in einer Sache aufgerufen wird, in die er gar nicht verwickelt war. Gleichzeitig war er erpicht darauf, seine Anwesenheit zu rechtfertigen.

»Kommt George heute Abend noch zurück?«, wollte er wissen.

Statt einer Antwort schenkte Pen sich noch einen Whisky ein. Diese Handlung führte Lewis die Außergewöhnlichkeit der Umstände vor Augen. Pen, der sich nie zuvor gestattet hatte, in einem so würdelosen Licht gesehen werden, mit den bloßgelegten Details seines Lebens, hatte vorübergehend sein normales, erwachsenes Selbst abgelegt. Davon abgesehen lag für Lewis etwas Fragwürdiges über dieser ganzen Geschichte, und es sah Pen nicht ähnlich, es zugelassen zu haben. Darin war er seiner Schwester gar nicht ähnlich, die sich nicht beirren ließ und drastisch werden konnte: Wenn es Ärger gab, in den sie verwickelt war, forderte sie Unterstützer an, bei denen sie sich leidenschaftlich beschweren konnte. Vielleicht war es ungerecht, dachte er, doch er fühlte sich unwohl. Er wurde vorgeladen als ein Freund, obwohl er ein Freund auf einer ganz anderen Basis war: mild, diskret, anspruchslos, bescheiden. Die Regeln des Spiels waren gebrochen worden, und hier stand er jetzt, unter einem reißerischen Vorwand hergelockt, und keiner wusste genau, was jetzt von ihm erwartet wurde. Solche Vorfälle gab es in seiner Welt nicht. Er war sich plötzlich seines engen Horizonts bewusst, schämte sich seines Widerwillens und machte sich Vorwürfe wegen seiner Zimperlichkeit.

»Tja, George kann nicht erwarten, immer überall seinen Willen zu bekommen«, sagte Emmy, die nicht bereit war, die Angelegenheit ruhen zu lassen. »Und du solltest dich nicht entschuldigen. Es geht ihn nichts an, ob ich einen Schlüssel habe oder nicht.«

»Emmy«, sagte Pen mit ungeheurem Ekel, »hältst du jetzt bitte deinen Mund?«

Doch sie dachte gar nicht daran. Lewis sah, wie sie erregbar und zerstörerisch in dem kleinen Zimmer auf und ab lief und ihre Wangen im Maße ihrer steigenden Empörung immer röter wurden. Sie war auch sehr begehrenswert. Als Vorstellung war sie eine Klasse für sich: Sie war nicht umsonst Schauspielerin, bemerkte er. Er nahm ihren seltsamen, leicht auslösbaren Ärger wahr, der sich an jeden Vorwand klammerte wie aus Protest gegen die Leute, die sie so abscheulich enttäuscht hatten. Dabei konnte sie selbst auch abscheulich sein, aber er verstand, warum. Er verstand, dass sie immer nach dem geeigneten Berufungsgericht suchen würde, dem sie ihre Sache unterbreiten konnte, und dass ihre Unfähigkeit, es zu finden, ihre Verzweiflung nur steigern würde. Sie wollte entschädigt werden für das, was er nur intuitiv erraten konnte – die Enttäuschungen, die das Leben ihr zugemessen hatte. Wenn ihre Forderungen nicht total, unmittelbar und dauerhaft erfüllt – oder zumindest zugestanden – wurden, reagierte sie mit Tränen, Verständnislosigkeit und weiterem schlechten Benehmen. Lewis respektierte ihren Kummer, obwohl er ihm trivial erschien, fast so wie sein eigener, doch er konnte nur den Kopf schütteln über ihre mangelnde Einsicht, wie unangemessen ihr Verhalten war. Diese hatte natürlich ihre riesige Taktlosigkeit ermöglicht, ihn von seiner tugendhaften Frau wegzuholen und ihn quer durch London fahren zu lassen, um ihn Stellung in einem privaten Streit beziehen zu lassen. Er sah auch, dass Pens Zustand sich infolge seines Besuchs ganz leicht verändert hatte. Es musste viele Gelegenheiten gegeben haben, bei denen Emmy diese Art würdeloser Intervention unternommen hatte wie jetzt. Sie verbreitete eine Aura des Wahnsinns um sich, gegen die nicht mal Pen immun war. Wenn Lewis an seiner Stelle gewesen wäre, hätte er sie daran gehindert.

Lewis räusperte sich. »Es wird langsam spät«, sagte er. »Ich muss wieder zurück. Geh doch einfach zu Bett, Pen.«

»Lewis«, sagte Pen eindringlich, »war nett von dir, dass du gekommen bist. War natürlich alles Unfug. Emmy ... Ach, vergiss es. Ich habe so ein Gefühl«, fuhr er fort, »als würde ich morgen vielleicht nicht in die Bibliothek kommen. Kannst du das Goldsborough bitte ausrichten?«

»Selbstverständlich«, sagte Lewis und zog Pen aus seinem Sessel hoch. Er bemerkte, wie betrunken Pen tatsächlich war, was Emmys Bitte nachträglich doch noch eine gewisse Berechtigung verlieh. Das erleichterte ihn fast. »Ich bringe dich dann mal nach oben, einverstanden? Anschließend setze ich Emmy in ein Taxi. Und mach dir keine Sorgen wegen morgen.«

Er führte Pen die Treppen zu seinem Schlafzimmer hinauf, nahm sich ein Buch und las darin, während Pen im Badezimmer war, und dann wartete er, bis er getrost das Licht ausmachen konnte.

»Gute Nacht«, sagte er. Er bekam keine Antwort. Leise machte er die Tür hinter sich zu.

»Was war das jetzt?«, fragte er Emmy in der Küche.

Sie zuckte mit den Achseln. »George ist sehr jähzornig. Sie haben sich gestritten, anscheinend meinetwegen – ich weiß nichts Genaueres. Pen wird wütend sein, dass ich dich gerufen habe: Er ist ein schrecklicher Geheimniskrämer. Es ist schwierig für ihn, weißt du. Unsere Eltern wissen es nicht. Ich habe es natürlich immer gewusst. Leider kann ich George nicht ausstehen. Was auf Gegenseitigkeit beruht, würde ich sagen.«

»Warum genau hast du mich hergerufen?«, fragte Lewis. »Du wärst doch auch gut alleine zurechtgekommen.«

»Natürlich wäre ich das«, gab sie verärgert zurück. »Ich habe dich hergerufen, weil ich dich wiedersehen wollte und weil ich gesehen habe, dass du nicht den Mumm haben würdest, selbst etwas zu unternehmen. Es ist jetzt zwei Monate her, Lewis. *Zwei Monate*. Warum hast du dich nicht mehr gemeldet? Das wäre doch das Mindeste gewesen.«

»Emmy«, sagte Lewis, »jetzt lass uns doch nicht wieder damit anfangen. Du scheinst ja entschlossen zu sein, mich ins Unrecht zu setzen. Ich merke, dass du das zum Lachen findest – ich tatsächlich auch. Und ich wage zu sagen, dass du Ehemänner so sehr hasst wie Ehefrauen, aber ich bin nun mal einer, ob es dir nun gefällt oder nicht.«

»Na und? Ich rede hier von dir und mir. Deine anderen

Gefühle sind mir egal. Die kannst du alleine haben. Wenn ich weg bin.«

»Weg?«

»Ja. Ich gehe ins Ausland, um einen Film zu drehen, und selbst wenn ich nicht weggehen würde, würde ich dich ohnehin nicht mehr treffen wollen. Überhaupt«, fügte sie hinzu, »bezweifle ich, dass du so furchtbar wichtig bist. Ist ja schließlich nicht so, dass ich in dich verliebt wäre.«

»Nein«, gab er ihr recht. »Das kann man sicher nicht behaupten. Und bitte fang jetzt nicht wieder an zu weinen. Wenn du mich nicht liebst, warum weinst du dann? Weil du nicht haben kannst, was du willst? So was machen kleine Kinder.«

»Es ist überhaupt nicht nötig, dass du böse auf mich bist«, sagte sie und brach in Tränen aus. »Alle sind böse auf mich, Lewis«, schluchzte sie. »Niemand will mich. Warum bleibst du nicht? Du musst bleiben. Jetzt kannst du nicht mehr nach Hause fahren, es ist zu spät.«

»Wenn ich jetzt gehe«, sagte er und strich ihr übers Haar, wobei er ihre Wärme an seiner Hand spürte, »dann ist niemand zu Schaden gekommen. Außerdem sind wir hier in Pens Haus.«

»Es gibt massenweise Schlafzimmer«, versicherte sie ihm. »Pen wird nichts davon erfahren. Ich rede nie über solche Dinge.«

Trotz allem musste er lächeln. Sie drängte ihn geschickt die Treppe hoch und über den Flur. »Niemand wird es erfahren. Deine Frau wird glauben, dass du bei Pen bist.« Sie nahm ihre Ohrringe ab und ihre vielen Ketten. Er setzte sich auf ein fremdes Bett und schaute ihr zu, in dem Bewusstsein, dass sie gefährlich war und er gefährdet. Als er sie küsste, tat er es in dem Wissen, dass der Zeitpunkt für diese Affäre – wenn es denn eine Affäre sein sollte – extrem schlecht gewählt war. Da er selbst völlig unvorbereitet war, wurde er von ihrer Geschwindigkeit überrollt. Für seinen Geschmack hatten ihre Handlungen etwas ein wenig zu Entschiedenes. Sie passten nicht zu der Zögerlichkeit einer entstehenden Verbindung. Er fühlte sich unbehaglich, fast verärgert. Sie behandelte ihn wie einen von diesen unzulänglichen Liebhabern, dachte er, über die sie sich bei ihm beschwert hatte, doch er erkannte, dass in Wirklichkeit sie ihre Liebhaber durch ihre Wildheit beleidigte, indem sie ihre Beleidigungen den Absichten ihres Gegenübers vorausschickte. Wo sie Niedertracht sah, sahen sie tatsächlich nur Vorsicht, und ihre eigenen Vorstöße wurden mit solcher Tatkraft beantwortet, dass sie einen Rückzieher machten, so wie Hotelgäste sich entschuldigten, nachdem sie in ein falsches Zimmer geplatzt waren. Er hatte doch wohl ein Recht darauf, sich eine empfindsame Reaktion von ihr zu erwarten? Ihn verließ jedes Verlangen, und an seine Stelle trat eine befremdliche Besorgnis, als wäre er vollkommen für sie verantwortlich. Er erinnerte sich daran, wie sie ihre Verzweiflung, ja, fast schon Angst, zum Ausdruck gebracht hatte, als Pen sie getadelt hatte. Als ob sie dachte, dass sie nirgendwohin gehörte! Aber wo gehörte sie hin? Genauer gesagt: Wo gehörte er hin? Und wie konnte er ein bisschen von ihrer beider Würde retten, wo sie jetzt in dieser fast schon komischen Falle saßen? Wie konnte er von ihr erwarten, dass sie ihn liebte, so wie er jetzt wusste, dass er sie liebte, wenn sie beide so unsicher waren, ob sie akzeptabel waren? In der Liebe, so viel wusste er, konnte Demütigung leicht in Hass umschlagen. Und Emmy war gedemütigt worden, bevor er ins Bild getreten war. Was auch immer er tat, man würde es ihm vorwerfen.

»Moment mal«, sagte er. »Da gibt es schon noch ein paar Dinge, über die wir sprechen sollten.«

»Was für Dinge?«, fragte sie ungläubig. »Machst du Witze?«

»Dinge, die für dich nicht wichtig sind, für mich aber schon. Was unter diesen Umständen richtig ist. Wie wir weitermachen wollen. Ob wir überhaupt weitermachen wollen. Was dem hier folgen soll. Was du willst. Was ich will. Meine Frau trägt keine Schuld an dieser Geschichte, egal, was du glaubst. Ich kann sie nicht verlassen«, sagte er, und ihm sank das Herz, denn ihm war bewusst, dass er sie beide enttäuscht hatte, dass er etwas ganz Fatales getan hatte.

»Soll das etwa heißen, du willst jetzt nach Hause gehen?« Ihre Stimme klang jetzt hart, unnachsichtig, doch sie musste ihr Gesicht kurz abwenden, weil sie nicht wollte, dass er ihre Enttäuschung sah.

»Du liebst mich doch gar nicht, oder?«, fragte er sie und nahm ihr Gesicht in beide Hände.

»Woher soll ich das wissen?« Sie schüttelte seine Hände ab.

»Ich weiß es.«

Sie musterte ihn neugierig, zögerte, und dann traf sie ihre Entscheidung, die nicht zu seinen Gunsten ausfiel, wie er sehen konnte.

»Was bist du für ein Ehemann«, sagte sie. »Und aus meiner Perspektive: was für ein Scheißkerl!«

»Beides, das lässt sich nicht vermeiden.«

Sie knöpfte ihre Bluse wieder zu. »Bist du sicher, dass du es allein nach Hause schaffst?«, fragte sie in säuerlichem Ton. »Oder soll ich deine Frau anrufen, damit sie dich abholen kommt?«

»Bitte, Emmy, lass das doch. Ich liebe dich wirklich. Und ich will mit dir zusammen sein, aber nicht hier, nicht so. Ich will ein besseres Leben«, sagte er verzweifelt. »Nicht nur das hier. Das hier ist nicht gut genug. Verstehst du?«

»Gut genug?«, fragte sie mit einer ganz zarten Andeutung von Hohn in der Stimme, wie er mit Schrecken hörte. »Nichts ist jemals gut genug, wusstest du das noch nicht? Zumindest nicht für mich. Und jetzt machst du es noch schlimmer. Du hättest mich glücklich machen können, aber du hast dich dagegen entschieden – das ist alles, was ich hier verstehe. Ich bin auch nicht glücklich. Hast du daran schon mal gedacht?«

»Weißt du«, sagte er, »meine Gefühle sind total anders. Ich bezweifle, dass ich dir das begreiflich machen kann – dafür haben wir nicht genug Zeit –, aber was du hier vorschlägst, ist nicht die Antwort. Die meisten Männer würden sich auf so eine Gelegenheit stürzen. Aber das sind die Männer, über die du dich beklagst, mit ihren kleinen Arrangements. Bei dir ist man in jedem Fall der Dumme, oder?«

»Vielleicht«, sagte sie in gelangweiltem Ton, ohne sich zu ihm umzudrehen. »Aber du hast mir auch nicht gerade viel angeboten, oder? Du sagst, dass du mich liebst, und trotzdem hast du dich von mir ferngehalten. Das war falsch, Lewis. Wir hätten uns treffen können, noch einmal zusammen spazieren gehen und uns unterhalten können. Deine

Gefühle sind mir egal, wenn du darauf bestehst, sie für dich zu behalten. Ich finde das erbärmlich und schwach. Wenn du mich liebst, was bist du bereit, dafür zu tun? An mich denken, wenn du mit deiner Frau im Bett bist? Ich glaube, da ist meine Art schon besser. Sauberer. Ehrlicher.«

»Keine Art wäre die richtige gewesen«, sagte er. Ihm war auf einmal ziemlich kalt.

»Ich bin müde«, sagte sie. »Würde es dir etwas ausmachen, jetzt zu gehen? Du findest doch selbst hinaus, oder?«

Keiner von beiden rührte sich. »Ich will, dass du so viel mehr bekommst«, sagte er. »Ich will es dir geben. Aber nicht so.«

»Und was meinst du, was ich will?«, fragte sie. Sie schauten sich wissend an.

»Ich verachte Männer, die Dinge versprechen, die sie nicht halten können«, sagte er. »Deswegen kann ich dir nichts versprechen. Ich muss jetzt nach Hause – dort scheine ich hinzugehören, ob es mir gefällt oder nicht. Ich wünschte, es wäre anders, aber ich kann es nicht ändern. Ich kann dir nichts anbieten, weißt du. Ich kann dir nichts anbieten, was irgendwie fortgesetzt wird. Ich weiß nicht mal, ob du so etwas überhaupt im Sinn hattest. Du hast gesagt, du gehst weg. Aber ich muss hierbleiben. Was meinst du, wie sich das anfühlen würde?«

Sie schien ihn nicht zu hören, aber blieb mit gerunzelter Stirn auf dem Bett sitzen – nicht verärgert, dachte er, sondern verwirrt.

»Ist es nicht seltsam, dass alle mich rauswerfen?«, fragte sie. Er schaute sie an, doch sie war in Gedanken verloren, die älter waren als er. »Ich will nur dasselbe wie alle Frauen.

Ich will, dass man sich um mich kümmert, so wie du dich um deine Frau kümmerst. Das ist das Einzige, was ich wirklich will. Für irgendjemand an erster Stelle stehen. Und ich dachte, das könnte ich bei dir.«

»Ist das alles, was du willst?«, fragte er, erschüttert von der Unverblümtheit ihrer Aussage.

»Ach, ich weiß nicht. Ich weiß nicht«, sagte sie, wieder in ihrer normalen Art. »Warum gehst du nicht nach Hause, wenn du gehen musst?«

»Ich weiß nicht, wie ich dich verlassen soll«, sagte er.

»Ach, das sagen die Männer immer. Und dann verschwinden sie auf Nimmerwiedersehen. Geh. Geh einfach.«

Aber er nahm sie in die Arme und hielt sie eine Weile so fest, bis er merkte, wie der Ärger von ihr wich und etwas wie sein eigener Kummer an seine Stelle trat. Dann gab er ihr einen Kuss und ging.

Es war sehr spät, und die Straßen waren verlassen. Keine Autos fuhren. Er ging den Pembridge Crescent hinunter, an dem die großen Häuser im Mondlicht gespenstisch wirkten. Auf der Kensington High Street wollte er sich ein Taxi nehmen, aber es war weit und breit keines zu sehen. Er ging die Earl's Court Road entlang bis zur Old Brompton Road und dann an den Redcliffe Gardens entlang Richtung King's Road. Von dort war es sein üblicher Spazierweg nach Hause. Er warf fast gleichgültig einen Blick auf seine Armbanduhr. Drei Uhr. Das ganze Abenteuer hatte in knapp vier Stunden gepasst – genau so, als hätte er sich schuldig gemacht. Er fühlte sich heimlichtuerisch, unehrenhaft und todtraurig. Die Außergewöhnlichkeit des ganzen Abends störte ihn, der Umstand, dass er um diese Zeit auf den Straßen unterwegs war, brachte ihn völlig aus dem Takt, verstieß so sehr gegen die natürliche Ordnung der Dinge, dass die Schuld daran zu seiner bereits schweren Last hinzugefügt wurde. Unterm Strich hätte er seinen nächtlichen Ausflug als faszinierend betrachten können, wenn nicht sogar anregend, doch da der Grund dafür so schändlich war, bezweifelte er, ob er auch nur die Erinnerung ertragen konnte, immer in der Annahme, dass es gut ausgehen würde, was keinesfalls garantiert war. Er würde Erklärungen abgeben und Beschwichtigungen aussprechen müssen. Sein Herz quälte ihn, als er an sein Leben zu Hause dachte, das in Gefahr gekommen war wegen Emmy, aber ihm auch unerträglich geworden war ohne den Gedanken an Emmy. Und Pen – wie würde der sich ihm gegenüber verhalten bei ihrer nächsten Begegnung? Würde er Pen genauso verlieren wie Emmy? Wenn ja, dann wäre sein Leben eine Wüste, ein ewiger Bußgang zwischen seiner Arbeitsstelle und seinem Heim, ohne eine Zuflucht vor all dem, was er langsam als ihm wesensfremd zu empfinden begann.

Er machte sich Gedanken um Pen. Wenn er an Emmy dachte, spürte er ein Beben, eine innere Trostlosigkeit, als hätten sich seine physischen Grundlagen buchstäblich verschoben. Und mit den Gedanken an Emmy kam eben auch die unangenehme Erinnerung an sein eigenes Verhalten. Er fühlte sich so klein, als könnte er sich nie wieder selbst in die Augen schauen. Vielleicht hatte sie recht gehabt: Niemand wäre ein Schaden entstanden. Dennoch wusste er, mit einer gewissen Melancholie, dass er ein zu schlechter Schauspieler war, um einen Ehebruch zu verheimlichen, und sein Egoismus war auch nicht ausgeprägt genug. Auf jeden Fall war es nicht das, was er wollte. Und Tissy war immer noch unschuldig, daran ging kein Weg vorbei. Was er Emmy erzählt hatte, entsprach der Wahrheit: Er wollte ein besseres Leben. Sein Gesicht brannte, während er daran dachte, was sich abgespielt hatte. Zusätzlich zu seiner Scham und Reue hatte er Schuldgefühle, weil er sich in ein Verhalten hatte verwickeln lassen, das ab jetzt in seinem Charakterzeugnis stehen würde. Er erkannte, in welch ernsthaft verirrtem Zustand er sich befand, und dass niemand, der behauptete, über jeden Zweifel erhaben zu sein, um drei Uhr morgens auf den Straßen unterwegs war, um sich am Ende verstohlen in sein eigenes Haus zu schleichen wie ein Einbrecher, der sorgsam darauf achtet, kein Geräusch zu machen.

Tissy war wach. Er wusste, dass sie wach war, obwohl sie vorgab, zu schlafen. Er sagte versuchsweise fragend ihren Namen, flüsterte ihn ihr ins Ohr, doch ihr Körper blieb still und ihre Augen geschlossen. Sie verriet sich einzig und allein durch ihre Starre. Er wusste, dass es völlig nutzlos war, eine Erklärung zu versuchen, den Gedanken verwarf er sofort. Die Wahrheit stand außer Frage, und jede falsche Behauptung würde sofort entdeckt werden. Er wusste, dass sie schon bei ihrer ersten Begegnung mit Emmy Verdacht geschöpft hatte. Die Situation war unerträglich, aber er würde sie ertragen müssen, ohne allerdings die geringste Ahnung zu haben, wie er sich am nächsten Tag verhalten sollte. Für seine Frau empfand er widerwillig Mitleid, nicht weil sie durch seine eigene Niederlage gekränkt war – davor hatte er sie bewahrt, wie er hoffte –, sondern weil die Ereignisse dieses furchtbaren Abends sie auf Arten kränken hätten können, die sie sich nicht einmal ausmalen konnte. Denn jetzt liebte er Emmy, der er entsagt hatte, und es gab keine Hoffnung mehr für ihn.

Doch schien er auf einer anderen Ebene unabänderlich verheiratet, und so suchte er Absolution von seiner Frau zu erlangen – zumindest so viel, wie er brauchte, um sicher zu der Normalität zurückzukehren, die sich noch aus den Ruinen retten ließ. Ein oder zwei Mal machte er in seiner schlaflos verbrachten Nacht Anstalten, sie zu wecken, indem er sie sanft schüttelte und »Tissy? Tissy?« murmelte. Doch sie blieb stur, und als das erste Licht eines schönen Tages durch die Lücke in den Vorhängen fiel, wusste er, dass sie ihn verurteilt hatte, ohne dass er ein Wort hätte sagen müssen.

# 11

Ihrem Gesichtsausdruck konnte Lewis entnehmen, dass es um Mrs Harper geschehen war. Seine Überlegungen darüber lenkten ihn vorübergehend von seiner eigenen Lage ab. Mrs Harpers übliche grimmige Miene, aus der die frühere Launenhaftigkeit und Koketterie gewichen war, war jetzt überlagert von einer Spur Verzweiflung und auch Ungläubigkeit, als könne sie nicht fassen, dass das Schicksal schon wieder einen vernichtenden Schlag gegen sie geführt hatte. Was auch immer sie für unausgesprochene Pläne für die Zukunft hatte – am Bridgetisch sitzen vielleicht, in sonnigeren Gefilden, oder einfach nur Kuchen backen für den Doktor – war von dieser schicksalhaften Fügung ausgelöscht worden, von der sie nichts weiter wusste, als dass Tissy zu ihr zurückgekommen war, offenbar in der Absicht, bei ihr zu bleiben. Als sie die Tür ihres Hauses zu seinem roten Inneren öffnete, das jetzt noch ein bisschen dunkler und ein bisschen schäbiger aussah als bei Lewis' erstem Besuch, hieß sie ihn fast wie einen Verbündeten willkommen. Er kam selbstverständlich als Bittsteller, denn er wusste, dass er zutiefst im Unrecht war, aber auch wieder nicht *so* im Unrecht. Einfach nur im Unrecht auf die Art, wie Männer sich immer gefühlt haben, wenn sie im Licht der vorwurfsvollen Missbilligung einer Frau stehen.

Tissys Vorhaltungen waren stumm und deswegen umso bedrohlicher, denn das ließ ahnen, dass sie eine ungeahnte Zahl davon in petto hatte. Sie hatten unbehaglich nebeneinanderher gelebt nach seiner Nacht der – was war es eigentlich gewesen? Liebe? Untreue? Oder eher Treue? Er wusste es selbst nicht mehr – nicht willens, die Bande zu lösen, die sie immer noch zusammenhielten, aber auf eine beängstigende, wütende Weise. War es hierfür? Das war die Frage, die Lewis durch den Kopf ging, als Tissy sich schmallippig und ungläubig seine Erklärungen anhörte. Für sie war die Beleidigung eine tödliche gewesen. Ihr Status als verheiratete Frau war seiner Würde beraubt worden, und sie hatte gemerkt, dass ihre Selbstgerechtigkeit, die in ihrem Fall immer authentisch gewesen war, ihr nicht mehr so gute Dienste leistete, wenn sie sie für andere Zwecke verwenden wollte. Unter der Maske rasender Wut war ihre Unschuld nicht mehr erfreulich, sondern wurde hässlich wie bei einer Frau mittleren Alters. Lewis kam abends nervös nach Hause, die Wochenenden waren die reinste Folter. Trotzdem war nichts geschehen. Er sagte sich das immer wieder, bis es sich für ihn selbst falsch anhörte. Denn es war etwas passiert, und Tissy war nicht so dumm, etwas anderes zu glauben. Was wirklich passiert war, schrumpfte in seinem Geist zu einer Wehmut zusammen, an die er sich nicht richtig erinnerte und die sicherlich nicht gewichtig genug war, um das zu rechtfertigen, was auf dieser Bühne gespielt wurde: Die Entfremdung von seiner Frau und ihre wachsende Abneigung gegen seine Anwesenheit.

Wenn er später darüber nachdachte, fragte er sich, ob diese Abneigung nicht schon immer da gewesen war, wenn auch unter dem Deckmantel der Toleranz, einer Toleranz, für die er immer dankbar gewesen war, denn sie war ein bisschen zu deutlich und flößte ihm deswegen Demut ein. Tissys Toleranz hatte etwas Nicht-Verhandelbares an sich: Er konnte nicht immer mit ihr rechnen. Er war dankbar, dass man ihm wieder einmal verziehen hatte, die Fehler, die jedem Mann derart angeboren waren, dass Frauen von ihrer Existenz ausgehen mussten, wenn sie sie nicht sogar als gegeben hinnehmen mussten, Frauen, die ihnen gnädig die Hand hinstreckten – oder eben nicht. Sie wäre erst zufrieden, wenn er die totale Reinheit an den Tag legte, und das hatte er doch auch versucht. Doch er konnte den Umstand nicht mehr ignorieren, dass er in ihren Augen ein Verdammter war, was immer er getan oder nicht getan haben mochte. Und er konnte keine Möglichkeit erkennen, wie sich das rückgängig machen ließe. Seine Unfähigkeit, sich selbst zu verteidigen, wuchs mit ihrer Weigerung, ihm Glauben zu schenken. Ein Mann, der sagt: »Aber es ist doch nichts passiert!« hat etwas Verachtenswertes. Sie presste die Lippen zusammen, wenn sie ihn anschaute; sie wurde eine Expertin darin, den Raum auf eine Art zu verlassen, die ihre Unschuld und seine Schuld klarmachte. Er war außer sich, fühlte sich aber immer noch hilflos. Da sie weiter im selben Bett schliefen, schlief er in großen Abständen noch mit ihr. Doch das fand im Dunkeln statt, wenn sie beide halb am Einschlafen waren, und ohnehin schweigend. Er wusste nie, was sie fühlte, denn am Morgen hatte sie wieder ihre schmallippige Selbstgenügsamkeit angelegt. Wahrscheinich fügte sie diese

Vorfälle zum Gewicht der bereits angehäuften Beweise gegen ihn hinzu. Dass sie als Ergebnis einer dieser halb-bewussten Begegnungen schwanger wurde, bewies nur endgültig, als wie gemein sich ihr Ehemann herausgestellt hatte.

Sie war älter als er und war schon immer zerbrechlich gewesen, oder zumindest behauptete sie das: Lewis war es gewohnt, sie so zu behandeln, als entspräche es der Wahrheit, obwohl es eigentlich so schien, als ob sie dieselbe Ausdauer hätte wie jeder andere Mensch, wenn sie sie nur einsetzen wollte. Es war einfach so, dass sie in ihren frühen Lebensjahren in Verhaltensweisen gefallen war, die ihr den Schutz ihrer Umwelt sicherten, sodass sie nie gezwungen war, die Fähigkeiten zu erwerben, die ihrer Reife angemessen waren. Sie war jung geblieben, *ein junges Mädchen*, als ob die Jahre ihr nichts angehabt hätten. Andere waren da, um ihr zu dienen, ihre Begleitung war nötig, wenn sie ausgehen wollte. Sie ließ nie das geringste Interesse am Charakter ihres Gegenübers erkennen, außer bei ihrer Mutter, die sie für ihr hartes Leben bemitleidete. Doch in diesem Mitleid lag etwas Ungeprüftes, eine Mischung aus fehlender Neugierde und Rivalität, alles unter dem Deckmantel ihres Bedürfnisses nach der Gesellschaft ihrer Mutter, als könnte ihre Mutter ohne sie gar nicht richtig existieren, während Mrs Harper durchaus noch Pläne und Ziele für sich selbst verfolgte, wie Lewis sehen konnte. Sie war immer noch eine gut aussehende Frau, obwohl Lewis mittlerweile hinzufügen musste »für ihr Alter«. Doch sehr viel mehr würde sich für Mrs Harper nicht mehr abspielen, deswegen klammerte sie sich ja auch so an den Doktor. Dass Tissy zu diesem Paar zurückgehen wollte, erschien ihm einfach unbegreiflich, und dass sie schwanger zu ihrer Mutter zurückgehen wollte, sogar so weit gehen wollte, wieder ihr altes Zimmer zu beziehen, war für Lewis eine so entsetzliche Vorstellung, dass er den Gedanken kaum ertrug. Dass sie lieber das tun wollte, als bei ihm zu bleiben, wie es sicher auch die Natur vorgesehen hatte, bezeichnete einfach nur die Breite und Tiefe des Grabens, der sich mittlerweile zwischen ihnen aufgetan hatte.

Nicht eine Sekunde glaubte er, dass sie ihn verlassen hatte. Der Verdacht kam erst später, als mehrere Wochen verstrichen waren. Zu Anfang dachte er, dass eine Schwangerschaft, erst recht eine fortgeschrittene Schwangerschaft, eine Person mit Tissys Empfindlichkeit unweigerlich aus dem Gleis bringen musste. Worauf er nicht vorbereitet war, war die Stille ihres Zorns und ihres Kummers, ihr Zorn auf ihn und seinesgleichen, ihr Hass auf seine Hilflosigkeit. Schuldig und hilflos: Beide wussten sie, dass er genau das war, in seinem tiefsten Wesen, seiner tadellosen Erscheinung, in seinen Versuchen, sie zu beschwichtigen. Eines Tages war sie weg. Auf einem Zettel auf dem Küchentisch stand nur »Ich bin bei Mutter«. Zuerst nahm er an, dass sie bloß für den Abend gegangen war: Das war zwar ungewöhnlich, aber immerhin im Bereich des Möglichen. Er genoss sogar den Frieden und die Stille im Haus, obwohl er überrascht war, als er entdeckte, dass sie ihm kein Abendessen gemacht hatte. Er überlegte, ob Mrs Harper am Ende krank geworden war, aber in so einem Fall hätte sie ihn bestimmt angerufen. »Ich bin bei Mutter« bedeutete wahrscheinlich genau das, was da stand. Aber von Mrs Harper konnte man natürlich nicht erwarten, dass sie Tissy am Ende des Abends wieder nach Hause brachte. Lewis stand seufzend auf, doch eine diffuse Angst machte den Seufzer zu einer reinen Formsache. Er fühlte sich auf jeden Fall verloren ohne sie. Selbst wenn sie ihn nicht mochte – und er befürchtete, dass dem wirklich so war –, wollte er sie nicht ziehen lassen.

Er liebte sie, auf eine verletzte, kaputte Weise. Er liebte sie, wie ein Kind seine kaputte Puppe lieben mag, wenn es halb Angst hat, selbst schuld daran zu sein, dass sie kaputt ist. Er liebte sie mit all den dunklen, kummervollen Erinnerungen an die Einsamkeit eines Kindes, jener Einsamkeit, die durch das Alter selten ganz ausgelöscht wird. Seine Liebe kam ihm vor wie etwas Erbarmungsvolles, buchstäblich voll mit Erbarmen, nicht nur für seine Frau, sondern auch für sich selbst. Als Emmy in sein Leben getreten war, war es, als wäre sie zu ihm als einem Erwachsenen gekommen, und deswegen hatte sie auch von ihm verlangt, sich wie ein Erwachsener zu benehmen, die kindlichen Bedürfnisse ganz und gar abgelegt zu haben. Das war Emmys große Tugend: dass sie ihn für genauso kühn gehalten hatte, wie sie selbst es war. Doch er hatte sie enttäuscht. Er dachte nicht mehr darüber nach, was hier richtig und falsch war, er wusste nur, dass er sie enttäuscht hatte. Und aus diesem Grund war er unehrenhaft. Aber seine Frau betrachtete ihn als unehrenhaft in ganz anderer Hinsicht und aus einem ganz anderen Grund. Er wusste, dass auch sie sich wie ein Kind verhielt, denn sie weigerte sich, ihm zuzuhören, drehte den Kopf stur weg, wenn er sie an den Armen festhielt und versuchte, mit ihr zu reden. Er fragte sich, ob die beiden Frauen überhaupt jemals die Mühe wert gewesen waren. Doch von den beiden rührte seine Frau ihn mehr an, genau wegen dieser schmerzhaften Kindlichkeit, die er in sich selbst erkannt hatte, als Emmy ihren ganzen Hohn auf den wehrlosen Lewis hatte niedergehen lassen, während er ungeschickt seine Jacke genommen und angezogen hatte. Diese Geste gab ihm ein Gefühl, wie Adam es im Paradiesgarten empfunden haben musste, als ihm seine Anschuldigung auf den Lippen erstarb. Lewis spürte, wie ihm die Tränen in die Augen stiegen, wenn er an die beiden Frauen dachte. Sie taten ihm beide leid, und nur ab und zu litt er um seinetwillen.

Mrs Harper schien sich unsicher zu sein, welche Haltung sie ihm gegenüber einnehmen sollte. Sie hatte die Tür weit aufgerissen, wie sie es immer tat, doch sie hatte ihn nicht ins karminrote Innere hineingebeten. Lewis erwog die Möglichkeit, dass sie ihn ebenfalls hasste: Nichts wäre ihm logischer erschienen. Es schien sein Schicksal zu sein, von allen Frauen verachtet zu werden, ob sie nun das Ausmaß seiner Missetaten kannten oder nicht. Doch Mrs Harper hatte sich zwangsweise mit ihm einigen müssen, als offensichtlich wurde, dass sie nicht gewillt war, die Bürde ihrer Tochter wieder auf sich zu nehmen. Und wenn wirklich ein Baby kommen sollte, dann war es Mrs Harper lieber, dass es in Lewis' Haus lebte als in ihrem. Sie hatte die Vorzüge des Alleinlebens entdeckt: das frühe Zubettgehen, die müßig dahinschlendernden Tage, die Abwesenheit sämtlicher Belastungen außer denen ihres Liebhabers, die leichten, köstlichen Mahlzeiten und den Stumpfsinn des Fernsehens. Wenn sie neuerdings sagte »Ich werde alt«, dann widersprach ihr niemand, obwohl sie sich immer noch mit Sorgfalt kleidete und zurechtmachte, bevor sie ausging. Sie lag weiterhin ziemlich häufig daneben: zu schick für einen

Bummel durch die örtlichen Geschäfte, unangemessen, zu misslaunig für die Innenstadt, wo sie, wie so viele andere müßige Frauen, vielleicht angenehme, harmlose Tage hätte verbringen können, wie es Frauen ihrer Generation gewohnt waren. Sie hatte nie gearbeitet. Wovon sie lebte, erfuhr Lewis nie, doch Geld schien kein Problem zu sein. Lewis ging davon aus, dass sie etwas wie eine ausgezahlte Frau war, die man wegen einer Entgleisung in jungen Jahren der Familie verwiesen hatte und der man eine allmonatliche Zuwendung überwies, weil sie sich keine Hoffnungen mehr auf ein Erbe machen konnte. Ihre Familie war anscheinend eine gute, in Jersey hoch angesehene, obwohl Lewis sich durchaus vorstellen konnte, dass es normal war, wenn eine Frau in ihrer Situation ein bisschen dick auftrug. Jersey war und blieb der Ort, wo alle rechtschaffenen Leute lebten, aber sie lieferte nie eine Erklärung für ihr langes Exil. Sie selbst und alle anderen nahmen an, dass sie sich irgendwann dauerhaft dort niederlassen würde, wahrscheinlich, wenn sie selbst es für richtig erachtete. Wenn sie nicht geheiratet hätte, wäre Tissy mitgekommen, hätte viele Cousins getroffen, die sie nicht kannte, und ihre Laufbahn als *junges Mädchen* erneut angetreten. Ohne Tissy nahm Mrs Harpers geplantes Exil genauere Umrisse an, bekam farbigere Züge. Vielleicht könnte sie ja den Doktor heiraten, der selbst eine Art ausgezahlter Mann zu sein schien, nach seinem Auftreten zu urteilen? Vielleicht könnten sie ja doch noch zusammen ein spätes Gebot auf ein respektables Dasein abgeben? Und würde es ihnen nicht gut zu Gesicht stehen, wie es das immer wieder nach einem langen, in unehrenhafter Freiheit verbrachten Leben tut?

Doch Mrs Harpers Gesichtsausdruck war unsicher, als sie da auf der Schwelle zu ihrem roten Haus stand. Sie war zu stolz, zu abgebrüht, um Schwäche zu zeigen, obwohl ziemlich klar zu sehen war, dass genau das es war, was sie fühlte.

»Sie sagt, sie kommt nicht wieder zurück.« Mit ausdruckslosem Gesicht überbrachte sie diese Nachricht, als hätte sie mit dieser Angelegenheit überhaupt nichts zu tun.

»Sie kommt nicht wieder zurück?« Lewis lachte ein bisschen, als wollte er zeigen, dass das nicht ernst gemeint sein konnte. »Sie kommt nicht wieder zurück? Hör zu, meinst du, ich könnte vielleicht kurz reinkommen? Ich verstehe gar nicht so richtig, was hier eigentlich los ist.«

Widerstrebend hatte sie ihn eintreten lassen, obwohl sie sich nicht Richtung Salon bewegte. Lewis fand es eigentlich ganz beruhigend, dass sie ihre Rolle weiterspielte, auch wenn das bedeutete, dass sie ihn auf dem Flur stehen ließ. Bis jetzt machte er sich noch keine Sorgen, denn er meinte, sich vage zu erinnern, dass alle Frauen zu ihren Müttern rannten, wenn sie erschüttert waren.

»Sie sagt, sie kommt nicht wieder zurück zu dir, Lewis. Da brauchst du mich gar nicht so anzuschauen. Ich habe nichts mit dieser Geschichte zu tun. Ganz im Gegenteil.«

»Wo ist sie?«, fragte er. »Geht es ihr gut?«

»Es geht ihr ausgezeichnet. So geht es ihr immer, wenn sie ihren Willen durchsetzen kann. Sie ist oben in ihrem Zimmer. In ihrem alten Zimmer, wollte ich sagen. Und soweit ich das beurteilen kann, hat sie vor, hier zu bleiben.«

Mrs Harper atmete schwer, weil ihr normales Leben, das

Leben, das sie zwischen Tissys Heirat und den Ereignissen des heutigen Abends geführt hatte, sich zurückzog in vergangene Glückseligkeit.

»Ich weiß nicht, was du getan hast«, fuhr sie fort. »Und ich will es auch gar nicht wissen. Ich weiß nur, dass sie beschlossen hat, dich zu verlassen.«

»Ist sie alleine hergekommen?«, fragte Lewis dümmlich.

»Nein. Sie hat mich angerufen, dass ich sie abholen soll. Oh, ich kenne sie gut in dieser Stimmung. Aber was blieb mir anderes übrig? Immerhin ist sie meine Tochter. Sie hat niemand anders.«

»Sie hat mich«, sagte Lewis.

»Ach, Männer«, gab Mrs Harper zurück, mit einem Hauch von ihrer alten Schroffheit. »Glaub mir eines, Lewis, eine Frau kann sich nicht auf einen Mann verlassen. Ich muss das wissen. Nicht, dass ich etwas gegen dich hätte: Du bist immer gut zu ihr gewesen. Aber ich frage mich manchmal, ob diese Feministinnen nicht doch recht haben. Nur Frauen können Frauen wirklich verstehen.«

Als sie so redete, war Lewis bewusst, dass die beiden, Mutter und Tochter, sich bald wieder in den alten Zustand ihres weiblichen Einvernehmens zurücksetzen würden, den er zwar kurz unterbrochen, nicht aber ausgelöscht hatte. Durch seine unbedachte Heirat mit Tissy hatte er sie von ihrem rechtmäßigen Platz geholt, aus den Rängen all dieser Frauen, die wahrscheinlich verstanden, was sie tat. Aber sie wollten doch immer alle heiraten, oder? Sie waren sich auch nicht zu schade, die eine oder andere schlaue Bewegung in diese Richtung zu tun, sich dabei einer gelegentlichen List zu bedienen, eines Plans. Was hätte er noch mehr tun können, um ihr zu gefallen, sobald er wusste, dass das ihre Absicht war?

In Mrs Harpers Gesicht zeigten sich die ersten Anzeichen einer gefährlicher Enttäuschung, die schon bald gegen ihn gerichtet sein würde, wie Lewis wusste. Demnächst würde sie ihm die Schuld an dem geben, was passiert war. Er bewunderte die irrationale Fehlerfreiheit, mit der ihre Gedanken arbeiteten: Sie gelangten so schnell zu den richtigen Schlüssen, aber auf Wegen, die er für unrichtig erachtete, ja, geradezu verbrecherisch. Seine Schultern sackten müde herab: Er würde vor diesem Gericht niemals Gnade finden. Er sah sich verurteilt, seine Verteidigung bis in alle Ewigkeit zu wiederholen, jedoch ohne jede Hoffnung, die Geschworenen umstimmen zu können: »Aber es ist doch gar nichts passiert!«, sagte er zu sich selbst, wobei er sich jämmerlich bewusst war, wie armselig ein Mann klingt, wenn er diese Entschuldigung vorbringt. Wenn nichts passiert war, dann war das der letzte Schlag für seine Männlichkeit, egal, wie inständig er seine Tugendhaftigkeit herausstrich. Und einem Mann stand es einfach nicht zu Gesichte, dieses Ausgraben alter Geschichten, diese eifersüchtige Aufmerksamkeit, wenn das, was geschehen war, eigentlich eine äußerst private Angelegenheit und streng geheim hätte bleiben sollen. Er war nicht vertraut mit den Regeln, folgerte er, er hatte nur in Begriffen von Bewunderung, Sehnsucht und Liebe gedacht, wenn anscheinend bloß die Zahl seiner sexuellen Eroberungen zählte, als würde jeder eine Strichliste führen. Hast du oder hast du nicht?, hatte Tissy ihn demütigenderweise gefragt. Entweder hast du, oder du hast nicht. Doch sie war aus dem Zimmer gegangen, ohne die Antwort abzuwarten. Und, wirst du, oder wirst du nicht?, hatte Emmy ihn gefragt. Dabei hatte er einfach nur ganz zart und vorsichtig dieses Gefühl betrachten wollen, das sie zusammengebracht hatte, seine Neuheit erleben, von seinen Möglichkeiten träumen. Doch in Wirklichkeit dachte sie an einen Waffengang, um ihn zu ihrer Liste ungenügender oder unerreichbarer Männer hinzufügen zu können.

Er hatte immer noch nicht begriffen, dass Tissy ihn für immer verlassen hatte. Er hielt den Rückzug in ihr altes Zimmer für Teil eines ausgearbeiteten Rituals, und dass sie, sobald er seine Rolle darin anständig gespielt hatte, gestanden hatte, dass er reumütig war und ohne sie nicht leben konnte, zu ihm zurückkommen würde.

»Darf ich sie sehen?«, bat er Mrs Harper.

»Davon würde ich dir abraten. Ich habe sie mit einem Glas heißer Milch und einer Aspirin ins Bett gebracht. Nachher gebe ich ihr noch eine Schlaftablette.«

»Und wozu würdest du mir raten?«, hatte er gefragt, aufgebracht von dieser Zurschaustellung von Invalidität. Wenn das die Richtung war, in die die Dinge jetzt laufen sollten, dann hatte er keine guten Aussichten.

»Du kannst ja morgen mal reinschauen, würde ich sagen. Oder noch besser – bleib einfach für ein paar Tage weg. Es wird dir guttun, dich auch mal ein bisschen selbst zu versorgen, dann siehst du mal, was wir Frauen alles für euch tun müssen.«

»Ich muss arbeiten, das weißt du doch.«

»Ach, Arbeit«, sagte sie mit angewidertem Gesichtsausdruck. »Ich weiß genau Bescheid über die Arbeit von Männern.«

»Ehrlich gesagt, Thea, es hätte Tissy nicht geschadet, wenn sie einen Job gehabt hätte. Einen Teilzeitjob. Und dir auch nicht.« Er wusste, dass er sich auf gefährlichem Gelände bewegte, doch der Ärger hatte ihn überspült wie eine Welle. »Ihr habt beide zu viel Zeit, über euch selbst nachzudenken. Darüber, was *euch* freut. Und ihr seid beide fähige Frauen. Tissy ist immer noch viel zu jung, um nur zu Hause zu sitzen. Sie hatte mehr Energie, als sie noch in der Bibliothek gearbeitet hat. Warum konnte sie nicht wieder dahin zurück?«

»Du weißt doch nicht, wovon du redest, Lewis. Du vergisst, wie eingeschränkt sie ist.«

»Aber sie war doch schon auf dem Wege der Besserung. Sie hätte ihre Einschränkungen komplett überwinden können, wenn du sie gelassen hättest. Du hast sie immer weiter behandelt, als wäre sie ein kleines Mädchen. Du hast insgeheim mit ihr zusammengewirkt. Und erzähl mir bitte nicht, dass dein Leben nicht anders verlaufen wäre, wenn du mit mehr Menschen zusammengekommen wärst. Du hättest gut und gerne wieder heiraten können. Du bist immer noch eine gut aussehende Frau.«

Das »immer noch« war hier vielleicht ein bisschen unglücklich formuliert. Doch jetzt, wo er einmal die Wahrheit sagte, dachte er sich, es hätte wenig Sinn, so zu tun, als wären die Dinge anders, als sie wirklich waren.

»Das reicht jetzt, Lewis. Es steht dir überhaupt nicht zu, mich zu kritisieren.«

»Nein, da hast du recht, das steht mir tatsächlich nicht zu. Aber Tissy ist jetzt eine verheiratete Frau. Meine Frau. Es wird Zeit, dass sie aufhört, sich wie ein Baby zu benehmen.

Sie soll ein Baby *bekommen*, in Gottes Namen. Was für eine Mutter soll sie denn bitte abgeben?«

Er dachte an eine Tochter, die derselben Abgeschiedenheit, demselben Eingeschlossensein unterworfen sein würde wie Tissy, die immer noch ihre ganze Kindlichkeit bewahrt hatte. Doch eine Tochter wäre immer noch besser als ein Sohn. Ein Sohn würde von so einer Mutter verdorben werden. Oder? Er war auch nur von seiner Mutter großgezogen worden, und er fand eigentlich nicht, dass ihm das irgendwie geschadet hatte, obwohl die Frauen in seinem jetzigen Leben – oder außerhalb seines Lebens – ihm in diesem Zusammenhang zweifellos seine unzähligen Charakterfehler vorwerfen würden. Doch seine Mutter war furchtbar nett gewesen, und ihr einziger Fehler war der, ihm beizubringen, Nettigkeit bei anderen Menschen überzubewerten. Im Grunde hätte er ja eher auf einen Jungen gehofft. Doch wenn er an Tissy dachte, wusste er, dass es unrealistisch war, in den Kategorien Sohn oder Tochter zu denken. Er sah das Kind unter dem Vorzeichen einer endlosen Babyzeit, einer Babyzeit, die bis in sein Erwachsenenalter reichen würde. Loyalität ohne Sex war Tissys Forderung, und wenn sie sie nicht von ihrem Mann bekam, würde sie sie von ihrem Kind verlangen.

»Ob ich hier vorbeikomme oder nicht«, sagte er. »Ich erwarte auf jeden Fall, dass Tissy sich morgen bei mir meldet.«

»Ich kann dir ihre Antwort nicht geben«, sagte ihre Mutter.

»Du siehst doch sicher selbst, wie unbefriedigend diese ganze Geschichte ist? Damit ist niemand gedient … Und im Übrigen ist sie meine *Frau*.«

»Ja. Na ja, daran hättest du eben früher denken sollen.«

Doch ihre Stimme war müde, und ihre Augen sahen aus, als würden sie sich jeden Moment mit Tränen füllen, als die Aussicht auf den Rest ihres Lebens sich vor ihr ausbreitete. Sie bezweifelte, ob sich der Doktor ihr jetzt noch anschließen würde, obwohl er es vielleicht getan hätte, wenn Jersey und seine Freuden sich am Horizont abgezeichnet hätten. Stattdessen sollte sie ein Enkelkind in ihrem Haus haben, denn es bestand die entschiedene Möglichkeit, dass Tissy für immer bleiben würde. Tissys Rache würde sich auf alle ausdehnen, die sie jemals gekannt hatte, beginnend bei ihrer Mutter. Vergebung lag ihr fern, Vergessen stand völlig außer Frage. In Zukunft würde ihr einziges Vergnügen darin bestehen, eine unbequeme Erinnerung daran zu sein, wie viel Unrecht man ihr zugefügt hatte. Und zweifellos würde auch das Baby seinen Teil davon abbekommen.

Der Umstand, dass er im Laufe des Gesprächs nicht gefragt worden war, ob er sich hinsetzen wolle – geschweige denn, dazu aufgefordert –, war für Lewis symbolisch für diese ganze Angelegenheit. Ihm ging auf, dass sein Status ab jetzt der eines Eindringlings war. Und er war bereits als die schuldige Partei festgestellt worden; diese neue Haltung, die sich bemerkenswert rasch herausgebildet hatte, machte ihn noch weiter zur Randfigur. Man würde bald Schritte unternehmen, um ihn ganz zu entfernen. Er würde überflüssig sein, irrelevant in einem Frauenhaushalt. Denn obwohl sie nur zu zweit waren, betrachtete er sie als das Epizentrum eines Kummers, der unvermeidlich andere auf ihre Seite ziehen würde. Sie würden von ihrer Situation profitieren, wie prekär und wenig beneidenswert sie auch aussehen mochte, und je länger sie ausharrten, desto unmöglicher würde eine Lösung werden. Stolz, Ruf und Ehre standen auf dem Spiel, und alles wäre dahin, wenn der Wille eines Mannes obsiegen würde. Dieser Wettstreit, in dem die Liebe keine Rolle spielte – sie war in der Tat nie genannt worden im Laufe dieser ganzen Geschehnisse –, kam Lewis vor wie der Gipfel des Wahnsinns. Er hatte kaum Zeit, über seine eigene Situation nachzudenken, denn er hatte ja immer noch keine genaueren Angaben zu Tissys Plänen und die Dauer ihrer Abwesenheit. Doch am Ende wurde ihm klar, dass er in der Klemme steckte. Er sah ein, dass es für sie einfach eine Frage der Ehre war, dass sie ihn verließ, aber eine Frage *seiner* Ehre, dass sie zurückkam. Es gab einfach keinen Punkt, an dem sie sich annähern konnten. Und das arme kleine Baby, das zwischen den beiden hin und her gerissen sein würde! Aber er glaubte nicht wirklich, dass sie in sieben Monaten – wenn das Baby auf die Welt kommen sollte – immer noch in diesem Chaos stecken würden. Wenn doch, dann würde er das Kind einfach bei dessen Mutter und Großmutter lassen. Ihm würde es das Herz brechen, es alleine aufziehen zu müssen. Er musste an Silas Marner denken und spürte, wie ihm die Tränen in die Augen stiegen, als er sich selbst sah, einen grauhaarigen alten Mann, der sein Leben einem hübschen, arglosen kleinen Mädchen widmete. Doch Tränen waren hier nicht angebracht, wie es aussah, weder bei ihm noch bei Mrs Harper. Tissys Tränen wären ihrer Ankunft selbstverständlich vorausgegangen.

Abgesehen von seinem unmittelbaren Dilemma beschäftigte ihn noch ein anderer Gedanke. Irgendetwas an dieser Mutter und Tochter stieß ihn ab. Ihr Benehmen untereinander und gegenüber der Welt war nicht so, wie es sein sollte. Er hatte nie beobachtet, dass die beiden sich umarmt hätten, außer bei ihrer Hochzeit. Seine Lektüre hatte ihn mehr erwarten lassen, viel, viel mehr, vielleicht einen Ausbruch von Liebe und Leid, wie der, zu dem er selbst bereit war. Er stellte sich eine ideale Mutter und Tochter vor, wie er sie selbst hätte entwerfen können, wie sie sich begrüßten. Das Bild war ein lebhaftes: Er konnte es ziemlich deutlich sehen: solche Küsse, solche Seufzer, solches Wangengetätschel! Hier war nichts davon zu sehen, noch hatte es seines Wissens jemals so etwas gegeben. Sie kamen ohne Gefühle aus; zumindest drückte sich ihre eingeschränkte Sicht auf Gefühle in stummen Bekundungen von Liebe aus, von Loyalität sicher auch, von Treue der bedingungslosen Art, aber auch einer Unfähigkeit, den Schritt in ein angenehmes Gefühl zu machen. Wenn Tissy ihn liebte – wenn sie ihn jemals geliebt hatte –, war es auf dieselbe Weise, wie Mrs Harper den Doktor liebte, fast mit einer Art Widerwillen, als könne man nicht mehr von ihnen erwarten. Es schmerzte ihn, als er in sich ein gewisses Mitleid mit dem Doktor entdeckte, gegen den er eigentlich eine bedingungslose Abneigung hegte. Doch er musste einsehen, dass sie sich beide oft in die Resignation zurückgezogen haben mussten. Ausgerechnet Emmy hatte ihm diese neue Perspektive eröffnet. Sie war zwar empörend, aber sie war auch spontan und handelte instinktiv: Das Drängen des Es war immer präsent, egal, wie katastrophal die Konsequenzen sein mochten. Sie war das exakte Gegenteil von Tissy. Dann fiel ihm ein, dass sie ihn beide zu hassen schienen und dass das, was er getan oder eben nicht getan hatte, sie anscheinend beide auf Abstand zu ihm hatte gehen lassen. Eine Kälte legte sich über ihn, und dabei wurde ihm langsam aber sicher klar, dass er sie irgendwie beide enttäuscht hatte. Es wäre besser gewesen, wenn er wirklich untreu gewesen wäre: Welchen Trost konnte man schon im Ungenügen finden? Und doch war seine größte Angst die Vorstellung, dass er in seiner Ehe versagt hatte: Das war ein Verbrechen, und – genauso wie die Erschießung des Herzogs von Enghien – schlimmer als ein Verbrechen, ein Irrtum. Wer hätte gedacht, dass Tissy fähig zu dieser Tat war, der er jetzt gegenüberstand? Und wie sollte er leben, wenn nicht als verheirateter Mann, das Schicksal, das ihm seiner Meinung nach schon an der Wiege gesungen war?

Für ihn war Ehe gleichbedeutend mit Ordnung, Untreue gleichbedeutend mit Unordnung, wenn nicht Chaos. Und mit dieser simplen Tatsache kamen die Unterteilungen von Ordnung: ein ruhiges, regelmäßiges Leben, vorhersagbare, aber erfüllbare Wünsche, ein hohes Alter, dem man ohne Angst entgegensehen konnte. Und Kinder, er wünschte sich so dringend Kinder. Abgesehen von Andrew, den er vielleicht ein Mal im Jahr sah, hatte er keine Familie. Er entstammte einer kurzen Linie toter Leute. Sogar mit ihrer eingeschränkten Vorstellungskraft musste Tissy doch einsehen, dass das der vorgesehene Weg war, oder? Er war in keinerlei Hinsicht außergewöhnlich und würde es auch niemals sein. Vielleicht war seine Enttäuschung darüber, dass seine Frau genauso wenig außergewöhnlich war wie er, seiner nicht würdig. Er wusste jetzt, dass sie ein friedvolles Leben hätten haben können, aber dass es eben ein Leben ohne Wachstum gewesen wäre. Doch ihm graute davor, der Möglichkeit ins

Auge zu sehen, dass ihm so ein Leben weggenommen werden könnte, durch die banale Rückkehr ins rote Haus mit seinen überdimensionierten, sich selbst zu wichtig nehmenden Möbeln und seinem Karamellgeruch. Das erinnerte ihn daran, dass er seit dem Frühstück nichts mehr zu sich genommen hatte. Er hatte das Mittagessen verpasst, war auf den Lincoln's Inn Fields herumgegangen und hatte an Emmy gedacht. Sogar das war verkehrt gewesen. Unordnung zeigte sich jetzt schon in allem, was er tat. Er sehnte sich kläglich nach seiner Frau und der Wiederherstellung ihres gemeinsamen Lebens, wie es gewesen war, bevor ihn diese unvorstellbare, diese skurrile Katastrophe überfallen hatte. Dass er entschuldigend und aufdringlich auftreten musste wie eine Witzfigur, das half ihm nicht, sich sicherer zu fühlen.

Schließlich hatte er sich schweren Herzens zum Gehen gewandt. Er musste die Haustür selbst aufmachen, denn Mrs Harpers Gastfreundschaft hatte sich wieder zu ihrer besonderen Unfreundlichkeit zurückentwickelt, die sein erster Eindruck von ihr gewesen war. Sie stand da und beobachtete ihn, weder feindselig, noch wirklich gleichgültig, einfach nicht neugierig auf seinen Gefühlszustand. Das war selbstverständlich die Eigenschaft, die sowohl Mutter als auch Tochter teilten: einen Mangel an Neugier. Als ihm das klar wurde, bekam er plötzlich Angst. Wer würde sich jetzt um ihn kümmern? Wie lange würde er in ein leeres Haus heimgehen müssen? Die schiere Panik packte ihn, als er an diesen unvermeidlichen Abstieg in Krankheit und Elend dachte, oder wenn nicht das, dann ganz gewiss in eine Exzentrik, von der er vorher nie Anzeichen gezeigt hatte. Er hatte ältere Gelehrte in Bibliotheken gesehen, die sich jahrelang in der Biographie eines anderen eingesperrt hatten und die man an ihren langweiligen Krawatten, ihren ungeputzten Schuhen und ihren wild wuchernden Haaren erkannte. Er würde wahrscheinlich wie einer von ihnen enden. Das Herz wollte ihm brechen vor Einsamkeit, und weil er der Festigkeit seiner Stimme nicht traute, hatte er bloß seinen Arm gehoben, um sich von Mrs Harper zu verabschieden, und war in die Nacht hinausgetreten.

Das war also das, was ihn erwartete, und er wusste, dass er sehr wachsam sein musste. Er wusste, dass er in den nächsten Tagen weder seine Selbstbeherrschung noch seine Manieren verlieren durfte. Mit seiner Würde wäre es vorbei, sobald er gezwungen wäre, sich selbst und seine Situation einem Dritten zu erklären, aber mit ein bisschen Glück konnte er sich seine Geistesstärke bewahren. Eine heroische Attitüde wäre ihm verwehrt, und überhaupt begann er mittlerweile die Existenz solcher Attitüden anzuzweifeln. Heroisches Verhalten trug zur Verrücktheit der Kunst bei: Es hatte wenig zu tun mit der Unordnung, der Schäbigkeit und der blinden Zufälligkeit des Lebens.

Als er zu Hause war, fiel ihm auf, dass Tissy offensichtlich sämtliche Vorräte entsorgt und weitere Einkäufe als unter ihrer gekränkten Würde betrachtet hatte. Doch damit hatte er fast schon gerechnet, deswegen passte er sich einfach an die Situation an. Er goss sich ein Glas Milch ein und ging ins Schlafzimmer. Seltsamerweise vermisste er sie dort nicht. Wenn er mit ihr im Bett gelegen hatte, hatte er sich immer irgendwie ungetröstet gefühlt, und manchmal hatten seine Träume ihm ja auch gezeigt, dass er sich im Grunde danach sehnte, frei zu sein. Was er jetzt spürte, war eine Kälte, als ob er ein sehr viel älterer Mann wäre. Es kam ihm sogar so vor, als hätte er eine ganz neue Steifheit in den Gliedmaßen, doch es war schon spät, und er fühlte sich auf so vielen Ebenen unwohl, dass er einfach nur den Trost seines Bettes suchte, ohne den Auswirkungen seines derzeitigen Zustands weiter Beachtung zu schenken. Er schlief den schwarzen Schlaf der Trauer oder des schweren Verlusts.

Am Morgen ging er wie immer in die Bibliothek. Er glaubte eigentlich nicht, irgendwie anders als sonst auszusehen, und er fing auch keine überraschten Blicke auf, als er an der Pförtnerloge vorbei und die Treppen hinaufging. Irgendwann im Laufe des Vormittags zeigte sich Goldsborough, jetzt geschmückt mit diversen Anti-Atomkraft-Abzeichen.

»Kann ich dich mal kurz sprechen, Lewis, wenn du so nett wärst? In meinem Büro.«

Lewis überlegte, ob man ihn jetzt entlassen würde. Zweifellos aufgrund moralischer Feigheit, nachdem sich die Geschichte herumgesprochen hatte. Er würde als Schwächling verurteilt werden, als seines Postens als Bibliothekar unwürdig. Er war sicher, dass er bei seiner Arbeit nichts falsch gemacht hatte, also konnte es nur sein grandioses Scheitern als Mensch sein, das Goldsborough Anlass zur Sorge gab. Denn Goldsborough machte sich ohne Zweifel Sorgen, sein Gesicht war untypisch ernst. Goldsborough musste auch vorankommen, dachte Lewis, wenn auch unter dem Deckmantel einer künstlich verlängerten Jungenhaftigkeit, einer sehr realen *naïveté*. Doch sein Umfang nahm zu, man konnte seine Gestalt unmöglich mit der eines jüngeren

Mannes verwechseln. Er war zweimal in einer Diskussionsrunde im Fernsehen zu Gast gewesen, aber da seine Sicht auf die Dinge für zu konservativ erachtet wurde, um eine jüngere Generation anzusprechen, hatte man ihn durch einen Popsänger ersetzt, der zu Jesus gefunden hatte. Die Elemente einer heraufziehenden Reife, die sich bei ihm nie ganz durchsetzen würde, hatten ihn wieder an seinen ehemaligen Arbeitsplatz zurückbefördert. Am Ende bot die Dekonstruktion eben doch mehr Würde und bessere Karriereaussichten. Er hatte angefangen, sich übergangen zu fühlen, als Lewis' Buch für die Veröffentlichung angenommen worden war, hatte aber großzügigerweise nichts gesagt. Auf diese Weise konnte er auch eine Gratulation umgehen, aber das, dachte er sich, war nebensächlich. Er glaubte nicht, dass es gut war, die Eitelkeit seiner Mitarbeiter zu befördern.

Lewis war sich des unheilverkündenden Räusperns bewusst, das nichts Gutes für seine Situation verhieß.

»Ich glaube, du solltest wissen, Lewis, dass deine Frau uns heute Morgen in aller Frühe angerufen hat, noch bevor du hier angekommen bist. Hilary hat den Anruf entgegengenommen, ich bin nämlich selbst grade erst gekommen. Sie hat gesagt, ich soll dir ausrichten, dass du heute Abend nicht bei ihr vorbeikommen sollst. Sie sagte, sie würde bis auf Weiteres bei ihrer Mutter wohnen.« Er machte eine bedeutsame Pause. »Ist *wirklich* alles in Ordnung, Lewis?«

»Absolut«, sagte er. Sein Gesicht brannte vor lauter Demütigung. »Meine Frau hat in letzter Zeit gesundheitliche Probleme gehabt. Sie ist zu ihrer Mutter gegangen, um sich auszuruhen.«

»Natürlich, natürlich. So was kommt vor. Keine Sorge. Nehmen Sie sich frei, wenn Sie wollen. Nur bitte nicht zu lang.«

Er brachte ein Lächeln zustande. »Ich brauche keinen Urlaub, Arnold. Trotzdem vielen Dank. Aber ich habe gerade eine Menge zu tun, wenn Sie mich also entschuldigen wollen …«

Er erreichte den sicheren Hafen seines Schreibtischs, der jetzt sein einziger sicherer Hafen sein würde, nachdem es ihm gerade noch gelungen war, die scharlachrote Welle zurückzukämpfen, die ihn zu verschlingen drohte und die jetzt, als er spürte, wie sie sich wieder zurückzog, eine tödliche Blässe zurückließ. Nur indem er sich selbst vorsagte, dass es ihm nie wieder in seinem ganzen Leben so mies gehen würde, konnte er seine Arbeit reibungslos erledigen. Das ist es also, dachte er, das ist das Ende der Reise. Was es noch unendlich viel schlimmer machte, war die Art, wie Tissy der Welt seine Notlage mitgeteilt hatte. Selbstverständlich wusste jeder Bescheid. Es war sinnlos, sich vorzumachen, dass alles in Ordnung sei. Mittlerweile hatte er akzeptiert, dass er wieder alleine war. Er schaute sich kleinlaut in der Bibliothek um und widmete sich mit großer Sorgfalt seinem Stichwortverzeichnis. Etwas später am Vormittag kam Pen an seinen Schreibtisch, legte ihm kurz eine Hand auf die Schulter und sagte: »Im üblichen Lokal? Halb eins?« Etwas später kam Arthur Tooth vorbeigeknarzt und legte ein Malzbonbon auf einen Stapel von Sonderdrucken, die Lewis gerade katalogisierte. »Danke, Arthur«, sagte Lewis und räusperte sich.

Wie er feststellte, wollte er Pen gar nicht so viel sagen, der seinerseits auch nicht so viel sagen wollte. In stummer Übereinkunft mieden sie die Themen Tissy und Emmy, und Lewis brachte George nicht aufs Tapet, außer wenn Pen seinen Namen erwähnte. Nun, da sie eine Art Gleichstand in ihren Blamagen erreicht hatten, wussten sie, dass ihre Freundschaft dennoch unversehrt geblieben war und es nur ein bisschen Fingerspitzengefühl brauchte, um sie in gutem Zustand zu erhalten. Am Ende einer größtenteils schweigsamen Stunde wandten sie sich einander zu und lächelten.

»Na«, sagte Lewis, und versuchte dabei, möglichst fröhlich zu klingen. »Ich schätze, wir sind jetzt erwachsen. Nicht, dass ich mir jemals ernsthafte Hoffnungen auf richtige Weisheit gemacht hätte.«

»Wahrscheinlich hast du recht. Obwohl es sich irgendwie nicht richtig anfühlt, oder?«

Sie gingen gedankenversunken zurück zur Bibliothek.

»Ein letztes Wort noch, Lewis«, sagte Pen. »Betrink dich nicht, das hilft nämlich nichts. Wir könnten doch heute Abend was zusammen essen, wenn du Lust hast?«

»Ich glaube, ich gehe lieber nach Hause«, sagte Lewis. »Für den Fall, dass ich gebraucht werde oder eine Nachricht gekommen ist oder so was. Ich würde lieber zu Hause bleiben, wenn es dir nichts ausmacht.«

Auf eine seltsame Art wusste er, dass er jetzt eine neue Lehrzeit antreten musste, und je eher er anfing, sich zu bemühen, desto besser würde es für ihn sein. Wenn die Einsamkeit wieder sein Los sein sollte, wie er annahm, dann würde er sie begrüßen und sein Bestes tun, um zu erfahren, was sie ihn lehren würde. Denn er bezweifelte nicht, dass es immer noch viel zu lernen gab. Mit diesem neuen Beschluss kam er ganz gut durch den Nachmittag, obwohl er merkte, wie er immer nervöser wurde, je weiter die Zeiger der großen Uhr sich auf sechs Uhr zubewegten. Er hatte angeboten, länger zu bleiben, aber alle schienen zu meinen, dass man ihm einen freien Abend gönnen sollte.

Er ging zu Fuß nach Hause, durch den Nieselregen, und er zog den unbequemen Heimweg so weit wie möglich in die Länge. Er aß eine widerliche Pastete und trank ein Glas Bier dazu. Als er sich seinem Haus näherte, beschleunigten sich seine Schritte, und er redete sich ein, ein Licht in einem Fenster im Obergeschoss zu sehen. Doch es war nur die Spiegelung einer Straßenlampe, wie er sehr gut wusste, und er betrat sein leeres Haus. Es war wirklich und wahrhaftig niemand da. Er hielt Ausschau nach einem Brief oder einer Nachricht, doch alles, was er fand, war ein Päckchen, das höchstwahrscheinlich Mrs Joliffe angenommen hatte. Es war von seinem Verleger und enthielt sechs Exemplare von *Der Held als Archetyp*. Er blickte sie gleichgültig an, verstaute sie ganz hinten in einem Schrank und ging ins Bett.

# 12

Seine Tochter, Jessica, kam am frühen Abend eines kalten Märztages zur Welt. Lewis war überrascht, als Mrs Harper ihn anrief: Er dachte, dass alle Babys in den frühen Morgenstunden geboren werden. Statt sich mit einem Buch hinzusetzen, zog er seinen Mantel wieder an und ging zum Krankenhaus. Er war keineswegs zuversichtlich, dass man ihn vorlassen würde. Die Beziehungen zwischen Tissy und ihm waren nicht existent, sie hätte genauso gut nie seine Frau gewesen sein können. Er versuchte nachzurechnen, wann er zum letzten Mal eine ernsthafte Unterhaltung mit ihr geführt hatte. Er war in den ersten Tagen ihrer Entfremdung immer wieder vorbeigekommen, doch Tissy war nirgends zu sehen gewesen. Wenn er mit Mrs Harper auf dem Flur stand, die jetzt komplett auf Tissys Seite war, merkte Lewis, wie seine Sicherheit langsam aus ihm heraussickerte. Kurz und gut, er war aus ihrem Leben ausgegliedert worden, das sich wohl wieder zu dem zurückentwickelt hatte, was es war, als Tissy heranwuchs. Er erinnerte sich, wie sehr er sich in den vielversprechenden frühen Tagen seiner Werbung um ihre Aufmerksamkeit bemühen musste. Er hatte das Gefühl gehabt, sich gewaltsam zwischen Mrs Harper und ihre Hauptbeschäftigungen zu drängen, was auch immer sie gewesen sein mochten. Er war nie in ihre Gedanken und Gefühle eingeweiht worden, obwohl er wusste, dass irgendwo in den dunklen Tiefen ihrer Persönlichkeit eine Geschichte war, die nur darauf wartete, befreit zu werden. Er hatte dieses Gefühl bei Tissy nicht unbedingt gehabt, obwohl ihm bewusst war, dass es auch bei ihr gewisse versteckte Bereiche gab, bestimmte unerklärte Themen, zu denen er keinen Zutritt hatte. Doch sie war so fügsam gewesen, so gehorsam, dass er nicht daran gedacht hatte, einen Blick hinter diese Eigenschaften zu werfen. Er hatte sie für glücklich oder zumindest zufrieden gehalten und hatte nie kritisiert, wie sie ihre Zeit nutzte, obwohl er insgeheim der Meinung war, dass sie zu passiv war. Er fragte sich, warum sie nicht irgendetwas tat, statt immer nur stillzusitzen, so still, und Pralinen zu essen. Doch nichts hatte sie in diese Richtung bewegt, und irgendwann hatte er das Thema fallen lassen. Trotzdem wurde ihm bei seinem letzten Interview mit Mrs Harper mit einem Flair von Endgültigkeit eröffnet, dass Tissy ausgegangen war.

»Ausgegangen? Sie geht nie aus. Alleine ausgegangen? Das ist ja unglaublich. Wohin denn?«

»Sie ist zu ihrer Frauengruppe gegangen«, sagte Mrs Harper. »Eine Freundin holt sie ab und bringt sie wieder nach Hause.«

»Wirklich«, sagte Lewis. »Und was macht sie da?«

»Also, letzte Woche haben sie ihre Körper kennengelernt. Und diese Woche wollen sie mit dem Schmerz Bekanntschaft schließen.«

»Mit welchem Schmerz?« Er war alarmiert. »Stimmt irgendwas nicht mit ihr? Ist das Baby gesund?«

Mrs Harper warf ihm einen geringschätzigen Blick zu.

»Der Schmerz, eine Frau zu sein, Lewis. Ich wage zu behaupten, dass du das nicht verstehen kannst.«

»Na ja, nein«, gab er zu. »Es macht dir doch nichts aus, wenn ich mich hinsetze, oder? Das kam jetzt ein bisschen überraschend. Ist das jetzt das, was sie Befreiung nennen? Falls ja, und wenn ich dich richtig verstanden habe«, sagte er gewichtig, wobei er mit großem Bedacht sprach, »hat sich meine Frau gerade aus ihrer Ehe befreit. Was ist mit mir? Was ist mit meinem Schmerz?«

»Kann sein. Aber jetzt seid ihr mal dran mit Leiden. Die Frauen sind schon viel zu lang unterdrückt.«

»Ach, wirklich? Wer hat sie denn unterdrückt?«

»Das System, Lewis. Das Patriarchat.«

»Das klingt ja so, als wären sie Opfer von Verfolgung. Meinst du nicht, dass das ziemlich kränkend für unrechtmäßig eingesperrte Menschen ist, für Menschen ohne Rechte, ohne Freiheit? Wenn ich das recht verstanden habe, habe ich meine Frau unterdrückt, indem ich es ihr relativ bequem gemacht habe, indem ich ihre Freiheit, zu tun, was ihr gefällt, nicht beeinträchtigt habe und mich in jeder wichtigen Frage ihrem Willen gebeugt habe. Und dafür macht sie sich aus dem Staub und nimmt mein Baby mit. Was ist mit meinem Schmerz?«

»Hast du nicht etwas vergessen?«

»Nein, ich glaube nicht.«

»Diese Frau.«

»Diese Frau heißt Emmy Douglas. Hieß. Ich wage zu behaupten, dass sie immer noch so heißt. Ich habe sie von damals bis heute nicht mehr gesehen. Sie ist aus meinem

Leben verschwunden, drei Monate bevor Tissy mich verlassen hat. Und sie fehlt mir sehr. Ich treffe sie nie, ich laufe ihr nicht mal zufällig über den Weg. Dachtest du, ich würde mich mit ihr treffen? Ist es das, worum es bei Tissys lächerlichem Exil geht?«

»Sie hätte dich ohnehin verlassen. Sie hat gesagt, dass sie bei dir Zeichen von Interesse an dieser Frau gesehen hat, als sie an dem Abend zum Essen bei euch war.«

»Oh Gott, Thea, das ist vollkommen lächerlich. Du verstehst sicher ein bisschen mehr von Männern, oder? Wir können schon mal neugierig auf andere Frauen sein – das sind wir meistens –, aber das macht uns doch nicht zu treulosen Ungeheuern. Wirkliche Untreue bedeutet, dass man seine Frau für eine andere Frau verlässt. Was ziemlich schwierig einzurichten ist, selbst wenn man es wollte. Und es ist ziemlich selten, in der Mehrzahl der Fälle kommt es überhaupt nicht infrage, es ist einfach nicht möglich. Und ich habe es doch nicht getan, oder?«

»Tja, wenn das alles ist, was du zu deinen Gunsten vorzubringen hast …«

»Nein. Ist es nicht. Ich würde gerne wissen, warum ich hier im Flur stehen muss wie ein Handelsvertreter. Ich würde gerne wissen, warum niemand sich nach meinen Gefühlen erkundigt oder wie ich lebe oder was ich vorhabe. Ich würde gerne wissen, wie meine Frau den Nerv hat, sich vor mir zu verstecken und an den Abenden auszugehen, wo sie genau weiß, dass ich vorbeikomme. Ich würde gerne wissen, wie mein Kind erzogen wird. Ich würde gerne mit einem gewissen Maß an Respekt behandelt werden statt mit dieser unglaublichen Unhöflichkeit. Du bist schon immer eine unhöfliche Frau gewesen, Thea. Ich habe es immer deinem schweren Leben zugeschrieben, obwohl ich bezweifle, dass dein Leben schwerer war als das anderer Menschen. Du hast dich nicht gebessert, oder? Ich kann keine Veränderung entdecken. Und wie es aussieht, tritt deine Tochter in deine Fußstapfen. Möchte sie eigentlich eine Scheidung? Wenn ja, kann sie sie haben, und dann heirate ich Emmy. Das ist vielleicht eine gute Idee für alle Beteiligten.«

»Sie wird niemals in eine Scheidung einwilligen, Lewis.«

»Wenn das so ist, dann wird sie sich mit meinen Besuchen abfinden müssen. Zumindest so lange, bis das Kind alt genug ist, um für sich selbst zu sorgen und seine eigenen Entscheidungen zu treffen. Vernünftige Entscheidungen, hoffe ich. In der Zwischenzeit habe ich auch Rechte, so ist es nicht. Zum Beispiel verlange ich, mein Baby sehen zu dürfen, und das werde ich auch tun. Wenn du mir nicht sofort nach der Geburt Mitteilung machst, Thea, und wenn ich keinen vollen Zugang zu ihm bekomme, dann werde ich mich von Tissy scheiden lassen. Wegen böswilligen Verlassens. Und daran kann sie gerne dem System die Schuld geben. Und ich werde das Sorgerecht für das Kind bekommen.«

Mrs Harper schnaubte. »Du? Du könntest doch gar kein Kind großziehen. Was weißt du denn schon von Kindern?«

»Oh, aber ich würde doch wieder heiraten, das hatte ich doch schon gesagt. Und wenn das Kind bei mir lebt, würde ich ihm zumindest Manieren beibringen.«

Doch bei dem Gedanken wurde er plötzlich ganz traurig, und sein Kampfgeist verließ ihn. Mrs Harper war offenbar so beschämt, dass sie ein wenig nachgiebiger aussah, immerhin das. War da etwa ein Hauch Bewunderung in ihren

Augen? Wenn ihr Maßstab an Männlichkeit von jemand wie dem befleckten, trägen Doktor gebildet worden war, müsste sie dann diesen kleinen Ausbruch an Energie nicht begrüßen? Auf jeden Fall veränderte sich ihr Gesichtsausdruck in einen etwas weniger herausfordernden – man konnte ihre Miene kaum ehrerbietig nennen, dachte Lewis –, als sie zum Hauptmotiv ihrer Unterhaltung kam.

»Du wirst selbstverständlich weiterhin für ihren Unterhalt aufkommen.«

»Das ist überhaupt nicht selbstverständlich. Ich bin ein Mann, oder nicht? Mir alles zuzutrauen, jede Regelverletzung. Die Regeln werden natürlich von dir aufgestellt. Ich werde weiter für ihren Unterhalt aufkommen, weil ich nicht will, dass meine Frau unter Unbequemlichkeiten zu leiden hat – das ist alles.«

»Das Kind wird das Beste bekommen, das kann ich dir versichern.«

»Nein, das wird es nicht. Es wird mit einer riesigen Belastung ins Leben starten: mit getrennten Eltern, die nicht mal miteinander reden. Ich schlage dir einen Handel vor, Thea. Du kannst dich um das Baby kümmern, solange ich das heranwachsende Kind bekomme. Es gibt Dinge, die ich ihm beibringen kann, die Tissy es nicht lehren kann. Es gibt Orte, die man besuchen ...«

Es schnürte ihm die Kehle zu, als die Sehnsucht nach solchen Orten in ihm plötzlich unerträglich wurde. Was tat er hier überhaupt? Er war so frei, wie er nur sein konnte. Warum nicht alles hinter sich lassen, dieses ganze Chaos, verschwinden und in zehn Jahren wiederkommen? Niemand würde ihn vermissen, das stand fest. Und wenn zu Hause nicht mehr zu Hause war, was hatte er zu verlieren, wenn er sich ein neues suchte? Vor seinem inneren Auge war die Straße, die zu seinem Haus führte, immer in Sonnenlicht gebadet gewesen, doch jetzt zog sie sich mit einem dunklen Nebel zu, aus dem jede Farbe gewichen war, und ein gehässiger Wind wehte ihm Zeitungsteile an die Knöchel, und Hunde bellten. Die Wahrheit sah so aus, dass er den Gedanken mittlerweile hasste, nach Hause zu gehen. Jeden Abend sank ihm das Herz, wenn die Stunde näher rückte, in der er seine Schreibtischlampe ausknipsen musste, seine Aktentasche nehmen und den langen Fußweg zurück in die Stokenchurch Street antreten musste. Er wünschte, sie wäre noch länger. Er dachte sich Umwege aus, machte in Pubs halt, obwohl ihm der Gestank, der Lärm und sogar das Bier zuwider waren. Er wusste, dass er sich anstrengen musste, und war ziemlich zufrieden mit sich selbst, wenn er am Abend in einen Supermarkt ging und sich eine Flasche Wein, etwas Brot, Käse und Obst kaufte. Doch diese Zufriedenheit verkehrte sich in Enttäuschung, sobald er seine Küche betrat, und dann mochte er nicht mal mehr den Tisch decken. Er benutzte immer denselben Teller, dasselbe Messer, das er am Vorabend abgewaschen und zum Trocknen hingestellt hatte. Eines Abends, er saß gerade am Küchentisch, mit einer Brotkruste und einer Käserinde auf dem Teller, der auf dem *Evening Standard* stand, und las dessen sichtbare Teile, klingelte es an der Tür. Es war Pen, sie hatten eine vage Verabredung fürs Kino gehabt, die Lewis vergessen hatte.

»Macht nichts«, sagte Pen. Er folgte Lewis in die Küche und nahm die frugale Mahlzeit und das Arbeitergedeck in sich auf. »Wir können ja an jedem Abend gehen.« Und dann fügte er mit strengem Blick hinzu: »Das kann so nicht weitergehen, Lewis. Du kannst so nicht weiterleben.«

Lewis' Beschämung wurde noch verstärkt durch den Umstand, dass er zum ersten Mal in seinem Leben den Großteil einer Flasche Wein ausgetrunken hatte. Er konnte Pen nicht einmal mehr ein Glas davon anbieten. Er fühlte sich entwaffnet, schutzlos und auch verwirrt: Ihm war klar, dass er nicht in der Lage war, sich weiteren Vorwürfen zu stellen. Aber er wollte auch nicht hören, dass er sich zusammenreißen solle, einen Neuanfang machen oder entschieden handeln. Er wollte nicht mal hören, was er insgeheim sowieso tun wollte, nämlich sich von seiner Frau scheiden lassen und Emmy heiraten. Dieser dringende Wunsch, den er in Schach halten konnte, solange er nicht trunken war von anspruchsvollen geistigen Übungen, von dem ganzen Gewicht seiner Verantwortlichkeiten, musste mit Vorsicht gehandhabt werden. Denn er war ein sentimentaler Bourgeois: Für ihn kam nur eine Ehe infrage, und es würde Monate – vielleicht sogar Jahre – dauern, bis er wieder frei wäre. Was er absolut nicht wollte, war eine unverbindliche Affäre mit der unbeständigen Emmy, die unfähig war, einem Mann treu zu sein, wie er selbst wusste. Er hatte eine ganze Weile darüber nachgedacht. Alles konnte er ihr vergeben: ihre Kindlichkeit, ihre emotionale Bedürftigkeit, ihre Enttäuschung und ihren Wunsch nach Bestrafung. Sie hatte eine Ehe gewollt und sich beschwert, dass sie nur verheiratete Männer abbekam. Er würde ihr eine Ehe geben: das wäre das Maß seiner Liebe. Doch im Gegenzug würde er von ihr erwarten, sich wie eine Ehefrau zu benehmen. Er schlug sich fast vor den Kopf ob seiner eigenen Dummheit, wenn seine Gedanken an diesen Punkt gelangten. Sie würde ihm nie treu sein, das stand fest. Und warum sollte sie auch? Treue schien aus der Mode gekommen zu sein, sie war aggressiveren, lebensbejahenderen Formen gewichen. Frauen hatten jetzt Pflichten gegenüber ihrem eigenen Körper – zumindest hatte er das so aufgeschnappt; sogar Tissy dachte über dieses Thema nach. Sodass eine Verbindung mit Emmy fehlerhaft sein würde, unwiderruflich beschädigt, denn er glaubte nicht, dass sie sich ändern würde. Nach den ersten paar Monaten würde sie jemand Neues finden, und dann würde sie ihm erklären, dass sie nicht einsah, warum sie nicht sowohl einen Ehemann als auch einen Liebhaber haben sollte. Oder mehrere Liebhaber. Es würde nicht bedeuten, dass sie ihn irgendwie weniger liebte. Er sah ihre gerunzelte Stirn geradezu vor seinem inneren Auge, ihre rosigen Wangen, ihre wachsende Verblüffung, wenn sie gegen seine seltsam altmodischen Vorurteile anrannte. Er konnte das alles ahnen, weil das der Zustand war, in dem sie vor ihm gestanden hatte, bei ihrem ersten Kuss im Park. Sie war damals mit jemand zusammen gewesen, hatte sie ihm eröffnet. Dennoch hatte sie ihn begehrt, war tatsächlich entschlossen gewesen, ihn zu besitzen. Er überlegte, ob sie sich immer einen neuen Liebhaber suchte, um ihren momentanen Liebhaber zu bestrafen, und ob sie jemals eine Pause zwischen zwei Männern machte. Das war für ihn die Schwierigkeit. Er musste sich mit der Möglichkeit anfreunden, dass sie eine durch und durch unmoralische Frau war, obwohl ihm klar war, dass man sie nicht mehr so bezeichnete. Es gab noch eine andere Möglichkeit – und die war besonders peinlich für ihn –, dass sie nämlich zu einer Oberklasse gehörte, in der solche Gewohnheiten an der Tagesordnung waren, und dass er seinen Mangel an Raffinesse offenbaren würde – die Quintessenz seines Vorstadtbewohnertums –, wenn er ihren Maßstäben nicht gerecht wurde.

Dabei sackte er selbst sozial jeden Tag weiter ab: Er benutzte die Zeitung als Tischdecke und trank jede angefangene Weinflasche aus, um in der Nacht gut zu schlafen. Er war zutiefst und tödlich beschämt und hätte doch ganz schöne Angst gehabt zu schwören, dass sich diese Dinge wieder ändern würden.

»Mach dir keine Sorgen«, sagte Pen, dem nichts entging. »Das hier ist nicht wichtig. Wichtig ist nur die Zukunft. Du wirst dich scheiden lassen müssen, Lewis. Diese Geschichte mit Tissy bringt dich in eine falsche Ausgangslage. Sie ruiniert dein Leben.«

»Es ist bloß wegen dem Kind«, verteidigte sich Lewis und schaute auf seine Hände hinunter. »Wenn das Kind nicht wäre, dann, na ja, dann würde ich mich schon irgendwie von ihr trennen. Aber ich weiß ja nicht mal, ob sie zurückkommt oder nicht. Sie hat ein paar von ihren Sachen dagelassen. Sie ist nicht richtig gegangen.«

»Und du willst sie zurückhaben?«

»Ja«, sagte er, wobei ihn das Gefühl störte, dass er bei dieser Antwort hatte. »Ja, ich will sie zurückhaben.« Denn wer will nicht, dass der Abtrünnige, der verlorene Sohn zurückkehrt? Lewis hatte in diesem Moment das Gefühl, dass nichts schlimmer sein konnte, als verlassen zu werden und zu spüren, wie sich dieses Verlassensein in körperlicher Vernachlässigung niederschlug. Er sah sein Glas auf dem Tisch, umgeben von Krümeln. Und es war nicht mal ein richtiges

Weinglas, früher war Dijonsenf darin gewesen. Er fühlte sich wie ein alternder Alkoholiker. Und Pen hatte ihn so gesehen, wo er doch gemeint hatte, keine Zeugen zu haben …

»Ich könnte einen Kaffee brauchen, wenn du einen machst, Lewis«, sagte Pen versöhnlich und signalisierte damit, dass der peinliche Moment vorbei war. »Wir sollten mal über die Ferien reden. Ostern fällt dieses Jahr früh. Ich habe mich gefragt, ob du nicht zu uns nach Wales kommen willst? Die ganze Familie wird da sein. Emmy selbstverständlich auch.«

»Mein guter alter Junge«, sagte Lewis. »Ich weiß, was du mir sagen willst. Aber bis dahin bin ich bereits Vater geworden. Ich kann dem doch nicht einfach den Rücken kehren, oder? Vielleicht kann ich ja ein andermal zu euch kommen. Ich würde zu gerne deine Eltern kennenlernen. Und Emmy treffen, natürlich, ich weiß.« Er lächelte traurig.

»Dann solltest du wegfahren, nachdem das Baby geboren ist. Schau, Lewis, sie wollen dich nicht. Ich weiß nicht, warum, aber sie wollen dich nicht. Du hast nichts zu verlieren, wenn du für ein, zwei Wochen oder sogar einen Monat wegfährst. Das könnte sie vielleicht ein bisschen wachrütteln, ein bisschen überraschen. Sollen sie sich doch mal den Kopf zerbrechen zur Abwechslung. Verschwinde einfach eine Weile.«

»Vielleicht mache ich das«, sagte Lewis, der in seinem tiefsten Innern nicht glaubte, dass er das wirklich tun würde. Dann legte er eine neue Aufnahme von Mahlers Sechster Symphonie auf, und sie gaben sich dem reinen Vergnügen des Zuhörens hin. Am Ende des Abends waren sie ziemlich entspannt.

Als er Pen zur Tür begleitete, sagte Lewis: »Es ist alles so unnötig. Ich meine, ich war Tissy ja nicht mal untreu, weißt du.« Er merkte, dass er es nicht über sich brachte, in diesem Zusammenhang Emmys Namen auszusprechen, besonders gegenüber Emmys Bruder.

»Ich kenne dich zu gut, als dass ich das geglaubt hätte«, sagte Pen und fügte dann hinzu: »Ich glaube, ich gehe einen Teil des Heimwegs zu Fuß. Ich gehe viel zu wenig zu Fuß, im Gegensatz zu dir. Und nach dem Musikhören flaniere ich gerne mal ein bisschen herum. George und ich gehen oft zu Fuß aus dem Park nach Hause.« Auf der Treppe sagte er: »Meine Schwester ist ein seltsames Mädchen. Immer muss sie jemand aufscheuchen. Im Grunde hat sie nichts Böses in sich, aber sie stiftet trotzdem regelmäßig Ärger. Wir sehen uns morgen. Schlaf gut.«

Mitten in diese Traurigkeit hinein – denn es war eine echte Traurigkeit, als wäre alles vorbei für ihn, als hätte ihn das mittlere Alter ohne jede Vorwarnung überkommen, und zwar endgültig – war es ihm eine Erleichterung, einen Anruf von Mrs Harper zu bekommen, wieder in seinen Mantel zu schlüpfen und zum Krankenhaus zu eilen. Es war eine Erleichterung, den Anruf überhaupt zu bekommen, denn er hatte sich seit ein paar Wochen nicht mehr gemeldet, weil er Mrs Harpers Verstocktheit einfach nicht ertragen konnte. Ihm fiel ein, dass sie Tissy vielleicht irgendwo anders hingebracht haben könnte, eventuell in ein Krankenhaus auf Jersey. Er war weggeblieben, weil er seine eigenen müden Argumente nicht mehr hören konnte, genauso wenig wie den hilflosen Zorn, den sie unweigerlich in ihm aufsteigen ließen, ein Ärger, den er nicht hätte kontrollieren können, wenn ihm der Doktor begegnet wäre, dessen Rolle in dieser erbärmlichen Geschichte er ganz besonders hasste. Obwohl ihn sein Zustand als verlassener Mann bekümmerte, sehnte er sich nach einem Neuanfang. Er würde ihnen das Baby überlassen müssen: Das wusste er ohne jeden Zweifel. Er konnte nicht arbeiten und sich gleichzeitig um ein kleines Kind kümmern, und wer sollte sich um es kümmern, wenn er den ganzen Tag außer Haus war? Er dachte daran zurück, wie Mrs Joliffe sein Haus langsam aber sicher kolonisiert hatte, die jetzt ohne Widerstand zurückzukommen drohte, jetzt, wo Tissy nicht mehr da war, um sie in Schach zu halten. Doch er bezweifelte seine Fähigkeit, eine geeignete Kinderschwester oder Haushälterin zu finden. Nein, das Kind würde bei seiner Mutter und seiner Großmutter und zweifellos dem Doktor bleiben müssen. Der Gedanke betrübte ihn zutiefst. Doch er gelobte sich selbst, dass er später Ansprüche auf das Kind erheben würde, wenn sie auf eine vernünftige Weise zusammenleben konnten. Wenn er zehn Jahre warten konnte, würde er seinen Sohn oder seine Tochter zurückbekommen. Aber zehn Jahre! Wie sollte er in dieser Zeit leben? Die Vorstellung, so weiterzumachen wie jetzt, war unmöglich. Er überlegte ernsthaft, ob es nicht besser wäre, irgendwie zu verschwinden, sich aus den diversen peinlichen Lagen zu befreien, in die er sich hineinmanövriert zu haben schien. Aber wie sollte er das anstellen? Das Geld, das er hatte, musste er für sein Kind drangeben. Und wohin hätte er gehen sollen? Für einen dunklen Moment zog er in Erwägung, einfach ins Bett zu gehen und dort zu bleiben, bis er versiechte. Sie konnten es ja einen Nervenzusammenbruch nennen, wenn sie wollten – wer auch immer »sie« waren –, immer vorausgesetzt, dass sie sich genügend für ihn interessierten, um nachzufragen. Doch er war zu gesund, zu robust: Er konnte sich nicht erinnern, jemals krank gewesen zu sein. Mit einem Seufzer ergab er sich in sein Schicksal, einfach so weiterzumachen wie bisher.

Er interessierte sich nicht sonderlich für Babys, doch die diversen Umschwünge, die er mitgemacht hatte, erfüllten ihn mit Sehnsucht nach seinem Kind und gleichzeitig Mitleid mit ihm. Er fand es schlafend in einer Wiege am Fuß von Tissys Bett. Ein ganz gewöhnliches Baby, soweit er das beurteilen konnte, obwohl er alarmiert war beim Anblick seines zerbrechlichen Köpfchens, in dem ein Puls zu schlagen schien. Er berührte eine winzige Hand, die sich pflichtbewusst zurückzog. Er hätte sie zu gerne hochgehoben, aber er traute sich nicht zu, dabei seine Traurigkeit zu verbergen, und deswegen widerstand er der Versuchung. Tissy, die ein ganz leeres Gesicht hatte vor lauter Erschöpfung, aber auch vor Staunen darüber, was sie gerade mitgemacht hatte, lag auf mehreren Kissen und hielt die Hand ihrer Mutter. Der Doktor, der seinen Hut und Mantel nachlässig über den Heizkörper geworfen hatte, saß auf dem einzigen anderen Stuhl und aß Trauben. Ausnahmsweise schienen sie sich leicht unwohl in Lewis' Gegenwart zu fühlen. Er hatte nicht vor, sie länger zu beschämen. Er wollte nur sein Kind sehen, seine Tochter, und sich zweifellos von ihr verabschieden, bis sie zehn Jahre alt war.

»Ist sie nicht süß?«, fragte eine Krankenschwester, die gekommen war, um Tissy für die Nacht vorzubereiten. »Wie wollen Sie sie nennen?«

Lewis wollte sie Grace nennen, nach seiner Mutter, doch

dachte sich bei näherer Überlegung, dass seine Mutter in dieser Verbindung fehl am Platze war. Er versuchte, eine Romanheldin zu finden, unter deren Schutz er sie stellen konnte. Vielleicht Dorothea Brooke aus *Middlemarch*?

»Ich hatte an Jessica gedacht«, sagte Tissy, die zum ersten Mal einen Ton sagte.

Er war überrascht. Ja, warum nicht? Der Name gefiel ihm.

»Und der Name meiner Mutter als zweiter Name.«

»Thea?«, fragte er.

»Dorothea«, sagte Mrs Harper, die sich ihre sonst so kühlen Augen abwischte.

So sollte es also sein. Sie hieß Jessica Dorothea Percy, und er meldete sie am nächsten Tag auf dem Amt.

Er konnte selbstverständlich nicht widerstehen, sie wieder zu besuchen. Er redete sich ein, dass er genauso gehandelt hätte, wenn es ein Kätzchen, ein Welpe oder einfach nur das Baby eines anderen gewesen wäre. Sie wirkten so faszinierend durch ihre Kleinheit, hätte er gesagt, aber er wusste, dass mehr dahintersteckte. Das mochte zum Teil der Grund sein, aber in seinem Herzen empfand er eine hilflose Liebe, eine Liebe, die wahrhaftig hilflos war, denn er sah keine Möglichkeit, wie er dieses Baby beeindrucken sollte, da seine Rolle größtenteils die eines Abwesenden sein würde, eher ein Besucher als ein Mentor. Er härtete sein Herz ab gegen die kleinen Hände und die schlaffen Beine und war froh, als das Baby bei seiner Ankunft gerade schlief, sodass er ihr nicht in die großen, gleichgültigen blauen Augen schauen musste. Er bezweifelte, diese Begegnung auszuhalten. Tissy sprach die ganze Zeit so wenig wie möglich. Sie sah aus, als wäre sie in ihrem Krankenhausbett zu Hause, und es schien ihr gleichgültig zu sein, ob er kam oder ging. Doch sie behielt ihn mit dem scharfen Blick einer Mutter im Auge, wenn er sich zu nah über die Wiege beugte. Am nächsten Abend fand er sie mit dem Baby auf dem Arm vor. Sie hielt es ungelenk, wie ein Kind eine neue Puppe hält. Es sah so aus, als würde sie sie lieben. Was für Bedenken sie auch immer gehabt haben mochte, ihre Rolle als Ehefrau betreffend, sie waren verschwunden, als sie Mutter wurde. Denn war das hier nicht der ultimative Beweis, dass sie eine erwachsene Frau war, die endlich frei war von jeglicher Vormundschaft? Mit dieser Tat, dachte sich Lewis, hatte sie endlich etwas erreicht, das immer in Zweifel gestanden hatte: das späte Erreichen ihrer Reife. Er musste sie bewundern, während ihm gleichzeitig klar wurde, dass sie nie wieder zu ihm zurückkommen würde. Denn trotz aller Ungeschicklichkeit ihrer Gesten und der Schüchternheit ihrer Äußerungen, sie war jetzt jemand, mit dem man rechnen musste. Wenn sie ihm nicht immer antwortete, wenn er etwas zu ihr sagte, unterließ sie es deswegen, weil sie nicht wollte. Sogar ihre Mutter beugte sich ihr jetzt. Sie hatte beträchtlich zugenommen, wodurch ihr Gesicht gröber geworden war, und ihrem Haar schenkte sie auch nicht mehr viel Aufmerksamkeit, sodass es noch länger gewachsen war und ein bisschen vernachlässigt aussah. Er konnte das schüchterne Mädchen, dem er vor so langer Zeit aus der Bibliothek gefolgt war, kaum mehr in ihr erkennen.

Sie waren fast zehn Jahre verheiratet gewesen, wurde ihm klar. Er war zu verheiratet, als dass er jetzt irgendetwas anderes hätte sein können. Wie eine erlernte Fremdsprache würde ihn das ab heute immer begleiten. Er konnte entweder verheiratet sein oder geschieden, aber nichts anderes. Er konnte keine, wie man das heutzutage mit diesem widerlichen Euphemismus bezeichnete, »Beziehungen« haben. Er war todgeweiht, altmodisch, das Überbleibsel einer vergessenen Art. Welch trauriges Schicksal auch immer ihm beschert sein sollte, er konnte nichts tun, um seinen Zustand zu ändern.

Was ihm jetzt widerfahren war, nahm die Dimensionen einer Tragödie an. Als Tissy das Krankenhaus verließ – und sie schien nur widerwillig zu gehen, als wäre auch sie nicht wirklich bereit, sich dem Rest ihres Lebens zu stellen –, kam es ihm so vor, als würde man ihm sein Baby wegnehmen. Er wusste, dass er kein häufiger Besucher in der Britannia Road sein konnte, denn er war dort nicht erwünscht, und er wollte dort auch gar nicht sein, ein Bittsteller, der vor einer Barrikade aus Gleichgültigkeit stand. Gleichzeitig wusste er, dass er selbst in Gleichgültigkeit versank, eine Gleichgültigkeit von enormen Dimensionen, die in ihrer Totalität fast lebensbedrohlich war. Wieder mal aß er sein Abendbrot auf einer Tischdecke aus Zeitungspapier. Die Fenster seines Hauses hätten dringend mal wieder geputzt werden müssen, und seine Hemden, die von Mrs Joliffe widerwillig gewaschen und gegen einen Aufpreis gebügelt wurden, waren nicht so, wie er sie gerne gehabt hätte. Ihre Spur im Haus war wahrnehmbar, jetzt, wo sie nicht mehr von Tissy beaufsichtigt wurde: ein zerbrochener Teller hier, eine angeschlagene Vase da, klebrige Möbelpolitur, die auf einen Tisch aufgetragen worden war und Schlieren hinterlassen hatte – all das zeugte von einem weiteren Mangel an Sorgfalt. Und sogar Mrs Joliffe drohte, ihn zu verlassen. Der Zeitungsladen, der ihrem Schwager gehört hatte, war von einer indischen Dame im Sari übernommen und in ein blühendes Geschäft verwandelt worden: Barry, der mittlerweile zur Schule ging, lieferte die Morgenzeitung aus. Wenn Lewis sich erdreistete, Mrs Joliffe zu bitten, den Herd zu säubern oder das Badezimmer zu putzen, Arbeiten, denen sie ihre Aufmerksamkeit nicht mehr zuwenden wollte, dann bemerkte sie: »Shamila möchte so gerne, dass ich in ihrem Laden arbeite. Ich denke darüber nach. Hier ist ja doch nicht so viel zu tun, nicht wahr? Jetzt, wo Sie allein sind.« Bis jetzt hatte sie noch keine Entscheidung getroffen, und er glaubte auch nicht, dass sie eine treffen würde. Doch es verlieh seiner Heimkehr, die schon unangenehm genug war, eine zusätzliche Verärgerung, eine zusätzliche Nervosität, und er sah zu, morgens vor ihrer Ankunft aus dem Haus zu gehen.

Er sah sich Unmengen an Freizeit gegenüber, denn er wachte um vier oder fünf Uhr auf, dann stand er oft sofort auf und hatte vor sechs schon fertig gebadet. Es kam ihm vor, als müsse er lange warten, bevor um sieben die Zeitung kam, und dann hatte er die Muße, sie zum Großteil zu lesen, bevor er um acht in die Arbeit aufbrach. Er hatte fast Schuldgefühle deswegen, als hätte er sich verrechnet, während er wusste, dass andere es besser machten, es ging sogar so weit, dass sie sich beklagten, sie hätten zu viel zu tun und nicht genug Zeit zum Ausspannen. Er entspannte sich jetzt gar nicht mehr. Er war in einem Zustand permanenter Wachsamkeit. Wenn er nicht über sich selbst nachdachte, dachte er an seine Tochter. Er wagte nicht, sie zu besuchen, vor lauter Angst, dass sie ihn gründlich entmutigen würde. Er rief nur jeden Tag zu Mittag an, um sich nach ihrem Wohlbefinden zu erkundigen. Manchmal sprach er mit Tissy, manchmal mit Mrs Harper. Zu seiner Überraschung erwies sich Tissy als ziemlich freundlich. Freundlich, aber distanziert. Die Beflissenheit, die sie an den Tag legte, war die einer Sozialarbeiterin.

»Und, geht's dir auch gut?«, fragte sie ihn manchmal, in einem leichten Ton, der jede ehrliche Antwort von vornherein ausschloss, ganz zu schweigen von der Palette der Hoffnungslosigkeit, die er ihr eigentlich gerne ausgemalt hätte. Doch er tat es nie. Da ihr mangelndes Interesse so offensichtlich war, erzählte er ihr nicht, dass er auseinanderfiel, dass ihm die Knöpfe von den Hemden abgerissen waren, dass er die Wäscheliste nicht finden konnte und zu viele leere Flaschen im Mülleimer lagen. Wenn er häusliche Angelegenheiten zur Sprache brachte, sagte sie nur: »Tja, jetzt weißt du, was eine Frau jeden Tag so machen muss.« Dann wechselte er das Thema und fragte nach dem Baby. »Es geht ihr gut«, sagte Tissy dann, als wäre sie gelinde überrascht von seinem Interesse. Woraus er folgerte, dass sie ihn entweder unversöhnlich hasste oder ihre Verbindung zu ihm schon komplett vergessen hatte. Wahrscheinlich Letzteres, dachte er.

Ihm fiel auf, dass das wärmere Wetter jetzt gekommen war, er fand die Wäscheliste, brachte seine Hemden zur Reinigung und bat darum, dass man die Knöpfe wieder annähte. Sie schienen diese Bitte nicht übertrieben zu finden, was ihn ein wenig aufmunterte. Auf seinem Weg zur Bibliothek atmete er den Duft von Weißdorn und frühem Flieder ein. Er verhielt sich wie ein Invalide, verspürte falsche Zuversicht und enormen guten Willen, der aber gleich wieder ohne Vorwarnung verblasste zu einer intimen Kenntnis der Schwäche aller Sterblichen. Er wusste – und kämpfte innerlich gegen dieses Wissen an –, dass er fundamentalen Schaden genommen hatte. Doch er ging nicht wirklich unter. So sehr er an seinen einsamen Abenden auch ins Wanken kam, am nächsten Tag kehrte er wieder zurück in die Normalität. Das erforderte Aufmerksamkeit und ließ ihm keine Zeit für Ablenkungen. Er war zu Ostern nicht verreist, wie Pen es ihm geraten hatte. Er war zu Hause geblieben und hatte an das Baby gedacht. Das hatte ihm nicht gut getan, nicht im Geringsten. Und jetzt musste er mit einem Feiertag zurechtkommen, und plötzlich hielt er es nicht mehr aus. Einem Impuls folgend, und auch weil er sich für die Person schämte, in die er sich langsam aber sicher verwandelte, buchte er eine Fahrkarte nach Paris.

Was ihm vorgeschwebt hatte, war eine sentimentale Pilgerreise, obwohl der Gedanke an die Vergangenheit, an seine Vergangenheit, ihn nicht unbedingt fröhlich stimmte. Die eifrigen Studien jener frühen Tage hatten zu nichts geführt. Sein Buch hatte eine lobende Erwähnung in der Literaturbeilage der *Times* bekommen, aber dabei war es geblieben. Seine Belegexemplare, die immer noch in ihrem braunen Packpapier eingewickelt waren, blieben hinten im Schrank. Soweit er es einschätzen konnte, wurden seine Ideen, die er einst so eifrig aufgezeichnet hatte, sträflich ignoriert. Und die frugale Lebensweise, die er sich beim Verfassen dieses Buches auferlegt hatte: Wie konnte er die Erinnerung daran ertragen? Oder sich klarmachen, dass er jetzt, an der Schwelle zum mittleren Alter und mit der Zugabe materieller Bequemlichkeit, immer noch lebte, als wäre er dieser Junge von damals, mit seiner Aktentasche und seinen Notizen, seinem unpassenden Appetit und seiner Vorliebe für weibliche Gesellschaft? Er unterdrückte einen Seufzer, als er an die vor ihm liegende Reise dachte, die bereits der Desillusionierung geweiht war. Er würde wahrscheinlich seine Schritte nachvollziehen, versuchen, alte Gewohnheiten wieder aufleben zu lassen. Aber das war, wie er bereits wusste, ein unfehlbares Rezept für eine Enttäuschung, doch er wusste nicht, wie er seine Tage sonst füllen sollte. Wenn Zeit in London ein Problem war, wo er Dinge zu tun hatte, wie viel größer würde die Herausforderung dann in Paris sein, wo er keine Verpflichtungen und wenige Freunde hatte.

Doch als er in sein Hotel in der Rue Jacob kam und sich in seinem Zimmer umschaute, das stumm und dämmrig war, mit ausgeblichenen blauen Tapeten, fiel seine ganze Nervosität von ihm ab, und er wusste, dass er die richtige Entscheidung getroffen hatte. In diesem Moment des Wiedererkennens wusste er auch, dass er die Zeit austricksen konnte, indem er ihre Forderungen ignorierte. Instinktiv nahm er die blaue Decke vom Bett, obwohl es noch früh am Nachmittag war und eine milde Sonne versuchte, sich durch die Wolken zu kämpfen, und dann legte er sich hinein und schlief. Zwei Stunden später wachte er wieder auf, mit einem erfrischten Gefühl, das ihm völlig neu war. Er wusch sich, kleidete sich sorgfältig an und ging hinaus auf die Straße. Er suchte sich ein Café, das weder schick noch beliebt war, bestellte sich ein Glas Wein und setzte sich friedlich hin. Ein kurzer Spaziergang führte ihn zu einem kleinen Restaurant mit wenigen Gästen, wo er eine einfache Mahlzeit einnahm. Als er sah, wie sich der Himmel zu einem dunkleren Blau verfärbte, bezahlte er seine Rechnung und verließ das Lokal. Die Rue Jacob war still, als er zu seinem Hotel zurückging. In dieser Nacht glitt er federleicht in den Schlaf, obwohl er sich am Nachmittag schon ausgeruht hatte, und wachte genauso leicht am nächsten Morgen auf.

Er ging los, ohne einen Plan oder eine Richtung im Sinn zu haben. Er registrierte nur, dass das Wetter mild war, milchig, feucht, und die Straßen wie frisch gewaschen. Er war anonym: Paris kannte ihn nicht, aber er kannte Paris auch nicht, wie er feststellen musste. In diesem Moment, als er so die Rue Jacob entlangging, beschloss er, seine Vergangenheit über Bord zu werfen und jegliche Träume von Beständigkeit, die er einmal gehabt haben mochte, hinter sich zu lassen. Er spürte, wie er in der milden Luft unsichtbar wurde, für niemand mehr verantwortlich war. Aus irgendeinem Grund machte ihm das keine Angst, obwohl ihm bewusst war, dass die Unverantwortlichkeit, zu der er tendierte, in den sichereren Momenten seines Lebens als gefährlich betrachtet worden wäre. Er fühlte sich schwerelos, unantastbar und plötzlich frei. Dieser seltsame Zustand erfüllte ihn mit einem vorübergehenden Rausch, er ließ nicht mal die Erinnerung an die letzten Monate an die Oberfläche dringen, und wenn er überhaupt an sein Leben dachte, dann war es mit Ekel, mit einem objektiven Ekel, der in krassem Kontrast zu dem Meer aus Morbidität stand, in dem er vor Kurzem fast ertrunken wäre. Mit einem Gesichtsausdruck, der vorsichtiges Staunen verriet, begann er zu gehen, ohne sich groß darum zu kümmern, wo seine Schritte ihn hinführten, solange sein Fortschreiten ungeplant war und ohne seine vertrauten Schmerzmittel verlief: Bibliothek und Notizbuch. Er würde eine Weile hierbleiben, beschloss er, und herauszufinden versuchen, ob dieser Glückszustand, der ihn an seinem ersten Morgen in Paris erwartet hatte, eine Anomalie war, der erste Vorbote eines Zusammenbruchs, oder eher das, als was er es empfand: eine Ankündigung, eine Vorschau, auf einen Zustand perfekter Gesundheit.

Er ging dahin. Als wäre er von einer schweren Krankheit geheilt worden, bemerkte er jedes Detail der vorüberziehenden Szenerie, wobei er diejenigen mehr als alle anderen wertschätzte, die gewöhnliches Leben zeigten: ein Ladenbesitzer, der Äpfel an einem Stand einsortierte, oder eine ältere Frau, die gerade Brot kaufte. Sogar der Anblick einer Gruppe kleiner Kinder, die zu Mittag aus einem Kindergarten strömten, brachte ihn nicht aus dem Tritt. Er ließ sich treiben, ohne die geringsten Anzeichen von Erschöpfung, bis er merkte, dass es Essenszeit war, und dann machte er halt, wo er gerade war, und bestellte sich etwas zu essen. Er war sich nicht wirklich bewusst, dass die Zeit verging, aber er war sich bewusst, dass dieser Zustand der Erleichterung und Erholung gefestigt werden musste, bevor er wieder ins wirkliche Leben zurückkehrte. Weiter mochte er gerade nicht denken. Er spürte, dass alles, was er in seinem derzeitigen neuen, nüchternen, wundervollen Zustand tun konnte, darin bestand, jegliche Form der Sentimentalität von sich zu weisen und sich darauf zu beschränken, einfach nur Systeme aus der Luft heraufzubeschwören, Systeme, die ihm Vorsorge für die Zukunft bedeuteten, während er selbst fast unberührt blieb und seine Gefühle für andere Zwecke wiederhergestellt wurden, für andere Nutzungsweisen, andere Anwendungen. Er war sich wunderbar bewusst, dass er nicht zur Rechenschaft gezogen wurde für irgendwelche Verbrechen, die er begangen oder nicht begangen hatte. Sein Gesichtsausdruck verriet Dankbarkeit, ja, Zufriedenheit – Empfindungen, die er bis jetzt noch gar nicht gekannt hatte.

Er erforschte die verschiedenen Stadtviertel, das vierte, dreizehnte, zwanzigste Arrondissement, er setzte sich in düstere Kirchen, von denen nicht alle wirklich von architektonischem Interesse oder Wichtigkeit gewesen wären, schaute sich den Salon de Musique in der Bibliothèque de l'Arsenal ganz genau an und stand zufrieden an Ecken mit farbbekleckerten Arbeitern in der Rue Quincampoix und dem Boulevard de l'Hôpital. Er verbrachte einen Nachmittag im Conservatoire des Arts et Métiers, mit seinen Sonnensystemmodellen und Pendeln und seinen feierlich surrenden Uhren. Er fuhr mit dem Bus nach Ville d'Avray und ging zu Fuß nach Sèvres. Er ging leichtfüßig, mit leeren Händen. Erst gegen Ende seines Aufenthalts warf er einen Blick auf die Zeitungen, doch immer mit einer gewissen Geistesabwesenheit. Zehn Tage später, er hatte seit seiner Ankunft nicht mehr als ein paar Worte gesprochen, fühlte er sich komplett im Reinen. Als er Abschied von seinem blauen Zimmer nahm, spürte er einen Stich seiner alten Melancholie, als wüsste er, dass die Welt ihn bald wieder eingeholt haben würde. Doch hatte sich irgendeine Art Wiederaneignung ereignet, irgendeine essenzielle Wiederherstellung. Als sein Flugzeug in Heathrow landete, verabschiedete er sich von der hübschen Frau, die neben ihm gesessen hatte, und schlug den Weg zum Taxistand ein. Ihm war bewusst, dass er eine Heilung erlebt hatte, und das Wissen, dass so etwas für ihn möglich war, hellte seine Laune enorm auf.

# 13

Seine Tochter war ein blasses, stilles, zartes Kind, wahrscheinlich so, wie ihre Mutter gewesen sein musste, ein Kind mit einem unangemessenen Trieb, gut zu sein. Aufwändig gekleidet mit Hängerkleidchen und weißen Strümpfen, Haarbändern und Lacklederschuhen, schien sie sich ihrer Bürde als der ganze Stolz ihrer Großmutter bewusst zu sein. Denn sie war eher Mrs Harpers Kind als Tissys. Wenn Lewis am Haus in der Britannia Road klingelte und Mrs Harper – nie Tissy – ihm die Tür aufmachte, versteckte sich das Kind hinter ihr, weil es Angst vor dem Fremden hatte. Aber nicht deswegen, dachte sich Lewis, weil er ein Fremder war, sondern weil er ein Mann war. Ein natürliches Vorurteil gegen Männer lag in der Luft, die sie atmete. Sie schien schon im Alter von zwei Jahren zu wissen, dass ein Mann ihr Kleidchen ruinieren könnte, ihre Haare durcheinanderbringen und auf lästiger Leibesertüchtigung bestehen könnte. Wenn es Lewis endlich gelungen war, sie hinter der Leibesfülle von Mrs Harper hervorzulocken, behielt sie trotzdem ihre unsichere Miene und ließ den Rock ihrer Großmutter nicht los. Er bestach sie nur ungern mit Spielzeug, konnte aber nicht widerstehen, ihr ab und zu eine Puppe mitzubringen, wobei er sich sagte, dass er sie mit einer ganzen Bibliothek ausstatten würde, sobald sie alt genug war. Sie war nie ohne ihre Puppe Mildred unterwegs: Sie hielt sie in beiden Armen, ziemlich so, wie Tissy Jessica damals gehalten hatte, aber ohne den begeisterten oder vergnügten Gesichtsausdruck. Wenn sie die Puppe derartig sorgfältig hielt, schien es, als würde die Verantwortung und die mütterliche Sorge schwer auf ihr lasten.

Lewis bemitleidete sie von Herzen. Er erkannte ihre Einsamkeit, Traurigkeit und Angst. Er versuchte, sie zu sich zu locken: Sie kam, wenn auch widerstrebend. Er ging am Sonntagmorgen mit ihr aus, in den Park, wo sie die Enten und Gänse fütterten, doch sie hasste den Lärm, den die Vögel machten, ihr Geschnatter und Geflatter, und er sah ihr an, dass sie nach einer halben Stunde wirklich nach Hause wollte. Sie war nur glücklich, wenn sie auf ihrem kleinen Stuhl im roten Salon saß oder mit Mrs Harper zum Einkaufen ging. Sie schien die Gesellschaft ihrer Großmutter vorzuziehen oder überraschenderweise auch die des Doktors, dessen immer puterroter werdendes Gesicht sich an ihres anschmiegen durfte. Man kümmerte sich gut um sie, das sah Lewis, obwohl die Atmosphäre um sie herum eine ältliche war. Vor allem der Doktor war mittlerweile ziemlich krank und verließ sich auf die Bequemlichkeiten, die ihm Mrs Harper bieten konnte, ohne jedoch so weit zu gehen, dass seine Unabhängigkeit gefährdet gewesen wäre.

Lewis wusste, dass es schlecht für das Kind war, von diesen vernichteten Leuten aufgezogen zu werden, aber es entging ihm nicht, dass seine Tochter von Natur aus etwas Bemitleidenswertes an sich hatte. Das schrieb er einem melancholischen Gen zu, das von ihm selbst stammte, denn er hatte die Tage vergessen, als er glücklich gewesen war. Er konnte nicht guten Gewissens Tissy die Schuld geben, obwohl er doch überrascht war, wie lässig sie ihre Mutterpflichten nahm. Sobald Jessica aus dem Babyalter heraus war, hatte Tissy sie mehr oder weniger allein gelassen und sich anderen, weniger handfesten, aber wahrscheinlich lohnenderen Interessen gewidmet. Wenn er dieser Tage einen flüchtigen Blick auf sie erhaschen konnte, fand er sie extrem befremdlich, fast wie eine Unbekannte. Im Vergleich zu dem Eifer, den sie in ihrer ersten Zeit als Ehefrau an den Tag gelegt hatte, waren die Grenzen ihrer Fürsorge sehr schnell erreicht. Lewis schrieb das ihrer jüngsten Indoktrination zu, die sie von den Einschränkungen befreit hatte, unter denen sie sich vorher abgequält hatte. Wenn sie nicht ihrer Arbeit bei Lancelot Antiques nachging, war sie bei ihrer Gruppe oder zusammen mit ihren neuen Freundinnen, Kate und Fran. Er sah sie kaum mehr als wenige Minuten am Stück.

Wenn es aber doch mal dazu kam, wenn er zufällig an der Tür war, während sie losging, war sie auf eine fröhliche Art nett zu ihm, wie sie es vielleicht auch einem Fremden gegenüber gewesen wäre. Doch es lag eine Distanziertheit in ihrer Nettigkeit, die ihm deutlich sagte: Ich habe meine Entscheidung getroffen und werde sie nie wieder rückgängig machen. Das andere Leben, das ich mit dir geführt habe, war derart umnachtet, du kannst unmöglich von mir erwarten, dass ich es mein neues Bewusstsein hereinlasse, es sei denn, um über meine Dummheit zu lachen. Selbstverständlich diene ich als Beispiel für die Gruppe. Weißt du noch, wie ich nie alleine rausgehen konnte? Gefesselt von falschen Erwartungen, verstehst du? Und schau mich heute an. Ich verdiene meinen Lebensunterhalt. Ich habe Freunde, ich nehme am Leben *teil*. Und ich muss mich nicht mehr mit Männern herumärgern. Das ist gerade das Wunderbare. Wir drei haben ein tolles Sozialleben: Wir gehen in Ausstellungen, schauen uns neue Filme an und haben uns jede Menge zu erzählen. Mutter kümmert sich um Jess. Sie hat ihr ein neues Leben gegeben, vorher war meine Mutter immer so niedergeschlagen. Jetzt, wo sie etwas hat, womit sie sich beschäftigen kann, ist sie ein ganz anderer Mensch. Dem Baby geht es gut. Sie vermisst mich gar nicht. Und später, wenn sie mal älter ist, kann sie sich mich zum Vorbild nehmen. Das ist so wichtig für ein Mädchen. Wenn ich daran denke, wie weit ich in meiner Entwicklung zurück war, weiß ich nicht, ob ich lachen oder weinen soll. Gott sei Dank habe ich das jetzt alles hinter mir gelassen.

Natürlich sprach sie das alles nicht aus. Er staunte über sie, musste aber damit zurechtkommen, dass er sie kaum wiedererkannte in dieser strahlenden, neuen Gestalt. Zunächst einmal sah sie anders aus. Sie hatte das Gewicht, dass sie nach der Geburt zugenommen hatte, nie wieder abgenommen, aber was vorher schlaff gewesen war, war jetzt straff, fest umschlossen von Jeans und einem Pullover. Ihre Sachen waren sauber, wenn auch nicht besonders attraktiv. Trotzdem verliehen sie ihr ein Flair von Unternehmungsgeist, von Bereitschaft, sich die Hände schmutzig zu machen bei irgendeiner anständigen Arbeit: ein Auto auseinanderbauen, zum Beispiel, oder an einer Tankstelle arbeiten. Sie hatte eine frischere Gesichtsfarbe denn je zuvor, und sie lachte häufig, wobei sie ihre ziemlich großen Zähne entblößte. Ihr Haar hatte sich allerdings nicht verändert, es war immer noch schlaff und mit einem Samtband zusammengebunden.

Lewis konnte jetzt definieren, was ihn ursprünglich zu ihr hingezogen hatte, weil sie diese Eigenschaften jetzt für immer abgelegt hatte: Zartheit, Zögerlichkeit, Schüchternheit. Diese Eigenschaften besaß jetzt seine kleine Tochter. Er hätte lieber ein mutiges Kind gehabt, vielleicht sogar ein böses, aber es sah so aus, als müsste sie den ganzen Entwicklungsprozess selbst durchlaufen, obwohl das jetzt überflüssig geworden war, wenn man sich Tissys gegenwärtiges Leben anschaute. Jedes Mal, wenn er sie sah, wuchs seine Entschlossenheit, sie zu retten. Doch sie musste erst einmal erwachsen werden: Er konnte ein Kind mit einer so ausgeprägten Neigung zur Introspektion – zumindest deutete er es so – nicht einfach aus seiner vertrauten Umgebung reißen. Sie musste reifen und ein bisschen widerständiger werden, bevor sie bereit für ihn war, genauso, wie er fest und entschieden auftreten musste, wenn er jemals einen vernünftigen Vater für so ein zerbrechliches Geschöpf abgeben wollte. Doch wenn er an ihre Mutter dachte, die sich als so unerwartet tatkräftig herausgestellt hatte, überlegte er, ob sie nicht irgendwann genauso sein würde. Aus diesem Grund liebte er ihre Kindlichkeit und hatte es nicht eilig, sie groß werden zu sehen. Es hätte ihm bloß gefallen, wenn er in ihrer kleinen Welt auch vorgekommen wäre, ohne in ihrem kindlichen Kopf zu stören oder Konflikte hervorzurufen. Er brachte ihr Bücher mit, aus denen er ihr manchmal vorlesen durfte.

Sie war sein ganzer Lebensinhalt. Wenn er nicht bei ihr war, dann dachte er an sie. Er schaute an den meisten Abenden auf dem Heimweg vorbei, und wenn er Glück hatte, bekam er sie noch zu sehen, bevor sie zu Bett ging. Die Ausflüge am Sonntagmorgen waren kein Erfolg: Wenn sie ihn sah, reagierte sie immer mit einem kleinen Rückzug, und sie ermüdete schnell. Er hatte das Gefühl, dass sie sich nie an ihn gewöhnen würde, und versuchte verzweifelt, ihre Liebe zu gewinnen. Doch er beschloss, taktvoll und bescheiden zu bleiben, so wie er es auch jetzt meistens war, ohne sich dessen bewusst zu sein. Die Vorstellung, Liebe einzufordern, machte ihn krank, vor allem von jemand, der so leicht Angst bekam. Außerdem, Liebe ... Er war zweimal gescheitert. Er erwartete nicht mehr, dass irgendjemand ihn liebte, obwohl er selbst nicht zynisch geworden war. In vielerlei Hinsicht war er immer noch bereit zu lieben, in manchen Momenten strömte er sogar über vor Liebe, aber nicht mehr so, dass es schmerzte oder ihn nervös machte. Jeder Mensch schien ihm jetzt liebenswert, sogar der Fremde, an dem er auf der Straße vorbeiging. Das höchste Gut im Leben war seiner Meinung nach Lieben und Geliebtwerden. Doch irgendwie manövrierte er sich unbewusst immer wieder ins Abseits. Er konnte lieben, aber nicht geliebt werden. Er war nur eine Hälfte der Gleichung.

Also liebte er seine Tochter zart und ängstlich – mit einer Angst und Zartheit, die der ihren gleichkam – und zwang sich dabei, zufrieden damit zu sein, sie aus der Ferne zu lieben, niemals einen Hauch von Meinungsverschiedenheit in Mrs Harpers Haus zu bringen, selbst wenn er etwas sah oder hörte, was ihn schmerzte. Er blieb immer ruhig vor seinem Kind und zeigte nie seine Enttäuschung, wenn sie ihm einmal wieder nicht entgegenrannte, wenn er seine Arme nach ihr ausstreckte.

Ihretwegen war er tapfer. Allein zu leben, was ihm anfangs so verzweifelt gemacht hatte, wurde jetzt ein täglicher Kampf gegen Trägheit, Lethargie und Verwahrlosung. Ohne es zu merken, gewöhnte er sich das ständige hoffnungsvolle Lächeln wieder an, das ihn als sehr jungen Mann ausgezeichnet hatte, wenn er aufstand, badete, sich sein Frühstück machte, immer entschlossen, der Welt sein bestes Gesicht zu zeigen, sich selbst einen festen Rahmen zu geben, Standards aufrechtzuerhalten, damit sich seine Tochter nie für ihn genieren musste. Denn er wusste, dass sie extrem sensibel war, und das würde sich eher noch steigern als mindern, wenn sie älter wurde und anfing, sich ein Bild von der Welt zu machen. Immer noch lächelnd ging er in die Bibliothek, atmete bewusst die Morgenluft ein, grüßte den Postboten, den Milchmann, bemerkte die Passanten, die ihm allesamt liebenswert erschienen. Er erfuhr ein kurzes, sehr kurzes Energietief, nachdem er diese Übung absolviert hatte und bevor er sein Tagwerk begann, doch eine Tasse Kaffee in der Sandwich-Bar beim College gaben ihm eine vorübergehende Atempause von seiner Entschlossenheit, diesen Tag zu besiegen. Danach war er in der Lage, sein Lächeln, seine Maske, sein Verhalten beizubehalten. Der Tag verlief glatt und schweigend. Manchmal schaute er panisch von seinem Schreibtisch auf. Wenn man ihm das nun wegnehmen würde! Wie sollte er existieren, ohne etwas zu haben, womit er seinen Tag ausfüllen konnte? Wie schafften das andere Leute? Denn es musste doch andere Leute wie ihn geben, die mehr oder weniger allein auf der Welt waren? Doch daran durfte er gar nicht denken, und nach leichtem Widerstreben konnte er seine Aufmerksamkeit wieder seinem ewigen Stichwortverzeichnis zuwenden. Er war dankbar, dass der Motor des Tages jetzt auf vollen Touren lief und bis zum Ende weiterlaufen würde, ohne dass weitere Bemühungen von seiner Seite nötig waren.

Der späte Nachmittag gestaltete sich etwas schwieriger, wie es ja in der Tat bei den meisten Menschen der Fall ist. Dann überkam ihn kurz die Melancholie, wenn es auf sechs Uhr zuging, seine Bewegungen verlangsamten sich, wenn er sich nach seiner Aktentasche bückte und sich aufrichtete, um sich von den anderen zu verabschieden. An diesem Punkt ließ er sich seine Gedanken von der Angst diktieren. Diese Leute, diese anderen Leute, von denen er unbedingt Gutes denken wollte, gingen zweifellos nach Hause zu ihren Frauen und Kindern, zu Bequemlichkeit, zu Sicherheit, zum Leben! Und all diese jungen Sekretärinnen und ihre Freunde, die sich so eifrig ihre Kinofilme aussuchten, und diese Damen, die sich mit ihren Ehemännern in der Stadt trafen, um mit ihnen ins Theater zu gehen – wie beneidenswert sie ihm alle erschienen! In den ersten Tagen seines alleinstehenden neuen Lebens war er mit Pen in die Oper gegangen, aber das hatte er aufgeben müssen, weil es ihm zu sehr zusetzte. Die edlen Gesten und Gefühle erfüllten ihn mit Verzweiflung, und wenn jemand starb, konnte er es schier nicht ertragen. Er musste sich eingestehen, dass Pen und auch George Cheveley sich tadellos benommen hatten, als er mitten in der Vorstellung von *Manon* zusammengebrochen war. Sie hatten gedacht, dass es ihm gefallen würde, weil er den Roman so gerne mochte, doch stattdessen hatte er Tränenströme vergossen. »*Adieu, notre petite table*«, hatte Manon gesungen, und dann war es aus mit ihm. Sie hatten ihn am Ende des Abends nach Hause begleitet wie einen Invaliden, hatten darauf bestanden, dass er einen kleinen Whisky trank, und waren erst gegangen, als er erklärte, dass er jetzt ins Bett gehen würde.

»Komisch, dass ihn das so mitgenommen hat«, meinte George zu Pen auf dem Heimweg.

»Ach ja, jede Art von Verlust richtet ihn so zu. Ganz egal, wer ihn erleidet. Oder für wen.«

Also ging er nicht mehr in die Oper, aber er traf sich mit Pen und gelegentlich auch George, an einem Sonntagnachmittag, nach seiner Joggingrunde im Park. Er musste sich eingestehen, dass er sich in George total getäuscht hatte, dessen schweigsame Gegenwart er jetzt unerwartet beruhigend fand.

Seine Abende bestanden im Grunde aus seinem langen Spaziergang nach Hause und dem Besuch bei seiner Tochter. Es gelang ihm, sich die anderen wegzudenken: Es waren einfach nur Dienstboten, Hausmädchen und andere Gefolgsleute, die das Kind umgaben und für seine Sicherheit sorgten. Die uneinigen Charaktere von Mrs Harper und dem Doktor und die neue Aufsässigkeit seiner Frau schafften es nicht, ihn aus dem Konzept zu bringen. Ihre Bedeutung konnte er reduzieren auf ihre bloße Funktion als Betreuer seiner Tochter. Er traf sie bettfertig an, in Nachthemd und Pantoffeln. Sie rannte immer zur Tür, wenn sie sein Klingeln hörte, aber setzte eine zweifelnde Miene auf, sobald sie ihn sah. Er fragte sich, ob sie anderen gegenüber dieselbe Angst zeigte. Im Gegensatz zu den meisten anderen Kindern ging sie gerne zu Bett. Er war auch immer so gewesen und war dankbar, den Beweis eines ererbten Charakterzuges zu sehen. Wenn sie nicht schon zu schläfrig war, las er ihr aus einem der Bücher vor, die er ihr mitgebracht hatte. »Mit eins war ich fast noch keins«, las er. »Mit zwei war ich fast noch neu.« Sie schaute ihn dann mit Augen an, die so ernst, aber auch so abwesend waren wie die ihrer Mutter. Er las weiter und genoss jeden Moment, deswegen war er doppelt enttäuscht, wenn er sie besuchen wollte und feststellen musste, dass sie früher ins Bett gegangen war und schon schlief. An solchen Abenden wechselte er nur ein paar Worte mit Mrs Harper, der es nicht mehr widerstrebte, sich mit ihm zu unterhalten, und die ihn schon mehr als ein Mal eingeladen hatte, zum Essen zu bleiben. Doch er nahm nie an. Er wollte nichts zu tun haben mit dieser falschen Häuslichkeit, dieser geheuchelten Normalität, denn damit hätte er den Status quo akzeptiert. Außerdem hatte er nur Interesse an seiner Tochter. Er nahm die anderen als unvermeidlich in Kauf, aber er wollte sich nicht in ihrer Gesellschaft aufhalten.

Dann begann sein Martyrium, das sich jeden Abend wiederholte, wenn er in sein leeres Haus heimkehrte und sich seiner Einsamkeit bewusst wurde. Aber er war immer noch entschlossen, seine Bemühungen des Tages fortzusetzen. Er deckte den Tisch, aß sorgfältig, fast schon umständlich, und machte dann seinen Abwasch. Was er aß, interessierte ihn nicht, das Einzige, was zählte, war die Zeremonie der Mahlzeit. Und dann noch eine beängstigende Stunde, bis er Gott sei Dank zu Bett gehen konnte. Musik war gefährlich. Manchmal konnte er sich auf den Fernseher verlassen, obwohl seine Aufmerksamkeit abschweifte. Er war überakkurat in Haushaltsfragen geworden. Mrs Joliffe kam nur noch ab und zu. Er legte ihr dieselbe Summe hin, doch sie verwendete nur eine hastige halbe Stunde hie und da, an verschiedenen Tagen der Woche – manchmal zweimal, manchmal gar nicht –, als wüsste sie, dass er kein richtiger Hausherr mehr war. Ihre Verpflichtung ihm gegenüber schwand. Sie sah keinen Grund mehr, ihn ernst zu nehmen.

Daher war Schlaf nicht nur ein wertvolles Gut, sondern ein essenzielles, der Trost nach den Mühen des Tages mit seiner endlosen Übung in gutem Willen. Sobald er erst einmal sicher im Bett lag, fiel es ihm leicht, wieder großzügig zu sein. Sein Lächeln kehrte wieder auf sein Gesicht zurück, während er ziemlich andächtig an seine guten Freunde, sein angenehmes Haus, seine interessante Arbeit und vor allem seine Tochter dachte. Das war es also, was die Leute meinten, wenn sie von den Segnungen des Lebens sprachen, dachte er, und es fiel ihm leicht, sie in diesen ruhigen Momenten bewusst wahrzunehmen, wenn alles still und ruhig war und über allem die freundliche Dunkelheit lag. Immerhin war er bei bester Gesundheit, hielt er sich vor Augen. Das zählte doch am meisten, oder? Und er hatte ein paar Ersparnisse beiseitegelegt, seiner Tochter würde es an nichts mangeln. Das Einzige, was ihn ermüdete, war die Tatsache, dass er gefühlt noch so lange warten musste, bis sie kommen und bei ihm wohnen würde. Manchmal kam ihm das Warten unerträglich vor. Der Schlaf erlöste ihn meistens von Gedanken wie diesen, und am Morgen war er mithilfe dieser kleinen, notwendigen Anstrengung einmal mehr bereit, sich einem weiteren Tag zu stellen. Über Gut und Böse dachte er selten nach. Er wies keinem Schuld zu, weder Tissy noch sich selbst. Oder besser gesagt: nicht mehr sich selbst. Alles, was jetzt zählte, war, dass er sich das Leben als eine Erfahrung vorstellte, die er, wie alle anderen Menschen, gerade erlebte. Es gab keine Ausreden, keine himmlischen Alibis. Eines Tages würde er alt sein. Und es war wichtig, dann keine unerledigten Angelegenheiten zu haben, mit denen er sich quälen konnte. Er wollte niemand zur Last fallen. Wem auch? Sicher nicht seiner Tochter, die würde nämlich so frei sein, wie sie sein wollte. Ihm war klar, dass Freiheit für sie schwierig sein könnte, aber er wusste auch, dass sie sich diese Disziplin selbst erarbeiten musste. Er würde ihr das Haus überlassen, vielleicht zum Arbeiten, vielleicht würde sie auch heiraten. Dieser Teil ihrer Zukunft war ihm noch nicht ganz klar. Er wusste nur, dass er selbst nicht da sein würde, um Zeuge dieser Ereignisse zu werden. Denn er wäre dann schon weg, obwohl er noch nicht wusste, wohin er gegangen wäre oder warum oder wie. Alles, worauf er sich freuen konnte, bevor das passierte, waren ein paar wenige Jahre allein mit ihr, in denen er sie unterrichtete, sie anleitete und unterstützte, bevor er sie verließ, vielleicht für immer.

Natürlich hatte er schlechte Tage, Tage, an denen er bemerkte, wie er graue Haare bekam, an denen seine Tochter bereits schlief, wenn er zu seinem abendlichen Besuch vorbeikam, an denen ihn alles im Stich ließ. Dann war es noch wichtiger, sich vorzumachen, alles wäre in Ordnung oder liefe zumindest nach Plan. Aber es war nicht einfach. Und ohne eine Frau, die ihn tröstete, fand er das Leben sehr schmerzvoll. Doch er wusste, dass er nie wieder in das große Spiel einsteigen konnte. Einmal, als er Pen an einem frühen Sonntagabend besuchte, hatte er dort Emmy angetroffen. Sein Herz hatte heftig geschlagen. Sie hatte sich im Gegensatz zu ihm überhaupt nicht verändert. Sie saß nachlässig auf einem Stuhl, ihre vollen Röcke hingen ihr bis zu den Knöcheln, und befingerte ihre langen Perlenketten. Er sah, dass ihr Aufeinandertreffen sie nicht so aus der Bahn warf wie ihn, denn sie hatte zweifellos alles über seine Situation von Pen erfahren, und daraus schloss er, dass auch sie ihn abgeschrieben hatte. Ihre Unterhaltung war lächerlich, sie war viel zu kultiviert, als dass sie ihm direkte Fragen gestellt hätte. Nur in ihren Augen konnte man sehen, dass sie Spekulationen anstellte. Pens Anwesenheit stellte sicher, dass nur die allgemeinsten und seichtesten Themen behandelt wurden, doch Lewis war alles bewusst, was unausgesprochen blieb. Er fand es mühselig und verkündete irgendwann, dass er langsam nach Hause müsse, obwohl er nur nach Hause ging, um dort einen öden Abend zu verbringen. »Ich begleite dich noch ein Stück«, sagte Emmy, und er war nicht so begeistert, wie er es vor ein, zwei Jahren vielleicht gewesen wäre.

»Was fängst du in letzter Zeit so mit dir an, Lewis?«, fragte sie. Es war ein milder, windstiller Nachmittag, die Leute auf der Straße wirkten ziellos, zerstreut von sonntäglicher Melancholie.

»Ach, eigentlich so ziemlich dasselbe wie immer«, antwortete er. »Du weißt doch, wie langweilig ich bin.«

»Ich weiß, was ich weiß«, sagte sie. »Obwohl du vielleicht recht hast.«

»Und du?«, traute er sich.

»Wahnsinnig viel zu tun«, gab sie prompt zurück. »Und vielleicht heirate ich demnächst. Hat Pen es dir schon erzählt?«

»Nein«, sagte er. »Nein.«

»Na, wurde aber auch langsam Zeit, dass jemand eine ehrbare Frau aus mir macht. Und mir gefällt die Vorstellung, eine reiche Dame zu sein. Ich glaube, ich würde ziemlich gut aussehen, meinst du nicht?«

»Sehr gut«, sagte er. »Und, liebst du ihn, wer auch immer der Glückliche ist?«

»Nicht besonders.« Sie klang überrascht. »Ich mag ihn ganz gern – ich kenne ihn schon seit Ewigkeiten. Aber die Ehe ist ein Job wie jeder andere, stimmt's? Ich meine – man muss daran arbeiten. Behaupten jedenfalls immer alle. Ich würde eigentlich lieber jemand anders die ganze Arbeit machen lassen, wenn ich ehrlich bin. Weißt du«, sagte sie leichthin, »ich wollte eigentlich immer verheiratet sein. Habe ich dir doch erzählt, oder?«

Sein Herz krampfte sich zusammen, aber in erster Linie aus Mitleid für ihre kindliche Starrköpfigkeit.

»Du warst *wirklich* dumm, Lewis.«

»Du kanntest doch meine Lage«, sagte er, immer noch geduldig. Irgendwie konnte er ihr nicht böse sein, obwohl er sich müde fühlte, fast schon alt. »Es fällt mir schwer, zu glauben, dass du mich so sehr gewollt hast, wie du damals behauptet hast. Ich wollte dir immer glauben, dass es so war. Aber jetzt will ich nicht, dass du es mir sagst. Ich habe dich sowieso verloren. Ich habe dich schon vor langer Zeit verloren. Weißt du, dass ich jeden Tag beim Blick in die *Times* in den Heiratsanzeigen nachsehe, ob ich deinen Namen finde? Ich habe jeden Tag seit unserem letzten Treffen an dich gedacht. Und jetzt habe ich dich wiedergesehen, und bald werde ich wahrscheinlich auch die Anzeige sehen. Und das war's dann, nehme ich an.«

»Was für ein Trottel du warst, Lewis, dass du damals einfach gegangen bist und es verdorben hast. Du hättest mich haben können. Andere auch. Ich habe sie bloß nicht so ein Trara machen hören wie dich jetzt.«

»Vielleicht wollte ich nicht wie die anderen sein. Du schienst sie ja auch nicht besonders zu mögen.«

»Ach, Lewis, nichts hält ewig. Weißt du das denn nicht?«

Sie gingen schweigend weiter. Auf einmal schien sie einen Entschluss gefasst zu haben.

»Also dann, mach's gut«, sagte sie und blieb abrupt stehen. »Du kannst mich jederzeit über Pen erreichen. Mehr kann ich nicht sagen, oder?« Und dann drehte sie sich von ihm weg. Als er ihr nachschaute, wie sie so in ihren langen Röcken daherging, hob sie die Hand und winkte, ohne sich umzudrehen, als wüsste sie, dass er sie anschaute. Dann sah es aus, als würde sie mit den Schatten der rasch voranschreitenden Dämmerung verschmelzen.

»Emmy«, rief er ihr nach. Sie drehte sich um. Er bewegte sich langsam auf sie zu, wie unter Wasser, während sie einfach nur dastand und ihn beobachtete.

»Ich liebe dich«, sagte er. »Ich habe dich seit diesem ersten Abend geliebt, als du bei uns zu Besuch warst. Aber was konnte ich schon erwarten? Von dir, meine ich. Ich wollte nicht, dass du wieder nur bekommst, was du nach deinen eigenen Worten hasst: den nächsten verheirateten Liebhaber. Oder willst du das?«

»Was für ein Theater«, sagte sie leichthin. Sie war immer noch verärgert, das merkte er ihr an, und immer noch unversöhnlich. Aber unfair war sie nicht. Unfair war sie nie gewesen. »Ich wollte einfach nur, dass du dich für mich entscheidest. Höre ich mich oberflächlich an? So habe ich es nicht gemeint. Ich wollte diese ... Inszenierung. Keine Versprechungen, keinen Trostpreis – von denen hatte ich genug. Ich wollte von vorn anfangen, mit jemand Aufrichtigem.« Sie zögerte. »Hast du mich eigentlich jemals so richtig in Betracht gezogen?«

»Ich habe nie aufgehört, an dich zu denken.«

»Das glaube ich dir. Hat dir aber nicht viel gebracht, oder?«

»Komm mit zu mir, jetzt gleich.«

»Oh nein«, sagte sie. »Selbst wenn ich wollte, würde ich nicht mit zu dir kommen.«

»Hast du mich denn gewollt?«

»Das weißt du doch. Ich *mochte* dich. Wir reden hier jetzt natürlich nicht von Liebe, denn ich bezweifle, dass ich wirklich lieben kann – das ist mein Problem. Du bist dumm, aber liebenswert. Du bist nett zu Frauen – zu nett vielleicht. Jeder andere hätte sich längst verzogen. Und dir kann ich die Wahrheit sagen, ohne dass du mich dafür kritisierst. Das allein würde fast schon reichen. Das ist genau das, was ich nie gehabt habe.«

»Würdest du mich heiraten?«, fragte er.

»Wenn du frei wärst, meinst du? Solche Anträge habe ich auch schon bekommen. Vielleicht, das ist alles, was ich darauf antworten kann. Es ist ernst geworden, weißt du, vielleicht war es das schon immer. Wenn du mit mir geschlafen hättest, wäre es vielleicht nie so weit gekommen. Dann hättest du dir diesen ganzen Ärger sparen können.«

»Emmy, du bist wirklich ermüdend. Du erzählst mir, was du nicht willst, und gleichzeitig bittest du darum.«

»Ich bitte dich jetzt doch gar nicht darum, oder? Diesmal will ich mehr. Auf Wiedersehen.«

Sie drehte sich auf dem Absatz um und ließ ihn stehen. Er rannte ihr hinterher.

»Du wolltest einen Ehemann – das weiß ich. Seltsam, wo doch sonst niemand einen zu wollen scheint. Aber wäre dir jeder recht gewesen? Das will ich wissen. Ich *muss* es wissen.«

»Diese Frage solltest du mir nicht stellen, nicht jetzt. Es liegt bei dir, ein paar Entscheidungen zu treffen – es lag immer bei dir. Konntest du nicht einfach tun, was du wolltest? Manche Leute machen das, weißt du?«

»Das Leben reagiert darauf nicht immer gnädig. Manchmal weist es einen auch zurück.«

»Na und?«

»Ich wollte etwas Besseres, verstehst du? Etwas anderes, etwas Neues. Ich wusste nicht, was ich dafür tun musste.«

»Du phantasierst zu viel. Wahrscheinlich hast du zu viele Romane gelesen.«

»Ja, stimmt. Ich hatte unrealistische Vorstellungen, antiquierte Ideen. Alle falsch – das verstehe ich jetzt auch. Aber waren die Vorstellungen falsch? Oder habe ich sie nur falsch angewendet?«

»Siehst du jetzt, wie sicher ich mit dir gewesen wäre? Deine Grundsätze hätten mich beschützt. Ich selbst habe nämlich keine Grundsätze. Ich will, dass du das berücksichtigst«, fügte sie ernst hinzu.

»Wir haben uns damals noch nicht so gut gekannt, oder? Wahrscheinlich habe ich damit gerechnet, dass wir mehr reden würden. Entschuldige, wenn ich mich irre, aber das habe ich immer für nötig gehalten.«

»Ach, halt doch einfach den Mund und werde erwachsen. Schau dich doch mal an. Du bist ein attraktiver Mann.«

»Findest du?«, fragte er verblüfft.

Sie musste wider Willen lächeln. »Ich bin nicht hier, um deine Lehrjahre des Gefühls abzuschließen. Das musst du schon selbst tun. Wenn du erwachsen geworden bist, ruf mich an. Aber jetzt bin ich wirklich spät dran. Auf Wiedersehen. Und diesmal meine ich es ernst.«

»Aber …«, rief er ihr hinterher. »Liebst du mich denn?«, fügte er leiser hinzu, obwohl außer ihnen niemand auf der Straße war.

»Wer weiß? Aber ehrlich gesagt, unter diesen Umständen, mein Lieber, ist mir das total egal.«

Er sah ihrer sich entfernenden Gestalt nach, die in die Abenddämmerung schmolz, und fragte sich, ob er jetzt glücklicher war. Ach, geh doch nach Hause, dachte er müde. Lies ein Buch. Männer haben auch Probleme, hätte er ihr gerne gesagt. Unendliche Konflikte. Dies sein, das sein, für beides verurteilt werden. Er dachte an seine Tochter und war dankbar, dass sie ein Mädchen war. Doch den restlichen Tag dachte er an Emmy.

Sie würde niemals eine Niederlage eingestehen, genauso wenig, wie seine Frau jemals eine großmütige Siegerin wäre. Sie würde niemals einfach lieben oder trösten. Irgendwie schien sich ein riesiger, prinzipieller Konflikt zwischen ihnen aufgebaut zu haben, das war das Problem. Jetzt steckten beide in ihren jeweiligen Ecken fest, jeder eine Herausforderung für den anderen. Er war angewidert von sich selbst, von seinem Leben. Er war auch verwirrt. Warum musste es sein Schicksal sein, es mit so unversöhnlichen

Frauen zu tun zu haben? Er hatte bei den Frauen Barmherzigkeit gesucht, keine Auseinandersetzungen. Seit seinen frühesten Tagen hatte er Frauen als freundliche Geschöpfe betrachtet, wohlwollend und ihrer Umwelt gewogen. Wie es aussah, war das alles falsch gewesen. Was sie wollten, war, einen auf ein Prinzip festzunageln, selbst wenn das Prinzip improvisiert oder im Verborgenen gereift war. Er hatte den Schlüssel zu seiner Frau verloren, die sich in eine völlig Fremde verwandelt zu haben schien und die kein bisschen nachdenklich wurde angesichts der Richtung, die ihr Leben eingeschlagen hatte, nämlich weg von ihm. Sie sah es als eine großartige Gelegenheit, die Vergangenheit, ihre Vergangenheit auszulöschen, und hatte kein weiteres Interesse an ihm, wie sie ihm zu verstehen gab. Sie hatte etwas Unnachgiebiges bekommen, genauso wie Emmy, obwohl er sie beide einmal als fehlbar, schwach und schutzlos betrachtet hatte. Er hatte gedacht, dass es ihm oblag, ihre Ehre zu beschützen. Das war unterm Strich das, was er zu tun versucht hatte. Doch sie betrachteten seine Bemühungen als fehlgeleitet. Vor allem Emmy wäre es lieber gewesen, wenn er die Regeln einfach missachtet hätte. Ihm begann zu dämmern, was eine Affäre mit ihr bedeutet hätte. Die Planung ihrer Treffen wäre ein Albtraum gewesen, denn sie hätte sich nicht die Bohne um Geheimhaltung geschert – im Gegenteil, sie hätte ein Auffliegen herausgefordert. Sie hätte ihn zu Hause und in der Arbeit angerufen, sie hätte Offenheit verlangt und dass sie die Karten auf den Tisch legten. Sie hätte sie als Paar etablieren wollen, durchaus mit Heiratsabsichten. Und während ihr Status unter einer solchen Kriegslist nicht gelitten hätte, wäre seiner für immer ruiniert gewesen. Er hätte sich so gerne gut benommen. Und obwohl sie ihren Wunsch zu heiraten so unverblümt aussprach, hatte sie in Wirklichkeit keine der Eigenschaften, die eine Ehefrau braucht. Sie war schnell gelangweilt, wurde ungeduldig, sobald sich Routine einstellte, und war immer bereit für einen Neuanfang. Mit ihrem Charme, ihrer Energie, ihrem Erfindungsgeist war sie die geborene Geliebte. Und da sie das wusste, hatte sie die Männer hassen gelernt, die Männer, die sie nicht heiraten wollten, sondern sie lieber so hatten, wie sie war. Tissy hasste Männer wahrscheinlich auch, dachte er, aber aus einem anderen Grund. Tissy hatte überhaupt nichts von einer Geliebten. Doch sie fand, dass sie in die Sklaverei verkauft worden war, und jetzt steckte sie all ihre Bemühungen in ihre Emanzipation. In der Gruppe hatte sie wahrscheinlich gelernt, sich mit ethnischen Minderheiten oder der Arbeiterklasse zu vergleichen, die gezwungen waren, sich zu erheben und die Freiheiten einzufordern, die man ihnen verweigert hatte. Offensichtlich taten sie jetzt beide genau das. Emmy würde ihren reichen Mann heiraten und sich wieder einmal an ihm rächen, indem sie ihn verachtete oder betrog, wahrscheinlich beides. Und Tissy würde wahrscheinlich nie wieder einen Mann anschauen. Im Grunde hatten sie eine Menge gemeinsam.

Er versuchte, es zu verstehen, scheiterte und gab auf. Er wusste nur, dass er seine Tochter anders haben wollte. Wenn sie ihn zweifelnd und mit ernster Miene musterte, fragte er sich, ob der Prozess der Ablehnung bereits begonnen hatte. In solchen Momenten war er ganz besonders sanft zu ihr, obwohl er es nie versäumte, von Mrs Harper einen Rechenschaftsbericht zu fordern. Hatte sie gut gegessen? War sie genug an der frischen Luft gewesen? Keine Einzelheit ihrer täglichen Aktivitäten wurde dabei ausgelassen. Für das Kind – wenn sie ihn denn überhaupt wahrnahm – war er nur der Mann, der am Abend kam und ihr manchmal eine Geschichte vorlas. Ihm wurde klar, dass sie sich in der Gesellschaft des Doktors wahrscheinlich wohler fühlte als in seiner, denn der Doktor war ganz lässige Akzeptanz und gemurmelte Zuneigungsbekundungen. Der Doktor nahm sie auf den Schoß und strich ihr übers Haar, gab ihr Leckerbissen von seinem Teller und küsste sie überschwänglich. Obwohl es Lewis wehtat, das zu wissen und es manchmal sogar mitanzusehen, wusste er, dass seine Reaktion nicht ganz rational war. Immerhin stellte der Mann keine Gefahr für sie dar, er verstieß einfach nur gegen gewisse Regeln des guten Benehmens, oder, um fair zu sein, des idealen Benehmens, des Benehmens, das man vom Erziehungsberechtigten eines Kindes verlangen konnte. Und er sah so furchtbar aus mit seiner aufgeknöpften Weste und seinem üppigen, ungepflegten Haar. Was seine Patienten von ihm gedacht haben mussten, mochte sich Lewis gar nicht ausmalen. Vielleicht hatte er gar keine Patienten mehr. Anscheinend hatte er seine Praxis vor einer Weile aufgegeben und machte jetzt nur noch Hausbesuche bei ein paar Auserwählten, mehr oder weniger zu seinem Privatvergnügen. Alte Leute, die sich verzweifelt nach Gesellschaft sehnten, wären zweifellos froh, wenn er zu ihnen kam.

Sie wurden alle älter, das war das Dumme. Der Luft, die sie atmeten, mangelte es an Erwartung – er selbst, mit seiner strengen täglichen Disziplin, konnte die Sinnlosigkeit des Ganzen nicht leugnen. Denn nichts wurde jemals besser. Das unermüdliche Aufrechterhalten von Prinzipien stärkte nur den Status quo: überfüllte, ereignisreiche Tage mündeten in leere Abende. Und dann dieses Haus mit seinen seltsamen Bewohnern, die ihm alle fremd waren. Selbst seine Tochter, die er so sehr liebte, lebte dort. Der Gedanke an Mrs Harpers Haus, in dem Menschen mit sich widersprechenden Lebensentwürfen wohnten, die obendrein auch noch außergewöhnlich waren, verursachte Lewis Kopfschmerzen. Wenn er Mitleid mit irgendjemand hatte, dann mit Mrs Harper, die am Ende mit all diesen Mühlsteinen um den Hals dastand, wo sie sich doch so sehr gewünscht hatte, frei zu sein. Als er sie zum ersten Mal traf, hatte er sie als Schönheit betrachtet, als eine kühn wirkende Frau. Jetzt sah sie bloß noch gepeinigt aus, alt, ihre zarten Hände ruiniert vom Waschen und Kochen. Sie musste verschiedene Mahlzeiten zubereiten, denn ihre Mitbewohner aßen alle zu verschiedenen Zeiten. Lewis vermutete, dass sie selbst so gut wie gar nichts aß, sondern sich nur ab und zu mit einer Tasse Tee und einer Zigarette hinsetzte. Sie war nie besonders gesprächig gewesen und war es jetzt noch weniger, aber manchmal dachte er, dass sie ihm gerne ihren Fall unterbreitet hätte, als ob er der einzige geistig gesunde Mensch wäre, den sie kannte. Vielleicht war er das auch. Doch er sagte nichts, und obwohl er sich im Laufe der Zeit angewöhnte, eine Tasse Tee mit ihr zu trinken, nachdem seine Tochter ins Bett gebracht worden war, wehrte er sich gegen sein Mitleid, das ihn in diesen Momenten überkam. Er bemerkte die zunehmende Schäbigkeit im roten Salon, die Essensgerüche, die von der Küche herüberdrangen, und die feine, flaumige Staubschicht auf dem Kirschholztisch. Es war, als wäre sämtliche Überzeugung aus diesem Haus gewichen. Das Polster auf dem kleinen Stuhl seiner Tochter war zerschlissen und muffig. Er versuchte, das alles zu ignorieren, sah es aber trotzdem.

Er war in der Arbeit, als Mrs Harper anrief, um ihm mitzuteilen, dass der Doktor einen Herzinfarkt gehabt hatte. Ein Krankenwagen hatte ihn ins St Stephen's Hospital gebracht, wo er auf der Intensivstation lag, aber man hatte ihr gesagt, sie solle sich keine Sorgen machen, das sei reine Routine. Sie wolle ihn gleich am Abend noch besuchen, ob Lewis wohl bei Jessica bleiben könne, bis sie heimkäme? Tissy würde spät nach Hause kommen, denn sie plane gleich nach der Arbeit auszugehen, und sie wolle ihr nicht den Abend verderben. Aus der beiläufigen Art, mit dem sie ihm diese Information zukommen ließ, schloss Lewis, dass Tissy mit einem Mann ausging. Diese Kehrtwende war so erstaunlich, dass sie seine Gedanken für den Rest des Morgens beschäftigte. So viel also zum Prinzip, wenn es einen Vorteil herauszuschlagen galt. Er hatte gehört, wie Mrs Harper einen gewissen Gilbert Bradshaw erwähnt hatte, den Besitzer von Lancelot Antiques, und dass er eine hohe Meinung von Tissy hatte. Tissy selbst hatte erwähnt, dass sie Gilbert bei der Inventur half oder dass Gilbert ihre Begleitung bei einem Verkauf wünschte, doch er hatte sich nichts weiter dabei gedacht. Seine Frau erschien ihm so asexuell in ihrer neuen Gestalt, dass er die Verbindung gar nicht bemerkte. Doch jetzt bemerkte er sie. Er überlegte, ob Gilbert Bradshaw von Mrs Harper ebenfalls mit Kuchen traktiert worden war, und auch, ob sich Tissy überzeugen ließ, ihre neue Ideologie für eine zweite Ehe aufzugeben. Wenn ja, dann wäre er frei. Er wäre frei, aber er würde auch seine Tochter verlieren. Tissy würde nichts verlieren. Das Ganze würde ihr in ihrer Gruppe vielleicht einen Ruf als Verräterin eintragen, andererseits würde sie die Gruppe sowieso verlassen. Er hatte angefangen, vorsichtig zu überlegen, wie man eine Art juristischen Vertrag aufsetzen könnte, der ihm Zugang zu seiner Tochter und irgendwann vielleicht sogar das Sorgerecht für sie sichern würde. Da rief Mrs Harper ihn erneut an und teilte ihm mit, dass der Doktor im Krankenhaus einen zweiten Herzinfarkt erlitten hatte und unter Schmerzen gestorben war, zwei Stunden nach seiner Einlieferung. Sie selbst war nicht zugegen gewesen. Sie hatte im Laden angerufen, doch Tissy war schon weg. Ob Lewis wohl auf seinem Weg nach Hause vorbeischauen könne, aber so früh wie möglich? Ihre Stimme klang hoch und ängstlich. »Ich darf nicht zulassen, dass die Kleine mich weinen sieht«, hatte sie gesagt, als er sie fragte, ob es ihr wirklich gut gehe. Also ging er sofort los.

Sie stand unter Schock, das war nicht zu übersehen. Er setzte sie an den Tisch und machte ihr eine Tasse Tee, dann nahm er seine Tochter auf den Schoß und unterhielt sich leise mit ihr. Doch nach einer Weile kletterte das Kind wieder hinunter und lief zu seiner Großmutter, die es hochnahm und ihr Gesicht im fedrigen Haar des kleinen Mädchens vergrub. Es gab nicht viel zu sagen. Mrs Harper war immer verschwiegen gewesen, was die Natur ihrer Beziehung zum Doktor anging. Lewis wusste nicht, ob sie ihn geliebt hatte, obwohl er im Grunde davon ausging. Vielleicht hatte der Doktor auch sie geliebt, auf seine eigene, unrühmliche Art. Aber warum hatten sie dann nicht geheiratet? Welches spezielle Geheimnis oder welche gesellschaftlichen Rücksichten hatte sie in ihrem getrennten Zustand weiterleben lassen, wenn Tissy da war, um sie zusammenzubringen? Er hatte nie daran gezweifelt, dass der Doktor ein schlechter Mensch war, obwohl ihm jetzt aufging, dass das unfair war. Er war vielleicht einfach ein kranker Mann gewesen, geschlagen, enttäuscht und beschämt. Was wusste er schon vom Leben eines anderen Mannes?

Mrs Harper stieß einen unüberhörbaren, zittrigen Seufzer aus.

»Geht es dir gut?«, fragte er.

»Mir geht's gut. Mir geht's immer gut. Aber ich habe gerade die Hälfte meines Lebens verloren, Lewis.«

»Ich weiß, ihr wart lange zusammen.«

»Du hättest ihn mal als jungen Mann sehen sollen«, fuhr sie fort. Sie drehte ihr Taschentuch, das jetzt nur noch ein nasser Ball war, in den Händen und bohrte abwechselnd die Daumen hinein. »Er war so gutaussehend! Alle Mädchen waren hinter ihm her. Doch er hat geheiratet, und dann habe ich geheiratet, und als wir wieder zusammenkamen, wurde es kompliziert. Scheidung war damals noch nicht so einfach. Ich werde ihn vermissen«, sagte sie und drückte sich das Taschentuch auf den Mund. Ihr Gesicht war rot und wirkte erschöpft. »Du hast ihn nie so wirklich leiden können, stimmt's?«

»Ich hätte dich gerne glücklicher gesehen«, sagte er sanft.

»Ach, jetzt werde ich nie wieder glücklich sein«, sagte sie, doch als ihr die Tränen in die Augen stiegen, unterdrückte sie sie, nahm das Kind bei der Hand und führte es hinaus in die Küche.

»Wann kommt Tissy wieder nach Hause?«, erkundigte er sich.

»Ach, Tissy. Tja. Tissy wird in Zukunft viel mehr zu Hause bleiben müssen. Tissy sollte ihre Arbeit aufgeben und hier bei uns bleiben. Ich bin keine junge Frau mehr, Lewis. Ich will ein bisschen Ruhe und Frieden. Ich habe genug geleistet.« Ihre Schultern sackten unter dem Gewicht ihres Kummers zusammen, doch ihre Hand war sicher, als sie dem Kind Roggenbrotschnitten mit Butter bestrich. »Sie wird sich mit einem harten Ei begnügen müssen«, erklärte sie. »Ich bin heute nicht zum Einkaufen gekommen.«

Er blieb, bis Tissy nach Hause kam. An der Art, wie die Begeisterung von ihrem Gesicht wich, wusste er, dass sie sich amüsiert hatte und jetzt eine kalte Dusche bekam. Ihm kam der Gedanke, dass Mrs Harper ihr eigenes Leben in Sicherheit bringen würde – und das des Kindes –, indem sie Tissys opferte, und dass Mr Bradshaw – oder Gilbert – bald der Vergangenheit angehören würde. Die Unterhaltung oder Auseinandersetzung, die erst stattfinden würde, sobald er gegangen war, hing schwer in der Luft wie ein Gewitter. Unter dem Vorwand, sich ums Begräbnis zu kümmern, das Mrs Harper so schnell wie möglich ansetzen wollte, verabschiedete er sich und versprach, am nächsten Tag wieder vorbeizukommen. Er konnte gerade noch sehen, wie Tissys Schultern in ihre fügsame Rundung zurückfielen, die er von ihrer ersten Begegnung wiedererkannte. Nachdem sie so viele wundervolle Möglichkeiten gehabt hatte, sah es nun doch so aus, als wäre ihre Entschlossenheit nicht stark genug, um den Anordnungen ihrer Mutter Widerstand zu leisten. Oder doch? Er fragte sich mit aufrichtiger Neugier, ob es ihr diesmal gelingen würde, sich gegen ihre Mutter durchzusetzen. Seine Sympathien lagen ausnahmsweise voll und ganz bei Mrs Harper, deren müde Augen jede Schönheit verloren hatten und die die neue Entschlossenheit im Gesicht ihrer Tochter mit dem Ekel sah, den sie für eine unanständige Darbietung in ihrem Salon empfunden hätte.

# 14

»Du wirst das nicht mehr lange machen müssen, Lewis«, sagte Goldsborough. »Sobald wir die Computer installiert haben«, fügte er hinzu.

»Und was soll ich dann machen?«, fragte Lewis, der inzwischen gelernt hatte, Goldsboroughs Enthusiasmus nicht zu ernst zu nehmen. Ihm fiel auf, dass sich Goldsborough eine neue Persönlichkeit zugelegt hatte, nachdem er seine neueste Laufbahn angetreten hatte. Jetzt erschien er sowohl nassforsch als auch geschickt, schnell, zielstrebig und unzuverlässig, wie eine Figur in einem Fernsehwerbespot. Dieser Eindruck wurde noch unterstrichen durch den ernsten grauen Anzug, der wiederum aufgepeppt wurde von einem der Brooks-Brothers-Hemden, in die Goldsborough bei seiner letzten Reise nach New York investiert hatte. Die Einrichtung der Computer hatte seinem immer aufnahmefähigen Geist eine neue Welt eröffnet: die Welt der professionellen Fundraiser-Veranstaltungen. Er hatte die Gelegenheit ergriffen, dass jeder bereit war, Geld in Computer zu stecken, insbesondere in Bibliotheken, sodass Informationen vom einen Institut ins andere gesendet werden konnten. Goldsborough sah die Welt jetzt als globales Dorf an. Ganze Bibliographien blitzten vor seinen Augen auf, heraufbeschworen auf den Bildschirmen, auf die Gelehrte wie er demnächst Zugriff haben würden. Und er hatte immer gewusst, dass sein Platz bei denen war, die das Geld mit vollen Händen ausgaben: Er war in seinem tiefsten Inneren ein Verschwender mit einer unschuldigen Liebe zur Extravaganz, die sich auf eine magere Kriegskindheit zurückführen ließ. Er hatte gelernt, seine frühen Erlebnisse in objektive Studien zu überführen, hatte einen hervorragenden Abschluss in Anthropologie gemacht, aber sehnte sich immer noch nach ein bisschen Partyleben. Obwohl er seinen Pflichten als Bibliothekar gewissenhaft nachkam, hatte Goldsborough eine Sehnsucht nach Tätigkeiten, die in Bibliotheken normalerweise nicht stattfanden. Die feierliche, unpersönliche Freundlichkeit geldgebender Organe entfachten in ihm den Eifer zu gefallen, während die Summen, die dabei im Spiel waren, ihm fast die Tränen in die Augen trieben. Er fühlte sich wie Kolumbus, der auf einem Knie vor Königin Isabella kniet. Wenn er seine Gesuche um dieses geheimnisvollerweise verfügbare Geld einreichte, sah Goldsborough die diversen Fäden seines Lebenswerks sich zu einem Gewebe verbinden. Als Anthropologe begrüßte er grundsätzlich jede Veränderung, als Bibliothekar begrüßte er einfach die Gelder. Außerdem hatte er einen Mordsspaß. Einen Mordsspaß bei einer guten Sache zu haben ist ein tugendhaftes Gefühl, das sich kaum mit einem anderen vergleichen lässt, und Goldsborough hätte viele Vergnügungen für dieses Privileg drangegeben. Aber wie die Dinge standen, war gar kein Opfer vonnöten – alles summierte sich von selbst bis ins Maßlose.

»Wir werden mehr Personal einstellen müssen«, sagte er

fröhlich. »Ich habe daran gedacht, dir Morton und Quiney zu geben. Im Großen und Ganzen rechne ich mit einer ziemlich tiefgreifenden Veränderung. Arthur wird selbstverständlich seinen Hut nehmen müssen, und vielleicht noch ein, zwei andere. Die Bibliothek wird wieder ein Ort für die Jugend werden, Lewis. Wir werden Computer-Kurse geben – du musst dich nur mit dem Prozess vertraut machen. Es ist ein bisschen technisch, aber das ist ja gerade das Aufregende daran. Die Sprache ist völlig neu, Lewis. Du musst sie dir vorstellen wie eine Meta-Sprache. Ich finde das alles total faszinierend«, fuhr er unnötigerweise fort. »Ich werde dir Weiteres erzählen können, sobald ich aus L. A. zurück bin. In der Zwischenzeit mach du einfach weiter wie immer.«

»Nur mal so aus Interesse, Arnold – was wird aus dem Stichwortregister?«

»Aber mein lieber Junge!«, rief Goldsborough. »Jetzt schlägt erst die große Stunde des Stichwortverzeichnisses! Das Stichwortverzeichnis wird fürderhin unsterblich. Dein Stichwortverzeichnis, Lewis, wird umgewandelt in eine permanente Aufzeichnung. Von dir«, fügte er hinzu.

»Du meinst«, fragte Lewis langsam, »dass ich das Verzeichnis umwandeln soll? Dass ich es ganz von vorne abtippe – oder was immer man da machen muss? Mit anderen Worten, ich fange das Ganze noch mal von vorn an? Das wird mich um Jahre zurückwerfen, Arnold. Außer, wenn jemand anders meine derzeitige Tätigkeit übernimmt. Oder wie stellst du dir das vor?«

»Das sieht dir aber gar nicht ähnlich, Lewis. Du kannst doch sicher auch den Vorteil bei alldem erkennen? Diese

Stichwortkarten hätten beschädigt werden können, vielleicht sogar verbrannt.«

»Es gibt selbstverständlich Mikrofiches davon. Was ist überhaupt aus den Mikrofiches geworden? Das war doch vor zehn Jahren noch der letzte Schrei?«

»Die hat der Computer verdrängt«, sagte Goldsborough triumphierend.

»Das wird aber alles sehr teuer werden, oder? Mit dem ganzen Extrapersonal und so?«

»Ich kann jetzt nicht in Einzelheiten gehen, Lewis. Aber lass dir gesagt sein, dass du jederzeit Geld finden kannst, wenn du weißt, wo du suchen musst. Mehrere große Firmen sind interessiert. Wir werden mit den größten Einrichtungen konkurrieren, aber ich habe die ganze Angelegenheit in der Hand. Ich verlasse mich darauf, dass du hier aufpasst, während ich in den Staaten bin. Ich schätze, ich werde zwei-, dreimal pro Jahr rüberfliegen, während unsere Pläne hier vorangetrieben werden. Na komm, Kopf hoch, Lewis«, drängte er energisch. »Deine Stelle wird ziemlich sicher sein. Außer natürlich, du sagst, dass du dich verändern willst. Ich will hier keine Hemmschuhe haben. Die Bibliothekarstätigkeit wird völlig umgekrempelt. Jüngere Leute werden mitmischen. Wir brauchen ein neues Denken in Schnittstellen, Lewis. Jüngere Leute werden sich darin fühlen wie die Enten im Wasser, außerdem sind sie leichter auszubilden. Also gib mir Bescheid, wenn dir die Arbeit nicht mehr gefällt. Stell dir das Ganze einfach als ein aufregendes neues Unternehmen vor – so mache ich das. Das ist die richtige Einstellung. Ich habe mit der Psychologischen Fakultät Fühlung aufgenommen. Die veranstalten gerade einen sehr interessanten Kurs darüber, wie man sich Herausforderungen stellen kann. Ich hatte ein, zwei ziemlich lohnende Sitzungen bei ihnen. Vielleicht solltest du das auch mal machen, Lewis. Mir ist aufgefallen, dass du sehr eingefahren bist.«

»Ich glaube, er hat recht«, sagte Lewis beim Mittagessen zu Pen. Sie waren in einer Weinbar statt in einem Pub wie früher, sie aßen Quiche und Salat und tranken ein paar Gläser Rosé dazu. Das schien die anerkannte Ernährungsweise des zeitgenössischen Mannes zu sein, obwohl Lewis grundsätzlich hungrig vom Tisch aufstand. Er war jedoch so daran gewöhnt, Hunger zu haben, dass er sich mehr oder weniger damit abgefunden hatte, dass dieser Zustand bis an sein Lebensende anhalten würde, wahrscheinlich noch darüber hinaus. Das Einzige, was ihn an den Vorstellungen von einem Leben in der Nachwelt störte, war seine Nicht-Materialität. Das war eine oberflächliche Einstellung, für die er sich auch schämte, aber er schämte sich für so vieles dieser Tage, und für nichts schien es eine Lösung zu geben. Trotzdem hoffte er, dass er nicht so einen Feinschmecker-Appetit entwickeln würde, der einfach eine Ausrede für übertriebenen Luxus ist. Er hoffte, dass er nie ein Dorf auf einem Hügel in der Provence für die Qualität seiner Pilze rühmen würde oder sich an eine besonders amüsante Flasche Pinot noir erinnerte, wenn er sich sonst an praktisch gar nichts mehr erinnern konnte.

»Ich glaube, ich bin zu eingefahren«, sagte er und spießte mit der Gabel eine Tomatenscheibe auf. »Aber wie soll man so was vermeiden? Ich meine, das Leben holt einen ein, überrascht einen immer wieder. Das Leben ist nicht einfach eine Reihe aufregender neuer Unternehmen. Die Zukunft krempelt eben nicht alles um. Es gibt immer wieder unabgeschlossene Angelegenheiten. Man schleppt doch immer total viel Zeug mit sich rum, Zeug, das man einfach nicht loswerden kann.«

»Ich befürchte, dass ich jetzt schon in Rufweite der Vierzig gekommen bin«, sagte Pen, der seinen Teller zur Seite schob und sich eine Zigarette anzündete. »Du bist natürlich jünger als ich, obwohl ich dir daraus nie einen Vorwurf gemacht habe.«

»Nicht viel«, meinte Lewis. »Nicht viel jünger, meine ich.«

»Ich will dir etwas verkünden, Lewis. Ich bin zu alt, um noch den Umgang mit Computern zu erlernen. Goldsborough hat recht, das ist ein Feld für die Jungen. Im Grunde gehöre ich noch dem Zeitalter des Füllfederhalters an. Ich bezweifle, dass ich noch hier reinpasse, wenn sich die Bibliothek wirklich so radikal verändert, wie es momentan aussieht.«

»Damit willst du doch wohl nicht sagen, dass du ans Aufhören denkst?«, fragte Lewis entsetzt.

»Ich befürchte schon. Ich gehe heim nach Wales, um meinem Vater eine Weile zu helfen. Er hat eine ziemlich umfangreiche Bibliothek, und er war immer ein bisschen gekränkt, weil ich ihm nie angeboten habe, sie zu katalogisieren. Und ich kann auch sonst helfen, da drüben wird die Arbeit nie knapp.«

Mit »da drüben« war ein beträchtliches Anwesen gemeint, wie Lewis wusste, das bewirtschaftet wurde von Pens großem Bruder Alexander, auch Sandy genannt.

»Und was wird mit George?«, fragte er und schluckte seine Bestürzung hinunter.

»Na, das ist gerade das Gute an der Idee. George überlegt nämlich selbst, sich in Ludlow niederzulassen – er meint, der Markt in einer Kleinstadt ist beständiger. Nicht unbedingt spektakulär, aber beständiger. Früher oder später werden wir uns ein Haus kaufen. Könnte sogar sein, dass ich in sein Geschäft mit einsteige.«

»Aber Pen … das erschreckt mich gerade ziemlich.«

»Ja, ich weiß. Und es geht mir ja selbst gegen den Strich. Ich hasse Veränderungen genauso wie du, Lewis, ich bin auch ein Gewohnheitstier. Aber jetzt ist eben die Zeit für andere Pläne gekommen, ich möchte wirklich nicht mehr anfangen, mir Wissen über Bytes und Cursor anzueignen. Ohne George hätte ich das selbstverständlich nie gemacht.« Trotzdem sah er gequält und verwirrt aus ob dieser Aussichten. »Und, was ist mit dir? Du bleibst sicher hier, oder? Oder nicht?«

»Bis Jessica älter ist, ja, ich schätze, ich bleibe noch eine Weile.«

Pen machte eine etwas ungeduldige Geste. »Sie ist nicht gerade die beste Gesellschafterin für dich, oder? Ich meine – irgendwann wird sie das sicher werden, aber bis dahin ist es noch lange hin. Später kannst du mit ihr als echter Gesellschaft rechnen. Das gibt dir ein paar Jahre, mit denen du spielen kannst. Warum tust du nicht einfach mal was Verrücktes, Lewis? Du könntest jederzeit zurückkommen, wenn du wolltest. Das Haus läuft doch noch immer auf deinen Namen, oder?«

»Wo sollte ich denn hingehen?«, fragte er traurig. »Was sollte ich tun? Ich bin, was ich bin – ein armer Angestellter. Ich werde nie etwas anderes sein.«

»Ich mag nicht, wenn du so daherredest, Lewis. Wenn du dich wirklich so fühlst, dann wird es Zeit, dass du dich neu erfindest. Und was ist mit dem Haus? Das hast du doch wohl nicht auf Tissy überschrieben, oder?«

»Das Lustige ist, dass ich dieses Haus mein Leben lang geliebt habe, und jetzt hasse ich es, wenn ich nach Hause komme. Ich hatte immer gedacht, dass ich es einmal Jessica vermachen werde, aber neuerdings bin ich nicht mehr so sicher. Wäre es nicht besser, es zu verkaufen und ihr das Geld zu hinterlassen, damit sie sich selbst etwas kaufen kann?«

»Das Haus verkaufen?« Jetzt war Pen schockiert.

»Mir graut vor diesem Haus, Pen. Ich komme mir vor wie ein Verwalter oder ein Hausmeister. Solange ich da drin wohne, wird sich nichts ändern. Ich muss an das Schicksal meiner Mutter denken, das habe ich schon lang nicht mehr getan. Ich muss daran denken, wie sie in diesem Haus nach dem Tod meines Vaters gelebt hat, wie einsam sie gewesen sein muss. Ich habe das Gefühl, ich werde wie sie. Klingt das verrückt? Kann schon sein, aber es stimmt. Und während allem, was mir passiert ist, habe ich immer denselben Ausblick gehabt, aus denselben Fenstern. Ich bin durch dieselben Straßen gegangen. Ich glaube, ich ertrage es nicht mehr, dort zu wohnen. Doch wo soll ich hingehen?«

»Na ja, du könntest dir doch eine kleine Wohnung kaufen, irgendwo näher an der Innenstadt.«

»Es ist alles so beunruhigend«, sagte Lewis rastlos. »Ich dachte eigentlich, das mit den Computern wäre schon schlimm genug, und dann erzählst du mir solche Neuigkeiten. Das Leben wird nicht mehr dasselbe sein ohne dich.« Er sprach die Worte mit aufgesetzter Ironie, während er genau wusste, dass sie ernst gemeint waren.

»Wir verlieren uns doch nicht ganz aus den Augen. Wir werden das Haus in London behalten – ohne die Oper komme ich nicht aus. Aber wir sehen uns natürlich nicht mehr jeden Tag, das stimmt. Deswegen finde ich ja auch, dass du dir überlegen solltest, auch mal eine Veränderung vorzunehmen, Lewis. Gib dich nicht so auf. Gib der Melancholie nicht so viel Raum. Du warst doch früher auch nicht so.«

»Wann wollt ihr weg?«, fragte er, als ihn eine furchtbare Traurigkeit packte.

»Ich dachte, ich fahre zu Weihnachten nach Hause und bleibe erst mal eine Weile. Das Jahresende scheint mir ein guter Zeitpunkt, um sich zu verändern. Also werde ich noch sechs Monate hier sein. George steht kurz vorm Verkauf, aber er möchte noch warten, bis ihm jemand das Geschäft zu seinem Wunschpreis abkauft. Und in der Zwischenzeit kann ich anfangen, mich nach einem Haus für uns umzuschauen. Auf die Art können sich meine Eltern schon mal an den Gedanken gewöhnen, und wenn sie mich brauchen, bin ich ganz in ihrer Nähe. Ach, übrigens, es hat sich jemand nach dir erkundigt. Ein Amerikaner. Du warst gerade bei Goldsborough. Er hat gesagt, er schaut heute Nachmittag noch mal vorbei.«

Schweigend gingen sie zurück, jeder in Gedanken über das versunken, was gerade zwischen ihnen vorgefallen war. Für Lewis war die Aussicht entmutigend. Er hatte keinen Zweifel daran, dass er den Umgang mit dem Computer meistern würde, obwohl der Weg dorthin kein angenehmer wäre. Aber war er nicht hinreichend Technikgegner, um etwas gegen Maschinen zu haben, nur weil es Maschinen waren. Was ihn beunruhigte, war der Gedanke, all das tun zu müssen, ohne den Trost von Pen im Hintergrund zu haben. Ich bin wie ein kleiner Junge, sagte er zu sich selbst. Ein kleiner Junge, der ohne seinen Freund nicht in die Schule gehen will. Es stimmte, aber es kam ihm so vor, als würden Freundschaften zwischen Männern so funktionieren. Mit Pen hatte er sich immer am besten gefühlt, war er am schweigsamsten gewesen und am entspanntesten, und Pen hatte es ihm mit gleicher Münze zurückgezahlt. Es war eine Art von Freundschaft, die ihnen beiden passte. In vielerlei Hinsicht waren sie nicht vertraut mit der Lebensweise des anderen, und obwohl sie nichts voreinander verbargen, was Intimitäten, Liebesaffären und, in Lewis' Fall, Ehen anging, fanden sie es unkomplizierter, das Wissen um diese Dinge vorauszusetzen, als würde man mit einem Gespräch über die bestehenden Tatsachen hinaus unnötig in die Privatsphäre des anderen dringen. Lewis wusste, dass Pen über seine Angelegenheiten im Bilde war, genauso wie er über die von Pen Bescheid wusste, aber keiner von beiden hatte es je für nötig befunden, seine Ansichten zur Handlungsweise des anderen zu äußern. Momente außergewöhnlicher Unordnung wie die Nacht, in der Pen mit George gestritten hatte, oder Lewis' abgebrochene Verführung von Emmy, wurden in schweigender Übereinkunft übergangen: Die Tatsachen waren bekannt, sogar ohne Zögern akzeptiert worden, doch keiner fällte ein Urteil über den anderen.

Das war sehr angenehm für beide Seiten. Alles, was sie voneinander wissen mussten, waren ein paar knappe Eckdaten. Lewis hatte Pen immer als seinen sicheren, zuverlässigen Begleiter durch viele schwierige Jahre betrachtet, einen, der ihm niemals Schaden zufügen würde. Und jetzt sollte er ihn verlieren. Es stand außer Zweifel, trotz der angekündigten Besuche in der Oper. Er würde ihn weiterhin in Abständen sehen, aber er würde verlieren, was so grundlegend wichtig für ihn war: Pens beständige, taktvolle Gesellschaft. Die Vorstellung, dass er in den nächsten Jahren von seinem Schreibtisch – beziehungsweise seiner Tastatur – aufblicken und nicht Pens eleganten Kopf am anderen Ende des Raums sehen würde, seine Anwesenheit nicht als Markierung der einzelnen Tagesabschnitte haben würde, brachte ihn unsagbar aus der Fassung. Was so unerträglich sein würde, war die Tatsache, dass er dieselbe Straße in wachsender Einsamkeit hinuntergehen musste. Zu Hause war niemand. In Mrs Harpers Haus spürte er, dass das Arrangement, das eine Weile ganz gut funktioniert hatte – Tissys neu gefundene Freiheit, die Beschränkung ihrer Mutter auf Haus und Kind –, demnächst eine größere Veränderung erfahren könnte. Seit der Doktor tot war, war in ihm der Verdacht aufgekommen, dass Mrs Harper wieder Ansprüche auf die Gesellschaft ihrer Tochter erheben würde. Sie war ein starker Charakter – das hatte er immer gewusst. Und sie war einsam. Vielleicht war sie das immer gewesen. Vielleicht steckte hinter dem ursprünglichen Basiliskenblick eine Frau, die von ihrem Liebhaber einsam gemacht worden war. Vielleicht war für eine Frau ihrer Generation, mit dieser besonderen Erziehung in ihrem belgischen Kloster, ein Leben mit einem Liebhaber statt mit einem Ehemann unweigerlich gleichbedeutend mit Einsamkeit, die Unbeständigkeit des

Arrangements wäre eine Beleidigung für sie. Deswegen hatte sie immer so unangenehm gewirkt, so erpicht darauf, ihre Tochter zu verheiraten, sie vor einem Schicksal wie dem eigenen zu behüten. Dass die Tochter durch die Entscheidungen ihrer Mutter und vor allem durch ihre besondere Schweigsamkeit, ihrem Zurückhalten sämtlicher Informationen, am Ende schwach und wesenlos werden würde, überraschte ihn nicht mehr. Er kam neuerdings ziemlich gut mit ihr zurecht, obwohl er bemerkte, dass sie wieder in ihre frühere Verstocktheit verfiel. Doch wenn sie Tissy erneut mit Beschlag belegen wollte, wie sie es schon einmal getan hatte, dann hätte seine Anwesenheit keinen Zweck mehr. Sie wären wieder unzertrennlich, Arm in Arm, wie er sie zuerst gesehen hatte vor all den Jahren, und wenn er seine Frau zurückhaben wollte – gesetzt den Fall, dass er seine Frau noch immer zurückhaben wollte –, müsste er so aufdringlich werden, wie er sich immer vorgekommen war und wie sie es ihn immer hatten spüren lassen, diese Leute, an deren Familie sich anzuschließen er einst vergeblich gehofft hatte.

Auf Tissys Haltung zu alldem konnte man sich nicht verlassen. Während es ihm gelungen war, ihren Feminismus nicht ernst zu nehmen, genauso wenig wie die Möglichkeit eines Gilbert Bradshaw, wusste er sehr gut, wie früh erworbene Gewohnheiten und Verhaltensmuster einen in tödlicher Umklammerung halten und ebenso unnachgiebig sein konnten, wie sie immun gegen jede Verhandlung waren. Er seufzte innerlich, als er an den Kampf dachte, den er auszufechten hätte, wenn er Tissy ein zweites Mal für sich gewinnen wollte, falls das überhaupt möglich war.

Die Wirklichkeit sah so aus, dass er eigentlich gar nicht

mehr wirklich dahinterstand. Ebenso wie ihn die Aussicht entmutigte, bei seinem Stichwortregister an den Anfang zurückzugehen und alles neu zu übertragen, sah er keine Möglichkeit, wie er dasselbe mit der Ruine seiner Ehe tun sollte. Denn sie war eine Ruine, das stand völlig außer Frage. Was auch immer er für Vorbehalte gegen das Leben allein haben mochte, er erkannte die Tatsache an, dass er so weiterleben würde. Das Geräusch seiner Füße auf den sommerlichen Bürgersteigen, während er in die vertraute Straße einbog, das Dahinschwinden der langen, hellen Abende, das er so fürchtete, waren jetzt auf eine seltsame Art ein Teil von ihm, der authentische Teil. Es lag keine Zweideutigkeit darin. Das war sein jetziges Gefühl. Allein zu leben war sein Schicksal, war es wahrscheinlich immer gewesen. Und es kam ihm natürlich vor, dass ihm in seinem späteren Leben das Hochgefühl seiner Jugend verweigert wurde. Eine gewisse Kälte war in ihm gewachsen, ohne dabei das zu stören, was er als seine Unschuld empfand. Trotz all seiner hoffnungsvollen, geradezu andächtigen Anstrengungen war er jetzt ein kälterer Mensch. Er blieb freundlich. Er kannte nur einfach die Welt nicht mehr. Wenn er sie gekannt hätte, hätte er ihr immer noch vertraut. Doch man hatte ihm den Zugang verwehrt, die Welt hatte sich ihm entzogen. Seine glänzende Zukunft, an die er so glühend geglaubt hatte, war verschwunden und hatte ein Stück von ihm selbst mitgenommen. Er hätte die Welt immer noch umarmen mögen, obwohl er sie jetzt als fehlerhaft erkannte, aber alle, denen er automatisch seine Arme entgegengestreckt hätte, waren fort, mit ihren eigenen Angelegenheiten beschäftigt oder mit alten Fragen, die er nur gestört, nicht gelöst hatte.

Und dann war da noch die Frage mit dem Haus. Was er zu Pen gesagt hatte, hatte gestimmt: Er hasste es, nach Hause zu gehen. Sobald er den Fuß über die Schwelle setzte, verspürte er Grauen, und mit fortschreitendem Abend erlebte er eine Bedrückung, von der ihn nur die Aussicht auf Schlaf erlösen konnte. *Vite, soufflons la lampe* ... Er wusste, dass es wider jede Vernunft war, seine Gefühle auf das Haus zu übertragen, das in aller Unschuld im späten Abendlicht dastand, doch seine Angst vor ihm wuchs beständig. Es erinnerte ihn daran, dass sich nichts geändert hatte, dass sich niemals irgendetwas ändern würde, dass er mit derselben Sehnsucht alt werden würde, die er schon als Junge gehabt hatte, als der Sohn seiner Mutter, der an ihrer Seite gehalten wurde von seiner Fürsorge für sie und ihrer Fürsorge für ihn. Und dabei wurde er die ganze Zeit älter. In zwei Jahren würde er vierzig werden, das Alter, in dem das Leben angeblich erst richtig begann. Aber er glaubte, dass man das bloß sagte, um sich aufzumuntern, während man in Wirklichkeit wusste, dass die Würfel zu diesem Zeitpunkt bereits gefallen waren.

Er war die meiste Zeit für die Bibliothek zuständig, da Goldsborough entweder in Amerika war oder bei einer seiner Unterrichtsstunden. Wenn er von seinem Schreibtisch aus den Blick durch den Saal schweifen ließ, wurde Lewis ganz melancholisch gestimmt von den langen Winterabenden, den dämmrigen Nachmittagen, dem Klicken der Schalter beim Anschalten des Lichts, dem kollektiven Seufzen, wenn die Konzentration vorübergehend gestört wurde. Das Sonnenlicht, das durch die staubigen Fenster hereinfiel, kam ihm vor wie ein riesengroßer Irrtum, der ihm das Gefühl gab, zur falschen Zeit am falschen Ort zu sein. Vielleicht hatte Goldsborough recht. Vielleicht war er wirklich zu alt, um sich an neue Methoden zu gewöhnen. Er sah jetzt eine Warnung in Goldsboroughs Bemerkungen, die ihm nicht weiter aufgefallen waren, als er sie zum ersten Mal gehört hatte. In der Zwischenzeit schien sich eine Veränderung in ihrer aller Schicksal vollzogen zu haben. Dass Pen wegging, akzeptierte er jetzt als etwas, das schon geschehen war. Er sah sich selbst als einen stummen Mann ohne jeden Freund, der an die Bibliothek oder an sein Haus gebunden war, ein Überbleibsel seiner verlorenen Jugend. Das Wichtigste war jetzt, entschied er, mit dieser Situation zurechtzukommen, sich nicht zu sehr darüber aufzuregen. Er hatte nicht mehr zu ertragen als alle anderen. Ihm war noch immer klar, dass er seinen Teil dazu beitragen musste, wenn sich etwas zum Guten wenden sollte. Dennoch schaffte er am Nachmittag nur wenig Arbeit. Auf einmal befiel ihn die Schwermut, und er begann den Abend zu fürchten, obwohl die Sonne immer noch hoch am Himmel stand und noch lange nicht untergehen würde. Er könnte doch essen gehen, dachte er sich. Irgendwie brachte er es nicht fertig, seine Tochter zu besuchen, wenn er in so trauriger Stimmung war. Und er konnte sich auch noch nicht mit den Entscheidungen auseinandersetzen, die man ihm aufzwingen würde, wenn er die Mutter seiner Tochter zur Rede stellte, was er irgendwann würde tun müssen. Er ging in sein Büro und rief Mrs Harper an.

»Ich kann heute Abend nicht vorbeikommen, Thea«, sagte er. »Zu viel Arbeit«, fügte er unnötigerweise hinzu, denn niemand fragte ihn jemals nach seiner Arbeit.

»Alles klar.«

Ihm fiel auf, dass ihre Stimme wieder ihr glanzloses Timbre angenommen hatte, das er mit den frühen Tagen seiner Werbung in Verbindung brachte.

»Ist alles in Ordnung?«

»Ich glaube schon.« Resignation allerorten, wie es aussah. Dann gab es einen Wechsel in eine etwas schärfere Gangart. »Tissys Unterhalt ist doch fällig, oder? Wir haben Ausgaben gehabt.«

»Ich bringe den Scheck morgen mit«, sagte er. »Obwohl ich dachte, dass er erst nächste Woche fällig ist. Tatsächlich weiß ich sogar, dass er erst nächste Woche fällig ist, Thea.«

»Ja, aber wir haben Ausgaben gehabt, wie gesagt. Kinder wachsen sehr schnell. Ich glaube nicht, dass dir das bewusst ist. Aber woher solltest du auch darüber Bescheid wissen? Ich bin ja die Einzige, die sich hier um alles kümmert.«

»Wir sehen uns morgen Abend«, sagte er. »Dann sprechen wir darüber.«

Als er an seinen Schreibtisch zurückkehrte, stellte er fest, dass ein Fremder dort Platz genommen hatte. Es war ein junger, schlanker, ernster Mann, der gut gekleidet war mit seinem leichten Sommeranzug in einem dezenten, aber unverkennbar transatlantischen Schnitt. Lewis fiel wieder ein, dass Pen etwas von einem Amerikaner gesagt hatte – das musste wohl der Mann sein, den er gemeint hatte. Wenn er im Zuge der sich überschlagenden Ereignisse überhaupt noch daran gedacht hatte, dann hatte er sich einen gewichtigen Vertreter von internationaler Bedeutung vorgestellt, der versehentlich am falschen Tag in die Bibliothek gekommen war, an dem Goldsborough sich seinen Herausforderungen in der Psychologischen Fakultät stellte. Doch dieser

Amerikaner sah eher aus wie ein spanischer Grande. Hätte er einen Kragen getragen, hätte er von El Greco porträtiert werden können, er hätte einer der Trauergäste auf dem »Begräbnis des Grafen Orgaz« sein können. Er hatte dasselbe fein geschnittene Gesicht, denselben schmalen Kopf, dieselben leidenden Nasenlöcher. Dieser Mann zog Schwaden einer unbestimmten Pracht hinter sich her, die Lewis vage mit Vorfahren und Geld in Verbindung brachte, wenngleich nicht die Art von Geld, für die Goldsborough sich interessierte. Goldsboroughs Geld war wuchtig, unpersönlich und steuerlich absetzbar. Das Geld dieses Besuchers war bestimmt zart, unbeständig, unterschätzt. Dieser Eindruck passte zu der schmalen elfenbeinfarbenen Hand, die sich nach dem opalenen Becher ausstreckte, in dem Lewis seine Stifte aufbewahrte. Die Hand wurde begrenzt von zwei Zentimetern einer makellosen Manschette. Lewis stellte fest, dass die Nägel akkurat manikürt waren, vielleicht sogar von professioneller Hand. Der Fremde schien sich an Lewis' Schreibtisch ganz zu Hause zu fühlen, und in einer kurzen Anwandlung von Wahnsinn überlegte Lewis, ob das schon der Mann war, der ihn ersetzen sollte und den Goldsborough hier reingeschmuggelt hatte, während er, Lewis, seinen Anruf erledigt hatte. Er wusste, dass seine Panik absurd war, dass sie jedes rationalen Grundes entbehrte. Trotzdem ging er blitzschnell zu seinem Schreibtisch und wartete darauf, dass der Mann seine Verwirrung ausdrückte, sich mindestens erheben würde, weil ihn die Verlegenheit übermannte. Als er nichts davon tat, wurde klar, dass er den Tisch mit einem verwechselt hatte, der von einem ganz normalen Besucher benutzt werden durfte. Tatsächlich unterschied sich

Lewis' Schreibtisch nur dadurch von den anderen, dass er im rechten Winkel zu ihnen stand. Lewis' Büroausstattung war spärlich: nur der opalene Becher, den der Amerikaner jetzt einigermaßen verblüfft musterte, verriet, dass dieser Tisch überhaupt einen Besitzer hatte. Aber hätte nicht auch irgendein exzentrischer Akademiker, ein Auserlesener diesen Fetisch mitbringen können, damit er ihm bei seinen Überlegungen half, jemand, der nicht in der Lage war zu arbeiten ohne den Anblick dieses Besitzstückes, das seine Identität bestimmen und seine Angst lindern konnte?

»Kann ich Ihnen helfen?«, fragte Lewis.

»Ich suche einen Dr. Percy? Dr. Lewis Percy?«

»Ich bin Lewis Percy.« Er verspürte die übliche Verlegenheit bei der Nennung seines eigenen Namens.

Der Fremde streckte ihm seine überfeinerte Hand hin.

»Howard Millinship.«

»Doch nicht etwa der Howard Millinship, der den Artikel über Mérimée verfasst hat? Ich freue mich wirklich sehr, Sie kennenzulernen. Ich fand Ihre Arbeit absolut beeindruckend. Die Untersuchung des spanischen Geschmacks im Frankreich des neunzehnten Jahrhunderts und die Unterscheidung zwischen dem echten spanischen Geschmack und spanischem Kitsch. Ich fand den Artikel sehr gut ausgearbeitet und sehr gut geschrieben, wenn ich das bemerken darf. Aber was kann ich für Sie tun? Wollten Sie in der Bibliothek arbeiten? Dann suche ich Ihnen einen Platz. Dies hier ist meiner, befürchte ich.«

»Ich habe Ihr Buch gelesen«, sagte der Amerikaner. »Deswegen bin ich hier. Könnten wir uns irgendwo unter vier Augen unterhalten? In Ihrem Büro, zum Beispiel?«

»Ich habe kein eigenes Büro«, sagte Lewis entschuldigend. »Aber wir können in Dr. Goldsboroughs Büro gehen. Ich habe hier leider gerade Dienst, deswegen darf ich nicht zu lange wegbleiben. Aber im Moment scheint es ja eher ruhig zu sein. Wenn Sie mir bitte folgen würden?«

Er führte ihn zu Dr. Goldsboroughs Büro, deutete mit einer Hand auf einen Sessel und nahm selbst hinter Goldsboroughs Schreibtisch Platz. Lautlos schob er Goldsboroughs Döschen mit den Johannisbeer-Lutschpastillen hinter einen Papierstapel und von dort in eine Schublade. Wenn sich dieser Mann als potenzieller Wohltäter entpuppen sollte, dann wäre es nicht angebracht, solche häuslichen Gegenstände zur Schau zu stellen.

»Woran arbeiten Sie jetzt?«, erkundigte er sich.

»Immer noch über Mérimée. Aber ich wollte eigentlich über Ihr Buch sprechen. Ich habe dieses Semester daraus unterrichtet. Meine Studentinnen mochten Ihre Ideen sehr, Dr. Percy. Ich hatte überlegt, ob ich Sie vielleicht überreden könnte, nach Amerika zu kommen und dort selbst Vorlesungen zu halten?«

Er lehrte, wie Lewis sich diffus erinnern konnte, an einem ziemlich exklusiven Mädchen-College in Massachusetts. Wahrscheinlich war er jünger, als er aussah, obwohl er das Selbstvertrauen eines reifen Mannes besaß, wenn nicht gar eines Mannes mittleren Alters. Sein tadelloser Auftritt war zielgerichtet. Der »Dr. Percy« war nur ein Tribut an seine rapide ergrauenden Haare, dachte er sich. Nicht mal der Gedanke, wie schäbig er sich neben diesem auf Hochglanz polierten Geschöpf ausnehmen würde, konnte sein Amüsement oder seine Überraschung dämpfen. Er hatte seinen

Büchern keine Aufmerksamkeit mehr geschenkt, seit er die Belegexemplare aus seinem Blickfeld geräumt hatte, indem er sie im Schrank ganz nach hinten schob. Es hatte sehr wenige Reaktionen in England erfahren, aber war überraschend wohlwollend in den Staaten aufgenommen worden. Das hatte er schlicht und einfach der amerikanischen Großzügigkeit in solchen Angelegenheiten zugeschrieben. Er hatte daran gedacht, die Arbeit an einem Folgeband aufzunehmen – hatte in der Tat schon eine Menge Notizen dafür zusammengetragen –, aber dann waren dringendere Angelegenheiten dazwischengekommen. Also war nie etwas daraus geworden, obwohl es nicht am Zeitmangel lag. Er hatte alle Zeit der Welt. Aber es freute ihn, dass man sich an sein Buch erinnerte. Es freute ihn sogar außerordentlich. Er hatte ein Gefühl wie beim Anblick eines alten Fotos mit einem lächelnden Gesicht. Wie freundlich die Amerikaner waren, wie charmant! Was den seltsamen Vorschlag anging, dem man ihm unterbreitete, gab es allerdings kein Zögern: Er lehnte ihn instinktiv und sofort ab.

»Mr. Millinship ...«

»Howard.«

»Howard. Das ist sehr nett von Ihnen. Ich verbuche Ihre Einladung als das größte Kompliment. Aber ich kann unmöglich annehmen. Ich habe noch nie in meinem Leben eine Vorlesung gehalten, und ich bin auf jeden Fall zu alt, um jetzt noch damit anzufangen.« In dem Moment, als er diese Worte aussprach, wurde ihm bewusst, wie lächerlich sie klingen mussten. Doch es stimmte: Er fühlte sich zu alt, um noch irgendetwas zu lernen.

Howard Millinships Gesicht nahm einen gequälten Ausdruck an, als hätte er einen taktischen Fehler begangen, seine Frage schlecht gestellt oder es an Höflichkeit mangeln lassen. Er hob eine pergamentfarbene Hand zu seinem Bart und seinem Schnäuzer. Sein Mund war kindlich, wie Lewis jetzt sah, rosig und weich. Wie er ihn hassen musste, weil er der Ernsthaftigkeit seines Benehmens in die Quere kam! Dennoch war er beeindruckend, denn er kannte seinen Platz in der Welt und hatte ihn schon immer gekannt, so wie er immer gewusst hatte, was er anziehen, was er essen und wen er heiraten musste. Trotz seiner Jugend hatte er eine verheiratete, gesetzte Ausstrahlung und trug sogar einen Ehering, ein in England unüblicher Brauch. Und er hatte die Manieren eines anderen Zeitalters, er war ein junger Mann, wie er den Büchern eines Henry James oder einer Edith Wharton hätte entstiegen sein können. Im Vergleich zu ihm kam sich Lewis unermesslich alt vor, wenn auch nicht auf eine unangenehme Art. Er konnte den Fremden mit Neugier und Nachsicht mustern, und plötzlich wollte er alles über ihn wissen. Er war so bis in die Haarspitzen wie eine Romanfigur, dass Lewis es nicht ertragen hätte, ihn gehen zu lassen.

Doch der Amerikaner hatte mitnichten die Absicht zu gehen. Er räusperte sich, als wollte er auslöschen, was er zuvor an Irrtümern begangen hatte, und setzte neu an.

»Vielleicht nicht dieses Jahr. Ich sehe ein, dass Sie hier auch Ihre Verpflichtungen haben. Aber wenn Sie vielleicht eine Möglichkeit sähen, nächstes Jahr zu kommen? Oder in zwei Jahren? Wir wären überglücklich, Sie bei uns begrüßen zu dürfen.«

Lewis lächelte über seinen Ernst, den Ernst der Jungen,

mit ihrem unendlichen Vertrauen in die Kraft ihrer Absichten.

»Sie müssen verstehen, Howard, ich weiß einfach nicht, ob ich mich so lang im Voraus verpflichten kann. Und ich glaube, Sie sollten lieber nicht auf mich zählen. Ich bin wirklich kein Lehrer. Nein, das können Sie mir schon glauben«, sagte er freundlich, als Howard Millinship Anstalten machte, ihn gegen seine eigene Unterstellung in Schutz zu nehmen. »Man braucht eine gewisse Überzeugung, um Lehrer zu sein, jedenfalls glaube ich das. Ich bin nicht sicher, ob ich genügend Überzeugungen habe. Ich bin wirklich nur gut in Dingen, die Grübelei erfordern, so was wie Lesen und Schreiben. Ich bin nicht das, was Sie suchen, wirklich nicht.«

»Wir könnten Ihnen selbstverständlich ein Haus zur Verfügung stellen«, fuhr Howard Millinship fort, als hätte Lewis gar nichts gesagt. »Sie könnten eine Vorlesung halten oder fünfzig. Oder vielleicht auch bloß Kurse – unsere Studentinnen entsprechen vielleicht nicht ganz ihren Ansprüchen. Es sieht so aus, als wäre die Literatur im Dahinschwinden. Unser Institut befindet sich in einem sehr schönen Teil des Landes«, fügte er hinzu. »Wenn Sie im September kämen, würden Sie sehen, wie das Laub der Bäume die Farbe wechselt. Ich glaube, das würde Ihnen gefallen.«

»Ich werde darüber nachdenken«, sagte Lewis, der amüsiert und gerührt war von so viel Beharrlichkeit. Er hatte wenig Absichten, zu tun, was der Amerikaner ihm vorschlug. Er hatte nie unterrichten wollen, fühlte sich zu unwichtig, um seine Meinungen an Studenten weiterzugeben. Und es entsprach auch nicht seinem Ideal, hatte ihm nie entsprochen. Transparenz! Was er wollte, was er brauchte, war eine Zäsur im Leben, weit weg von der Langeweile der Gewohnheiten und Verpflichtungen, die ihn festhielten. Seit sich alles um ihn herum zu verändern begann, fing auch er an, sich nach einer Veränderung für sich selbst zu sehnen. Aber es schien ihm unmöglich, aus dem einfachen Grund, dass er keine Idee hatte, worin diese Veränderung bestehen sollte. Das war das zentrale Problem. Damit einher ging die Angst vor dem, was er loslassen musste, wenn er sich veränderte. Wenn er sein gegenwärtiges Selbst opfern müsste, bestand dann nicht ein gewaltiges Risiko, dass nichts von ihm übrig bleiben würde? Unter welchen Umständen könnte sich dieser Prozess – der vielleicht notwendig, wenn nicht gar überfällig war – vollziehen? Er müsste vorsichtig geschehen, versuchsweise, umsichtig und unsichtbar. Die Schaffung eines neuen Selbst durfte man nicht überstürzen. Was er brauchte, war ein anderer Wohnort, an dem keines seiner alten Besitztümer um ihn herum war, keine Bibliothek zum Einstempeln, kein Haus, zu dem er zurückkehren musste, aber auch kein Scheinbild einer Familie, keine distanzierte Ehefrau, keine distanzierte Tochter, keine distanzierte Schwiegermutter. Er verspürte eine Anwandlung von Ungeduld, als er an sie dachte, wie sie so zusammengepfercht in diesem Haus lebten, ständig ihre glanzlosen Forderungen stellten, beständig an der Grenze zum Groll. Erstickend! Wenn es nicht wegen seiner Tochter wäre …

Aber das kleine Mädchen, das immer mehr seiner Mutter ähnelte, je mehr es heranwuchs, würde ohnehin über viele lange Jahre nicht bereit für ihn sein. Plötzlich sah er keinen Grund, warum er die Zeit bis dahin allein verbringen sollte oder sie auf Leute verschwenden, die ihn nicht liebten, niemals lieben würden. Wenn er in Amerika ein Heim für sie aufbauen konnte, würde seine Tochter dann nicht dort mit ihm leben wollen? Und wäre das nicht eine ideale Lösung, sie gleich in einem anderen Land zu begrüßen, in einem Land, das er sich als eine Art Paradies vorstellte? Plötzlich verspürte er einen Stich des Mitleids für Tissy und Mrs Harper, für ihren fatalen Mangel an Freude. Es wäre schrecklich, wenn sie dieses Erbe an Jessica weitergeben würden. Seine Pflicht war es, sie vor allem zu beschützen, was wohlüberlegt, wachsam, vorsichtig, heimlichtuerisch war, und genau so würde sie nämlich werden, wenn sie für immer in ihrem Zuhause bleiben würde. Wenn es denn Amerika sein sollte, dann mochte es eben so sein! Jedoch glaubte er nicht, dass er sich in seiner derzeitigen Verfassung diesem Unternehmen alleine stellen konnte. Das Selbst, das er gerade bewohnte, war so geschrumpft, so kurz vorm Zusammenbruch, dass er es abwerfen musste, bevor er die Person sein konnte, die Amerika verlangte. Er schüttelte erstaunt den Kopf über die Geschwindigkeit, mit der sich die Dinge heute entwickelt hatten.

»Howard, ich kann Ihnen nur ein sehr vages Versprechen geben – ich kann noch keinen Zeitpunkt benennen. Klingt das sehr undankbar? Wenn ja, dann tut es mir leid, wirklich.«

Nach dieser Äußerung hätte er eigentlich erwartet, rundheraus einen Korb zu bekommen, doch Howard Millinship lächelte und streckte ihm seine Hand hin. Überhaupt zu einer Einigung gekommen zu sein, war anscheinend alles, was er hatte erreichen wollen, doch Lewis wurde zu spät klar, dass er seinem Versprechen irgendwann auch nachkommen musste. Der Erfolg seiner Mission rief eine fast sichtbare Erleichterung in Howard Millinships Person hervor. Seltsamerweise ließ ihn das eher älter als jünger wirken. Jetzt sah er aus wie ein leidlich abgearbeiteter Dreißigjähriger, mit einer nicht unattraktiven Härte in seinen Zügen. Eines Tages wird der Mann beeindruckend aussehen, dachte Lewis. Die Hälfte des Weges hat er schon hinter sich.

»Wo haben Sie Quartier genommen?«, fragte er.

»Im Stanhope Court Hotel. Tatsächlich wartet meine Frau darauf, dass ich sie anrufe. Sie meinte, sie würde nicht vor die Tür gehen, bevor sie meinen Anruf gekriegt hat. Wahrscheinlich will sie ein bisschen einkaufen gehen. Sie geht so gern ins Scotch House.«

»Benutzen Sie doch dieses Telefon«, sagte Lewis. »Und wollen Sie nicht mit mir zu Abend essen? Ich bin heute Abend frei, falls Sie nichts anderes vorhaben.«

»Ich bin sicher, dass es uns ein Vergnügen wäre«, sagte Howard Millinship. »Jeannine würde Sie gerne kennenlernen. Meine Frau ist Französin«, sagte er. »Sie hat Ihr Buch ebenfalls gelesen. Und hat es geliebt. Ich sage ihr immer wieder, dass sie klüger ist als ich.«

Er rief sie an, war offensichtlich zufrieden mit dem, was er hörte, und gab die Einladung zum Abendessen weiter. Dann wandte er sich wieder an Lewis, wobei sein Gesicht erneut jünger aussah, eher ein privates als ein professionelles.

»Wo würden Sie gerne hingehen?«, fragte Lewis. »Kennen Sie das Meridiana? Das war vor ein paar Jahren sehr in Mode. Ich bin mit meiner Frau immer dorthin gegangen, bevor wir geheiratet haben.«

»Das Meridiana ist prima. Wir waren letztes Jahr dort. Um wie viel Uhr sollen wir uns treffen?«

»Um acht, wenn das nicht zu spät für Sie ist?«

»Gut, wir sehen uns dann. Vielen Dank. Auf Wiedersehen, Dr. Percy.«

»Nennen Sie mich doch Lewis«, sagte Lewis, dem der Amerikaner jetzt schon vertraut vorkam, fast wie ein jüngerer Verwandter. Er fühlte sich wie Howard Millinships Onkel. Daran war eigentlich nichts Schlechtes, fand er. Ein Lehrer ist ja wie ein Onkel für seine Schüler. Und wenn er jetzt wirklich ein Lehrer werden sollte, wonach es im Moment ja aussah ... Er schüttelte den Kopf. Er wusste immer noch nicht, wie er das alles anstellen sollte.

Er fuhr mit dem Bus nach Hause. Als er seine Straße erreichte, kam es ihm vor, als wäre er sehr lange nicht mehr dort gewesen. Seltsamerweise bemerkte er ihren Zauber, ihre Fremdheit, als wäre er von einer Auslandsreise zurückgekommen. Mehr oder weniger genauso – und im Prinzip aus demselben Grund – kam sie ihm auch kleiner, bescheidener, fast ein wenig armselig vor. Solche Unschuld! Weiße Rosen hingen über den Gehweg von einem Busch, der beinahe schon ein Baum war. Überall waren die Gärten üppig, stellten stolz Blumen zur Schau, die normalerweise nicht für ihre Schönheit gelobt werden: lila Rhododendron, blauviolette Iris. Auf jedem Fensterbrett standen Stiefmütterchen in Plastiktöpfen. Durch die breiten Fenster, vor denen jeweils ein Sofa stand, konnte er durch verglaste Doppeltüren in weitere Gärten blicken. Er erinnerte sich, wie er das Sofa extra da hingestellt hatte, damit Tissy dort in der Nachmittagssonne sitzen konnte. Er konnte die Schokolade in ihrem

Atem beinahe riechen, konnte ihre schlanke Figur in den weiten Röcken fast sehen, wie sie aus dem stillen Zimmer glitt. Und wenn das jetzt alles verschwinden würde? Zuerst erschien ihm das buchstäblich unvorstellbar. Doch er erlag dem, was er als das Pathos dieser Straße empfand, die völlig unbewusst im Abendsonnenschein lag – ihm war, als wäre es das Pathos des Abschiednehmens. Die Straße würde bleiben, aber er würde gehen. Wo er hingehen würde, war ihm noch nicht klar, und es war ihm nicht möglich, sich auf irgendetwas zu konzentrieren. Es war einfach so, dass die Dinge jetzt für eine Weile schmerzhaft sein würden, denn zwischen Abschiednehmen und Ankommen ist reichlich Raum für Zweifel.

Tissy konnte das Haus haben, entschied er. Sie konnte seine Tochter hier aufziehen. Mrs Harper konnte ihr Haus in der Britannia Road verkaufen und bei ihnen miteinziehen. Sie hätten genug, wovon sie leben konnten: Er hatte gehört, dass die Grundstückspreise in dieser Region heutzutage ziemlich gut waren. Er hatte das Geld nie angerührt, das seine Mutter ihm hinterlassen hatte, und jetzt bedauerte er, dass er seinem Erbe nicht mehr Aufmerksamkeit geschenkt hatte, indem er es investiert oder etwas Schlaues damit angestellt hatte. Doch bei der Aufteilung der Beute könnte dieses Geld seines sein, zumindest für eine Weile. Er hatte keine Ahnung, was er damit anfangen sollte. Er wusste nur, wenn auch mit unendlichen Zweifeln, dass es Zeit war, zu gehen. Als er durch sein eigenes Tor trat, zog er eine blühende gelbe Rose heran – seine eigene – und atmete tief ein. Ihr honigsüßer Duft sprach von Vergnügen, Leidenschaft, Glück. Noch nicht, dachte er. Aber eines Tages vielleicht.

## 15

Die Dame am Nebentisch hatte ihr Hündchen dabei, ein winziges Tier, das sich ängstlich auf ihren Schoß schmiegte. Die Kellner waren davon nicht besonders angetan, äußerten jedoch ihren Unmut nicht, weil der Reichtum und Glanz seiner Besitzerin offensichtlich war. Sie war ganz in Schwarz gekleidet, mit einem glitzernden Motiv auf der linken Brust, ihr Haar hatte sie streng nach hinten gekämmt, und sie rauchte einen langen, dünnen Zigarillo, dessen Rauch sie ungeduldig wegwedelte, als wäre der Zigarillo von irgendjemand anders, vielleicht der eines lästigen Begleiters. Sie hatte einen verächtlichen Gesichtsausdruck, als würde sie sich überhaupt nicht für Essen und Trinken interessieren, als wäre sie nur widerwillig hier und sich der Gunst sehr wohl bewusst, die sie diesem Lokal erwies. Außerdem trug sie eine maximal gelangweilte Miene zur Schau, zumindest vermittelte sie diesen Eindruck. Gegenüber von ihr saß ein stämmiger Mann in einem teuren Anzug, der offenbar Angst vor ihr hatte, obwohl er sehr eloquent eine rationale, wenn auch bittende Erklärung für irgendetwas vorbrachte, das Lewis nicht hören konnte. Er machte überhaupt keinen Eindruck, dachte sich Lewis, die Frau interessierte sich überhaupt nicht für ihn. Er fragte sich, wie es wäre, mit einer Frau verheiratet zu sein, um deren Aufmerksamkeit man betteln musste, bei der man irgendwo auf den Platz nach dem Hund kam, dessen zitternder kleiner Körper von einer festen Hand mit rotlackierten Nägeln gestreichelt wurde. Ihm kam in den Sinn, dass er vielleicht gar nicht wieder heiraten würde, eine Vorstellung, die zu ignorieren er sich bisher sehr angestrengt hatte. Das Ganze erschien ihm einfach zu mühsam, und ohnehin kam es ihm so vor, als wäre er nach seiner einen Erfahrung – beziehungsweise anderthalb – irgendwie disqualifiziert worden. Sogar mit Emmy, dachte er, wäre er gescheitert, obwohl er wusste, dass das Scheitern ebenso auf Emmys Konto gegangen wäre wie auf seines. Die Frauen schienen heutzutage rastloser zu sein, weniger angezogen von der Aussicht, sich fest niederzulassen. In vielerlei Hinsicht war sein Bild von der Ehe immer noch das vom stillen, besonnten Zimmer, das er gerade verlassen hatte, mit einer Gestalt, die aus der Tür glitt, um sich mit etwas Friedlichem, Häuslichem zu befassen. Er wusste, dass er hoffnungslos altmodisch war und dass nur er dieses Ideal hatte. Außerdem würde dieses Bild, wenn seine echte Ehefrau wieder in seinem Haus leben würde und er selbst in Amerika, in jeder Zukunft unverwirklicht bleiben. Wo sollte er eigentlich in den Ferien wohnen? Wahrscheinlich sollte er einfach Pens Rat befolgen und sich irgendwo nach einer kleinen Wohnung umschauen. Seine Ansprüche waren schlicht, er gab so gut wie kein Geld aus. Er hatte immer noch das Geld seiner Mutter und ein bisschen von dem, was ihm sein Vater hinterlassen hatte – zusammengelegt würden sie die Kosten für einen Wohnungskauf abdecken und auch Tissys Bedürfnisse im nächsten Jahr, wenn sie sich entschied, ihn weiterhin als regelmäßige Einkunftsquelle zu betrachten. Was er zwischen dem heutigen Tag und seiner anvisierten Abreise – die ihm immer noch völlig irreal vorkam – machen sollte, wusste er nicht. Wahrscheinlich würde er sich der Arbeit widmen müssen, die er so lange vernachlässigt hatte, und versuchen, sie in eine für Studenten verdauliche Form zu bringen. Das wäre eine Menge Arbeit.

Sein Widerwille war nicht so sehr zurückzuführen auf die gewaltige Aussicht, sein Heim und jegliche Art von Routine zu verlassen, sondern vielmehr auf den unpassenden Gedanken, dass er einer solch heftigen Umstellung nicht gewachsen wäre. Er war auf eine fast schon komische Art weiteren Bemühungen abgeneigt, wenn er nicht vorher eine gewisse Zeit verstreichen lassen durfte, in der er sich wieder fangen konnte, seine Enttäuschungen abschütteln und wieder zu einem Menschen werden, der in der Lage ist, seinem eigenen Leben eine Richtung zu geben. Sein Leben war bis jetzt so überschattet gewesen von Bedenken, dass normale Erwartungen wie durch einen Erlass oder Beschluss daraus verbannt gewesen waren. Was er dringend brauchte, war eine schwache Regung von Vergnügen und ein paar mehr erfreuliche Anlässe. Der Frühling war lange und kalt gewesen und hatte somit perfekt zu seiner enttäuschten und resignierten Stimmung gepasst. Erst in den letzten beiden Tagen hatte die Sonne geschienen und die Temperatur sich Höhen genähert, wie sie für die frühen Junitage normal waren. Und dieser Abend war schön und verlockend und brachte Gedanken an Glück mit sich. Wie er diesen Wandel erreichen sollte, ob er sich tatsächlich jemals vollziehen würde, war ihm alles andere als klar, ebenso wie die Vorstellung von einer Zukunft, die keine Verbindung zur Vergangenheit mehr haben sollte. Er war erst achtunddreißig, dachte er. Er hatte erst die Hälfte des Weges hinter sich und hatte noch Aussicht auf weitere Jahre. Ungeachtet dessen, wie unreif er sich fühlte, hatte er doch eine Menge Erfahrungen gesammelt, obwohl keine von ihnen besonders lohnend gewesen war. Seine Erziehung war wahrscheinlich lückenhaft gewesen. Gleichzeitig war er mitnichten das idealistische Geschöpf, das er vage in Erinnerung hatte als einen Jungen, der aufrichtig geglaubt hatte, dass jeder das meinte, was er sagte. Der alte Lewis Percy, der Lewis Percy, der so gerne eine Romanfigur gewesen wäre und dem es nicht gelungen war, eine zu sein, hatte sich schon vor langer Zeit verabschiedet. Jetzt musste etwas Neues aus seinen Überresten erschaffen werden, etwas, das genauso authentisch war. Er begann umrisshaft zu fühlen, dass er neue Ideen entwickeln und ein Selbstwertgefühl wiederfinden wollte, ohne das niemand überleben konnte, wie er wusste. Auf Letzteres, da war er sich ganz sicher, würde er allerdings zu seinem eigenen Schaden verzichten.

Howard Millinship, der wieder einen tadellosen Anzug trug, stand mit einer außergewöhnlich schönen Frau neben ihm. Beide lächelten und entblößten dabei identische Reihen perfekter Zähne, die im Fall der Frau vom Oval ihres Gesichts und kühn fallendem, langem braunem Haar betont wurde. Sie sah fatal von sich selbst eingenommen aus und besaß eine Selbstsicherheit, für die sie viel zu jung war. Sie trug eine dunkelblaue Seidenbluse, einen weißen Seidenrock, weiße Strumpfhosen und Schuhe. Sie war sehr beeindruckend, dachte sich Lewis, als er aufstand, geradezu fantastisch nach akademischen Standards. Alles an ihr schien in einem Geist des Überflusses geschaffen worden zu sein – von den Goldketten um ihren Hals bis hin zu der kleinen braunen Hand, die sie ihm jetzt hinstreckte. Sie lächelte die ganze Zeit und schien sich uneingeschränkt wohl in ihrer Haut zu fühlen, als Howard Millinship sie einander vorstellte. Sie würde doch wohl nicht lächeln, wenn sie meinte, dass ihr ein öder Abend mit einem vollkommen Fremden bevorstand? Sicherlich war ihr Leben doch derart eingerichtet, dass sie passendere Zeitvertreibe hatte? Aber vielleicht war ihr ganzer Tag so angefüllt mit Zerstreuungen, dass sie so eine Begegnung mit Gleichmut ertragen konnte. Immerhin war es nur ein Abendessen, und das Restaurant entsprach dem Standard, den zu erwarten sie berechtigt war.

»Meine Frau, Jeannine«, stellte Howard Millinship sie vor. Er schien es nicht absurd zu finden, so einen Preis gewonnen zu haben.

»Freut mich sehr«, sagte Lewis. »Wie schön, dass Sie es so kurzfristig einrichten konnten.« Sie erschienen so exotisch, so beschützt vor den Anforderungen des richtigen Lebens, wie er es kannte, so weit entfernt von Vorstellungen wie Abnutzung und Veränderung, dass er ihre Gesellschaft als Ehre empfand, als wären sie kleine Gottheiten aus einer Welt jenseits der seinen, die gerade auf der Durchreise waren, um seine Welt zu inspizieren. Wenn er seine Hände ausstreckte, schienen sie wie aus einem gröberen Material gemacht, das Alterungsprozessen stärker unterworfen war als die schmalen, kühlen Hände, die er ihnen zur Begrüßung schüttelte und nur widerstrebend wieder losließ, als hätten sie ihm das Geschenk ihrer ewigen Jugend weitergeben können, wenn er nur in der Lage gewesen wäre, sie länger festzuhalten.

»Es musste sein«, sagte sie. »Morgen reisen wir nämlich ab.« Und nachdem sie ihrer gesellschaftlichen Pflicht nachgekommen war, ihn kennenzulernen und zu begrüßen, ließ sie ihre Aufmerksamkeit schweifen und war schon bald abgelenkt von den anderen Gästen, wobei ihr erstaunliches, perfekt gleichmäßiges Gesicht jederzeit bereit war, die Huldigungen ihrer Umwelt entgegenzunehmen. Sogar die Frau mit dem Hund zeigte Interesse, und eine weitere Schattierung von Verachtung gesellte sich zu den Gesichtszügen, die Lewis schon beeindruckend genug gefunden hatte, bevor dieses makellose Geschöpf vor seine Augen getreten war.

Sie war allerdings nicht so nett, wie sie schön war. Sie stellte Forderungen, sie *hatte* Forderungen: Sie würde ihre Aufmerksamkeit nicht auf ihn verschwenden. Sie war zu sehr daran gewöhnt, bewundert zu werden, um dafür ihre Selbstständigkeit aufzugeben. Er erkannte, dass sie ihn nicht mehr zur Kenntnis nehmen würde als unbedingt notwendig. Er bemerkte eine Gleichgültigkeit, die sie als ihr Recht betrachtete: Nur die spektakulären Leute dürfen sich bewerben. Also würde es auf ihn und Howard Millinship hinauslaufen, dachte er, und die Entscheidung stand immer noch aus. Bei dem Gedanken, sich auf diese Menschen verlassen zu müssen, wurden ihm ein bisschen die Knie weich, ein Zeichen dafür, dass der frühere, noch nicht wiederaufgebaute Lewis Percy noch immer existierte.

»Sie reisen morgen ab?«, fragte er. »Dann habe ich ja richtig Glück, dass Sie heute Abend frei hatten. Wieder zurück nach Amerika?«

»Nein«, erwiderte Howard Millinship, der gerade auf eine ungeheuer adrette Art Oliven aß. »Wir fahren nach Paris. Jeannines Eltern haben dort eine Wohnung. Da sie sich auf dem Land zur Ruhe gesetzt haben, können wir sie benutzen. Normalerweise verbringen wir die Sommer dort, wenn alle weg sind. Jeannine kauft ein, und ich arbeite. Natürlich fahren wir am Wochenende aufs Land, und wir bekommen auch noch einen Monat in der Sonne unter, bevor wir wieder nach Hause fliegen. Unser Semester beginnt nämlich im September«, fügte er erläuternd hinzu. »Früher als bei Ihnen. Wir machen einfach schon im Mai Schluss. Sie werden sich daran gewöhnen. Und es hat den Vorteil, dass man nach Europa reisen kann, bevor die Touristen kommen. Sind Sie eigentlich immer noch so furchtbar beschäftigt?«, erkundigte er sich. »Sie müssen wahrscheinlich Arbeiten benoten, oder?«

»Na ja, ich unterrichte ja nicht wirklich«, sagte Lewis. »Ich arbeite bloß in der Bibliothek.«

»Ich bewundere Sie dafür«, sagte Howard Millinship. »Es erfordert nämlich einigen Mut, einen Lehrposten abzulehnen und sich ganz den Studien zu widmen. Ich hoffe nur, Sie werden es nicht allzu sehr vermissen, wenn Sie zu uns rüberkommen.«

Lewis verzichtete auf jeden Versuch, die Niedrigkeit seines Postens zu gestehen, die ihm in vielerlei Hinsicht perfekt gepasst hatte. Auf jeden Fall war er fasziniert von der Akkuratesse und Geschicklichkeit, mit der Jeannine Millinship ihre Gabel handhabte, und der bedächtigen Art, mit der sie den Räucherlachs in ihren makellosen Mund führte. Hier hatte er eine Frau in höchster Vollendung vor sich, mit hohen Standards. Er konnte ihren Mangel an Interesse an seiner Person völlig verstehen. Frauen, die so unberührt von Not oder Gier waren, trugen einen unsichtbaren Goldregen über sich wie einst Danaë. Nur dass diese Frau sich niemals auf einen Tauschhandel mit Gefälligkeiten einlassen musste. Bei ihr war es so, dass ihre Schönheit auf Geld gewachsen war, nicht umgekehrt. Wie kam sie auf einem kleinen Universitätsgelände in Massachusetts zurecht? Vielleicht nahm sie gleichmütig alles hin, was ihr im Leben widerfuhr, und begegnete Howards Kollegen, die vielleicht großartige Männer waren, gut aussehend und herzlich auf diese speziell amerikanische Art, die bei den Frauen so gut ankam, mit Gleichgültigkeit. Sie mussten alle verliebt in sie sein, obwohl ihre Frauen bestimmt nicht so erpicht auf sie waren. Doch amerikanische Frauen wussten sich besser zu verteidigen, aber sie würde ihre Abneigung mit einer matten Handbewegung wegwischen und sie ihrer Eifersucht zuschreiben. Demnächst würde sie vielleicht wie die Frau am Nebentisch werden, dachte er sich, ausgehungert von ihrem eigenen Mangel an Verlangen, aber immer noch schön genug, um überwältigende Aufmerksamkeit auf sich zu ziehen. Und wenn sie eine Frau von konventioneller Moral war – er hatte keinen Grund, etwas anderes anzunehmen –, würde sie die Bewunderung anderer Männer als gerechten Tribut betrachten, nicht nur für sich selbst, sondern auch für ihren Mann. Obwohl sie ziemlich kalt schien und schön wie ein Götterbild, hoffte Lewis, dass irgendwo in ihrem Inneren ein Quäntchen Menschlichkeit war, wie er es bei jedem Menschen hoffte, auch wenn er immer wieder eines Schlechteren belehrt worden war. Eine Freundschaft mit diesen Leute könnte problematisch werden, dachte er sich – er wäre auf Dauer einfach zu schlicht für sie. Dennoch schienen sie ihn für akzeptabel zu befinden. Insbesondere Howard Millinship behandelte ihn, als wäre er älter und bedeutender, als er jemals sein konnte. Und vor allem waren sie wunderbar anzuschauen, eine Tatsache, zu der er unbedingt eine Bemerkung machen wollte.

»Entschuldigen Sie, wenn ich Sie so anstarre«, sagte er. »Aber Sie sind wirklich ein toll aussehendes Paar.«

Daraufhin lächelten sie beide. Sogar Jeannine schaute ihn mit etwas an, was man fast als Wärme hätte bezeichnen können. Wahrscheinlich waren sie diese Art Bemerkungen so gewöhnt, dass sie sie inzwischen als festen Bestandteil der Präliminarien betrachteten und nicht weitermachen konnten, bevor sie abgehandelt waren. Doch die Atmosphäre hatte sich merklich entspannt, und er fürchtete nicht länger um den Erfolg des Abends.

Er begann sie einfach als Phänomene zu genießen, die die Temperatur dieses verwirrenden Tages angehoben hatten auf das Niveau eines entspannten ästhetischen Genusses. Bescheidenerweise hoffte er, ihre Zeit nicht zu verschwenden, und wenn das bedeutete, dass er seine Zustimmung geben musste, nach Amerika zu gehen, dann würde er das tun müssen, und sei es nur, um sich ihre liebenswürdigen Mienen nicht zu verscherzen. In der Zwischenzeit würde er sein Bestes tun, um ihren hohen Maßstäben gerecht zu werden. Sogar das fühlte sich an wie eine

Neuerung: In seinem Innern löste sich eine Enge und machte etwas anderem Platz, das gefährlich an Appetit grenzte. Er sah keinen Grund, warum er nicht öfter zum Essen ausgehen sollte, obwohl er wenige Freunde vom Kaliber der Millinships hatte. Der Nutzen, den sie ihm brachten, war eher metaphysischer Natur, etwas wie das Bewusstsein eines Geburtsrechts. Das Leben war nicht auf das beschränkt, was die Reichen und Schönen befehlen konnten. Die besondere Kraft solcher Leute – quasi ihre Funktion – lag in ihrem Bewusstsein eines Anrechts. Das war ihre wertvollste Lektion für ihn. Nicht, dass ich das jeden Abend aushalten könnte, dachte er sich. Und im Übrigen bin ich auch nicht reich. Aber ich bin auch nicht wirklich arm. Ich lebe unter meinen Verhältnissen. Das ist auch ein metaphysischer Zustand und einer, den ich versuchen muss zu korrigieren. Er bestellte eine Flasche Wein und machte sich vorsichtig bereit, ein bisschen von seinem Vergnügen zu teilen. Er überlegte, dass es schade war, dass sie schon so bald abreisten. Er hätte sie gerne noch einmal wiedergesehen, bloß um sie weiter zu studieren. Hier gab es noch viele faszinierende Lektionen zu lernen. Er fühlte sich wie ein Mann, der gerade auf Bewährung aus dem Gefängnis entlassen worden ist. Die Welt hatte sich weitergedreht, sie war nicht mehr so, wie er sie in Erinnerung hatte.

Jeannine, die so gut wie bewegungslos eine beträchtliche Menge Speisen in ihren Mund befördert hatte, nahm den angebotenen Kaffee und Brandy an und steckte sich eine Zigarette an. Lewis wurde bewusst, dass er in Anwesenheit dieser Frau nicht über die Arbeit oder irgendetwas anderes von abstrakter Natur reden konnte: dann hätten sie ihre immer wieder unterbrochene Aufmerksamkeit verloren. Wenn sie sich zu einer etwas tiefschürfenderen Unterhaltung hätten hinreißen lassen, hätten sie damit ihren Unmut herausgefordert, denn sie war zwar intelligent und raffiniert, aber sie mochte es nicht, wenn man sie ignorierte oder übersah. Als ihr Mann auf das Thema von Lewis' möglicher Ankunft in Amerika zurückkehrte, nahm Jeannine ein Stück Würfelzucker und versuchte, damit den kleinen Hund vom Nachbartisch anzulocken. Es war eine Verführung, dachte Lewis, noch dazu eine ziemlich grausame: Jetzt würden die Besitzerin und sie um die Gunst des Hündchens konkurrieren. Ihm wurde klar, dass sie aus demselben Gefühl von Unfehlbarkeit handelte, das sich aus ihrer perfekten Erscheinung ergab und das alle ihre Handlungen bestimmte, und nie wäre es ihr in den Sinn gekommen, dass sie damit anderen Menschen auf die Zehen trat – die Schönheit hatte sie unempfindlich für so etwas gemacht. Diese Strategie, mit der sie ihren Mann von seinen langweiligen Beschäftigungen ablenken wollte, ging perfekt auf. Bald hatte das ganze Lokal die Augen auf diesen kleinen Wettbewerb gerichtet, der einen ernsten Unterton hatte. Lewis' Sympathien lagen ganz bei dem Hund, einem armen, nervösen Geschöpf, das anfing, wild nach dem Zuckerstückchen zu gieren, wodurch er freilich durch den eisernen Griff seines Frauchens gehindert wurde. »Ich glaube nicht, dass er gerne getriezt wird«, sagte ihr glückloser Gefährte, der sich vorbeugte, als ob er sich anschicken wollte, die beiden Frauen zu trennen. »Er ist übernervös.« »Oh, ich verstehe viel von Hunden«, gab Jeannine zurück. »Ich habe mein ganzes Leben lang Hunde gehabt.« Trotzdem ließ sie das Zuckerstück verächtlich fallen und steckte sich die nächste Zigarette an. Ihre Bemühungen um die Aufmerksamkeit ihres Gatten waren so greifbar, dass Lewis gezwungen war, jeden Versuch aufzugeben, seine gegenwärtige Situation zu erklären, und das Thema zu wechseln. »Oh, absolut«, hörte er sich selbst hastig zu Howard Millinship sagen. »Wenn Sie mir Ihre Adresse geben, werde ich Ihnen innerhalb einer Woche schreiben. Ich brauche nur noch etwas Bedenkzeit.« In seinem Hinterkopf lauerte der Gedanke, dass er vielleicht noch irgendwie aus der Sache rauskommen könnte, aber dass es ungünstig gewesen wäre, das in diesem Moment auszusprechen.

»Dann werden Sie also kommen? Kann ich dem Dekan Bescheid sagen?«

»Ich werde es Ihnen bestimmt im Laufe der nächsten Woche mitteilen. Noch etwas Kaffee, Jeannine?«

Er hatte das dumpfe Gefühl, dass ein Moment der Entscheidung erreicht worden, vielleicht sogar schon vorbeigegangen war, jedoch ohne sein Zutun. Das musste dann eben später kommen, oder vielleicht würde es gar nicht mehr kommen. Diese Leute, so charmant sie auch sein mochten, waren immerhin völlig Fremde für ihn. Die Zukunft war unwirklich, ganz zu schweigen von all den sozialen Schwierigkeiten, mit denen er sich auseinandersetzen musste, wenn er tatsächlich weggehen würde. Kündigung, Umzug, möglicherweise Scheidung – wie fädelte man solche Dinge ein? Wie schafften es die anderen? Er hatte eine Vision, wie Mrs Harper und Goldsborough sich verbündeten, um ihn daran zu hindern, das Land zu verlassen. Mrs Harper war ein massives Hindernis auf seinem Weg in die Freiheit, erkannte er, wenn es denn die Freiheit war. Sogar Tissys Zukunft würde über Mrs Harper verhandelt werden müssen, die in allen wichtigen Angelegenheiten als die Mittlerin ihrer Tochter auftrat. In diesem Moment kam es ihm so vor, als wäre seine gesamte Werbung um Tissy von Mrs Harper gelenkt worden. Sie war eine bessere Großmutter als Mutter, dachte Lewis. Sie liebte das Kind so sehr, dass es schon wehtat, obwohl ihre Verschlossenheit so stark war, dass sie nicht aussprechen konnte, wie sehr sie es liebte, und auch anderen den Mut nahm, es auszudrücken. Der Doktor und sie hatten ihr stattdessen eine Art unsauberer Aufmerksamkeit angedeihen lassen, die Lewis mit alten Leuten in Verbindung brachte: feuchte Küsse, das Herabsenken einer schweren Wange auf einen kleinen Kopf, das Nesteln an Krägen und Socken mit abgearbeiteten, geröteten Händen. Die arme Mrs Harper. Sie war einmal eine Schönheit gewesen, zweifellos stolz und raffiniert, mit ihren belgischen Fähigkeiten als Mitgift. Und sie hatte alles an einen abtrünnigen Ehemann und einen widerstrebenden Liebhaber verschwendet. Er ging davon aus, dass es irgendwann einen peinlichen Ehebruch gegeben hatte und die daraus hervorgegangene Schwangerschaft verborgen wurde, bis es nicht mehr möglich war. Hatte ihr Mann sie in dem Moment sitzen lassen? Wenn ja, dann war Mrs Harper für ihren Fehltritt schlecht belohnt worden. Stattdessen musste sie feststellen, dass sie weniger geliebt wurde, als sie gedacht hatte, und noch dazu hatte sie ein kleines Kind, das ihre zerstreute Aufmerksamkeit einforderte. Lewis konnte jetzt ganz klar den Grund für die Verstrickung dieser zwei Personen erkennen, für Tissys freiwillige Unfähigkeit und für die geizige Gereiztheit, die

Mrs Harpers dahinwelkende Schönheit immer umschwebt hatte wie ein Gifthauch.

Und nun war diese Schönheit endgültig dahin. Jetzt war sie alt, übergewichtig, zu entmutigt, um sich die Haare zu färben. Der Tod des Doktors hatte sie hart getroffen. Nur das kleine Mädchen behielt ihre unerschütterliche Loyalität, die sonst vielleicht dankbar aufgegeben worden wäre. Wie schwierig es doch war, glücklich zu sein, dachte Lewis, dabei sollte es doch so einfach sein. Sogar er wusste, dass es einfach war, und in seinem nicht besonders interessanten Leben (aber einmalig, zumindest für ihn einmalig) hatte er in diversen Momenten Transzendenz gespürt, hatte sie heute Abend gespürt, als er die gelbe Rose zu sich herangezogen und ihren Duft eingeatmet hatte. Vielleicht hielt die Zukunft doch noch Glück für ihn bereit – etwas anderes zu denken, wäre ein Zeugnis von Kleinmut gewesen. Doch für Mrs Harper war das nicht mehr möglich. Aus diesem Grunde wollte er sie komfortabel und würdevoll in seinem Haus wissen. Sie weckte ein gewisses widerstrebendes Mitleid in ihm, und er fühlte, dass sie eine Geste der Solidarität von irgendjemand verdient hatte, wenn auch nur von ihm. Wer könnte ohne so etwas überleben?

Tissy, der es so großartig gelungen war, sich gewichtslos und kaum wahrnehmbar zu machen, würde das größere Problem sein. Tissy war auf immer eine unerledigte Angelegenheit. Er hatte keine Ahnung, was mit Tissy passieren würde oder könnte, denn es war unwahrscheinlich, dass ihr Befreiungsrausch anhalten würde, sobald die Kräfte ihrer Familie auf sie einwirkten. Ihre Freundinnen Fran und Kate schienen sie immer noch ab und zu anzurufen, aber nicht, um sie zu bitten, sich ihnen anzuschließen, wie sie es früher gemacht hatten. Wahrscheinlich betrachteten sie ihre Verbindung zu Gilbert Bradshaw als Abtrünnigkeit. In der Tat hatte Tissy lässige Gleichgültigkeit geheuchelt, als der Name dieses Mannes erwähnt worden war: Es war die Art eines Mädchens, das vor ihren Freundinnen angeben will, und Lewis nahm an, dass diese Freundinnen sich beleidigt fühlten, als ihre Rollen von aktiven Teilnehmerinnen auf ein passives Publikum zurückgestutzt wurden. Auf jeden Fall war das alles vorübergehend auf Eis gelegt. Er konnte nicht wissen, was Gilbert Bradshaw für Absichten hatte, aber er erkannte mit plötzlicher, durchdringender Klarheit, dass Tissy ihn heiraten musste. Sie musste Gilbert Bradshaw heiraten: Dann wäre sie frei und ihre Mutter ebenso. Und er auch. Immer mehr kam Lewis zu der Überzeugung, dass er nur weggehen und aus dem Blickfeld verschwinden musste, bis sich all diese Ereignisse vollzogen hatten.

Und seine kleine Tochter? Er würde sich darauf verlassen müssen, dass sie sich an ihn erinnerte, dachte er, und auf ihr Vertrauen hoffen, dass er sie glücklich machen konnte.

»Ich nehme an, dass Sie in Kürze Ihren Urlaub antreten«, sagte Howard Millinship, der jetzt seinen Arm auf die Rückenlehne seiner Frau gelegt hatte.

»Na ja, eher nicht«, antwortete Lewis. »Meine Tochter ist zu klein, als dass man sie von ihrer Mutter trennen könnte, und ich möchte sie gerne jeden Tag besuchen. Sie lebt bei ihrer Mutter, nicht bei mir.«

»Wie alt ist sie?«, fragte Jeannine.

»Fast drei. Meine Frau und ich haben uns getrennt, müssen Sie wissen.«

»Dann lassen Sie sich lieber scheiden, bevor sie in die Staaten kommen. Sie werden sich viel besser amüsieren, wenn Sie frei sind. Wahrscheinlich werden Sie wieder heiraten.«

»Tja, ich schätze, meine Frau wird sich von mir scheiden lassen, wenn sie sich dazu bereit fühlt.«

»Arbeitet sie?«

»Ich bezweifle, dass sie viel verdient. Sie arbeitet für einen Antiquitätenhändler. Ich dachte, ich gebe ihr vielleicht mein Haus. Ich glaube – ich hoffe –, sie war dort glücklich.«

»Wie nett«, sagte Jeannine. »Und wo werden Sie leben?«

»Ich muss mich nach einer Wohnung umschauen«, sagte er und fuhr sich mit einer nervösen Hand durchs Haar. »Ich habe eine Menge zu tun. Seltsam. Heute Morgen hatte ich sehr wenig zu tun, zumindest sah es so aus. Und jetzt hat sich plötzlich alles geändert. Wissen Sie, ich bin nicht sicher, ob ich dieses Jahr schon nach Amerika kommen kann – ich habe noch so viel Arbeit vor mir. Zunächst sollte ich wirklich nach Paris zurückgehen.«

»Warum tun Sie es dann nicht?«, fragte sie lässig. »Sie könnten die Wohnung haben.«

»Die Wohnung?«

»Ja, unsere Wohnung. Niemand benutzt sie außer uns. Meine Mutter kommt vielleicht mal für eine Hochzeit oder so was hoch, aber das muss Sie ja nicht stören – es ist wirklich jede Menge Platz.«

»Das würde mir gefallen«, sagte er langsam. »Dann könnte ich ein bisschen weiterarbeiten.« Doch mit dem Schmerz einer neu belebten Erinnerung sah er ein Bild von sich, wie er in den frühen Morgenstunden mit seiner Aktentasche frohlockend die großen Avenuen entlangging: Kein besonderes Bild für einen Mann von achtunddreißig Jahren, dachte er, aber für ihn sah es so aus, als müsste er damit auskommen.

»Sie sind wirklich furchtbar liebenswürdig«, sagte er. »Kann ich auf dieses Angebot zurückkommen?«

»Selbstverständlich. Es ist ja auch besser für uns, wenn jemand dort wohnt. Ich werde der Hausmeisterin Bescheid geben – sie hat einen Ersatzschlüssel. Geben Sie einfach Howard Bescheid, wann Sie abreisen wollen.«

»Wo liegt die Wohnung?«, wollte er wissen.

Sie zog sich gerade den Lippenstift nach, wobei sie konzentriert in einen kleinen Spiegel blickte. Schließlich ließ sie das kleine Etui zuschnappen.

»Place de l'Alma«, antwortete sie.

Er erinnerte sich an den Markt und wie er dort seinen Käse gekauft hatte, so wie andere Männer sich an ihre Kindheit erinnern. Es wird sich komplett verändert haben, dachte er. Ich bin keine zwanzig mehr. Das alles konnte ein Fehler sein. Hatte er nicht irgendwo, nein, überall gelesen, dass man nie an einen Ort zurückgehen sollte? Und jetzt müsste er wieder in die Zeitmaschine steigen, und wer weiß, wie es ihm ergehen würde? Er würde die Sicherheit seines gewöhnlichen Lebens aufgeben und Desillusion, vielleicht sogar Schmerz riskieren. Und Einsamkeit natürlich. Das wäre ein Problem. Kein Pen, keine Jessica. Keine Tissy mehr – und Emmy für immer verschwunden. Aber auf die eine oder andere Art hatte er sie ohnehin schon verloren. Wenn ihn in dieser Zukunft, aus der alle vertrauten Orte verschwunden waren, nichts erwartete, konnte das dann schwerer zu ertragen sein, als weiterzumachen wie bisher? Kürzlich hatte er an sich eine Schwere bemerkt, eine Stumpfheit, die er seinem Lebensstil zuschrieb. Er beeinträchtigte ihn körperlich, hatte ihn mürbe gemacht. Diese Mürbheit befiel ihn für gewöhnlich, wenn er allabendlich Mrs Harpers Haus ansteuerte. Die Unveränderlichkeit seiner Ausflüge hatten seinen Tag in eine Abfolge äußerst vorhersagbarer Geschehnisse verwandelt. Und wenn er das Haus erreichte, schenkte ihm niemand Aufmerksamkeit. Jessica begrüßte ihn zwar – wenn auch immer mit einem Rest Widerwillen –, doch wandte sich dann wieder ihrem Abendessen zu. Mrs Harper saß bei ihr, während sie aß. Und Tissy war nie zu Hause, und wenn doch, dann saß sie geistesabwesend ein wenig abseits wie ein Besucher, doch im Gegensatz zu einem Besucher war sie sichtlich darauf bedacht, ihre Unabhängigkeit zu verteidigen. Dabei ging sie mit ihrer Geistesabwesenheit geradezu hausieren, mit ihrem Mangel an Aufmerksamkeit, sie war distanziert auf eine Art, die er entschlüsseln sollte, der er entnehmen sollte, dass sie ihm nichts mehr zu sagen hatte. Sie wurde oft ans Telefon gerufen. Die Gespräche, oder zumindest das, was er davon aufschnappen konnte, verliefen einsilbig, woraus er folgerte – beziehungsweise folgern sollte –, dass es sich bei dem Anrufer um Gilbert Bradshaw handelte. Selbstverständlich! Jetzt erkannte er mit absoluter Sicherheit, dass sie ihre Pläne bereits gemacht hatte. Sie war bemerkenswert konsequent, fand er. Das Einzige, was sie daran hinderte, die ganze Sache offenzulegen, war eine Art Verlegenheit, die sich in Trotz äußerte. Sie mochte ja konsequent sein, aber sie war auch konsequent kindisch. Sie war nie erwachsen geworden, und doch war sie imstande zu erwachsenen Manövern. Sie hatte Mrs Harper keinen Trumpf mehr gelassen außer dem Glück ihres Kindes.

Denn Tissy war nie eine gute Mutter gewesen. Das hatte ihn überrascht, wo sie ihr Baby doch so behutsam in den Arm genommen und gewiegt hatte. Er war an ihrer Stelle ängstlich besorgt. Kein Wunder, dass das Kind nicht gewusst hatte, was es sich für einen Reim auf ihn machen sollte. Er hätte sie zum Lachen bringen müssen, doch seine Liebe war so durchsetzt mit seiner eigenen Verletzlichkeit, dass er fast weinerlich ausgesehen haben musste vor Angst. Tatsächlich waren ihm bei mehr als einer Gelegenheit die Tränen in die Augen gestiegen, während er mit ihr spielte. Er hatte sich selbst als einen dieser schwer geschlagenen Väter in den Andersen-Märchen gesehen, die mit ihrem Kind auf den Schultern durch eine Welt ohne Freunde streifen, und er hatte es einfach nicht ertragen können. Vielleicht wäre es sogar besser für Jessica, wenn er einfach verschwand. Gilbert Bradshaw, der keine intime Bindung zu dem Kind hatte, konnte sich leichter fröhlich und beruhigend zeigen. Tissy und er würden die Eltern im rein formalen Sinn sein, Menschen, die Weihnachtsbäume, Ferien und Fahrräder stellten, und das mochte unter Umständen besser sein als ein Vater mit einem gebrochenen Herzen. Denn wenn er bei ihr war, hatte er wirklich das Gefühl, dass ihm das Herz brach. Also war es wohl besser, wenn er sich auf das konzentrierte, worauf sich die Absichten seiner Frau richteten. Sollte sie doch glücklich sein, wenn es das war, was sie wollte. Warum auch nicht? Glück war schließlich keine Frage des Verdiensts, sondern eines wohlwollenden Schicksals.

Er gab dem Kellner ein Zeichen, dass er zahlen wollte.

»Ich sehe nicht ein, warum Sie Ihr Haus aufgeben sollten«, sagte Jeannine, die endlich doch noch Interesse für ihn bekundete. »Ihre Frau könnte doch auch wieder heiraten. Dann müsste sie ausziehen.«

»Aber wäre das denn gerecht?«, fragte er.

»Absolut«, sagte sie mit fester Stimme.

»Ich kann Ihnen beiden gar nicht genug danken«, sagte er, als sie aufstanden, um das Lokal zu verlassen. »Sie haben mir geholfen, eine Menge Entscheidungen zu treffen, von denen ich gedacht hätte, dass ich dazu nicht in der Lage wäre.«

»Dann können wir also auf Sie zählen?«, fragte Howard.

»Ja, ich glaube schon«, sagte er. »Ich hätte nie gedacht, dass so etwas so schnell passieren kann.«

»So machen wir das eben«, sagte Howard mit einem Lächeln. »Warum groß Zeit verschwenden?«

»Ja, warum eigentlich?«, sagte er, während er ihnen die Hände schüttelte und ein Taxi rief. »Ich melde mich«, rief er, als die Autotür zuschlug und das Taxi davonfuhr. Dann stand er allein auf dem Gehweg. Als freier Mann, wie er annahm.

Nichts davon würde einfach werden, warnte er sich selbst, als er in Richtung Parsons Green davonmarschierte. Aber wann war es jemals einfach, sein Zuhause zu verlassen? Und wer konnte es einfacher machen? Ganz sicher niemand, den er kannte. Wenn überhaupt, würde es ihm seine Familie in ihrem derzeitigen Zustand noch schwerer machen. Unglaublich, dass er mit achtunddreißig an so einem Punkt stand! Er sollte fröhlich und entschlossen sein. Doch er spürte, wie um sein Herz, das er eigentlich für ausgedörrt gehalten hatte, ein trauriges Bedauern aufblühte, eine Sehnsucht. Nach Sicherheit, nahm er an. Aber es gab keine Sicherheit: Das hatte er bereits herausgefunden und damit die schwierigste aller Lektionen gelernt. Als er über die Fulham Road ging, wurden seine Schritte schlaffer, und seine Begeisterung, die er zum Großteil seiner unerwarteten Gesellschaft zu verdanken hatte, verebbte langsam und hinterließ Traurigkeit und Verwirrung. Das konnte ihm doch alles gar nicht wirklich passieren, überlegte er. Die verbliebenen Monate bis zu seiner Abreise, ob er sie nun in Paris oder London verbrachte, erschienen ihm überflüssig, und er wusste, dass sie von widerstreitenden Gefühlen bestimmt sein würden: Er würde hin und her gerissen sein zwischen dem Verlangen, dass alles so blieb, wie es war, und der traurigen Gewissheit, dass es nie so blieb, wie es war. Er merkte, wie sich ein Widerwille gegen diese unangenehme Zwickmühle breitmachte, in das sich sein Leben verwandelt hatte. Sein Verstand sagte ihm, dass er diese Gelegenheit für einen Neuanfang nutzen musste, doch was er fühlte, war eine überwältigende Qual, weil er alles hinter sich lassen musste, was für ihn Sicherheit bedeutete. Er wusste, dass sein Leben beschämend öde war, wenn man die Maßstäbe anderer Menschen anlegte. Er wusste, dass er zu jung war, um sich in dieser traumartig bedrängten Routine einzurichten, mit der er sich so einfach – zu einfach – abgefunden hatte. Und als er zum weißlichen Sommernachthimmel emporblickte, überlegte er, unter welchen Himmeln er sich selbst bald befinden würde. Im Grunde sehnte er sich am meisten nach der Einrichtung seines Lebens als nach seinen Bewohnern, denn er wusste, dass seine Abwesenheit für die, die er zurückließ, keinen großen Unterschied machen würde. Würde sie überhaupt jemand auffallen? Pen vielleicht – den anderen überhaupt nicht. Die Liebe zu seiner Tochter würde ihr lästig werden, während seine Frau bereits ihre zukünftige Abwesenheit signalisiert hatte. Sie war kompetenter als er, hatte ihre hausfrauliche Effizienz bei ihren Plänen auf eine Art zum Einsatz gebracht, die ihn früher amüsiert hatte: Er stellte fest, dass sie denselben Ernst, dieselbe Konzentration, dieselbe Wortkargheit an den Tag legte, jetzt, wo ihr Objekt Gilbert Bradshaw war anstatt die Instandhaltung von Lewis' Haus und Erbe. Eifrig war das Wort, das er benutzt hätte, um sie zu beschreiben. Und bemerkenswert wenig mitteilsam. Und dennoch klingelte er an ihrer Tür, und immer noch entzog sie sich ihm. Er wollte ihre Aufmerksamkeit, dieses notorisch rare Gut, hatte sie immer gewollt. Er wollte ihr von seinem Kummer erzählen, doch die Vorstellung, wie sie dieser Erklärung absichtlich aus dem Weg gehen würde, wie sie es auch bei allen früheren Gelegenheiten getan hatte, war ihm unerträglich. Wenn sie mitten während einer solchen hypothetischen Erklärung am Telefon den Hörer auflegen würde, würde er den Impuls verspüren, sie umzubringen, das wusste er.

Und während er sich danach sehnte, bleiben zu können, wusste er, dass er weggehen, das stille Haus verlassen würde, die gelben Rosen im Garten, die täglich zugeteilte halbe Stunde mit seiner Tochter, und gegen eine Wüste von Möglichkeiten eintauschen, um die er nie gebeten hatte.

Und diese Monate in Paris, diese wahrscheinlich fehlgeleitete Wiederholung einer früheren Erfahrung, würden sich als Irrtum herausstellen, das wusste er jetzt schon. Denn was hatte seine Jugend schon gebracht, abgesehen von bescheidenem Ehrgeiz und einem irrigen Vertrauen in die Frauen? Der Ehrgeiz, den er jetzt wohl befriedigen würde, war mehr oder weniger verschwunden: Er hatte ihn ohne Bedauern beiseitegeschoben, hatte ihn in den hinteren Teil des Schranks gestellt, zusammen mit den ausgepackten Exemplaren seines Buchs. Das Schicksal hatte prompt dafür gesorgt, dass sein naives Vertrauen falsch eingesetzt worden war. Und das Schicksal würde zweifellos garantieren, dass er denselben Fehler wieder beging, wenn er so unbesonnen wäre, das Experiment zu wiederholen. Das Schlimmste daran war, dass er immer noch nicht erkannte, was er anders hätte machen sollen. Und jetzt würde er sein Zuhause verlassen, um sich einen Namen zu machen, doch alles würde sich in Einsamkeit vollziehen. Eine grundlegende Hoffnung war verschwunden, und er stand kurz davor, erneut auf die Suche danach geschickt zu werden.

Es brannte noch Licht im Fenster des Erdgeschosses von Mrs Harpers Haus. Ohne nachzudenken, klingelte er. Sie machte ihm im Morgenmantel auf, beleibt, aber noch immer mit der Attitüde einer Frau, die ihren Kopf bei jeder Begegnung gewohnheitsmäßig zurückwirft. Sie empfing ihn mit geblähten Nasenlöchern wie damals, und wie immer spürte er, wie seine Vitalität schlagartig abnahm, als er darüber nachsann, wie unmöglich es war, sie von seinem Standpunkt zu überzeugen.

»Lewis!«, sagte sie mit einer auf die Brust gelegten Hand,

als wäre er ein Eindringling. »Es ist schon sehr spät, ich wollte gerade ins Bett gehen.«

»Ist Tissy zu Hause, Thea? Ich möchte mit euch beiden sprechen.«

»Tissy ist noch nicht wieder da. Sie ist am Abend ausgegangen.«

»Ich muss mit ihr reden. In der Zwischenzeit will ich dir etwas erzählen, etwas, was dich persönlich betrifft.«

»Ach ja?« Sie war darauf gefasst, beleidigt zu werden, wie er bemerkte.

»Meinst du, wir könnten uns hinsetzen? Die Sache ist ziemlich wichtig.«

Widerstrebend trat sie zur Seite, um ihm Zutritt zum Salon zu gewähren. Sie folgte ihm, als hätte sie es mit irgendeinem nichtsnutzigen Fremden tun. Ihm fiel die Verhärtung ihres Kiefers auf, ihre müden Augenlider, und er bemerkte auch den Staub auf der Vase mit den getrockneten Blumen auf dem Kaminrost. Der ausladende Tisch, die zu stark gepolsterten, geschwollenen Sessel, die nicht zueinanderpassenden, brüchigen Tassen und Untertassen im Eckschrank, das schwere Silber, das nicht mehr poliert wurde, der kleine Stuhl seiner Tochter – das alles verursachte ihm zusätzliche Trostlosigkeit, war ein zusätzliches Zeichen seines Abschiednehmens.

»Ich möchte, dass du dieses Haus verkaufst, Thea«, sagte er. »Ich möchte, dass ihr drei in mein Haus einzieht. Es kann eures sein, wenn ihr dort lebt, was ich sehr hoffe. Ich möchte, dass Jessica dort aufwächst.«

»Tissy wird nie zu dir zurückkommen, Lewis. Das habe ich dir gesagt.«

»Ich gehe weg, Thea. Sie muss gar nicht zu mir zurückkommen. Ich gehe nach Amerika.« Und in diesem Moment wusste er endgültig, dass es stimmte.

Sie ließ sich auf einen Stuhl sinken. »Du kannst nicht weggehen. Du hast hier eine Verantwortung.«

»Es ist auch Tissys Verantwortung. Ich übergebe sie hiermit zurück an sie. Sie kann sich um euch beide kümmern. Und wenn sie andere Pläne machen will, dann kann sie das gerne tun, ohne mich als finanziellen Rückhalt. Wo ist sie überhaupt?«

»Ich glaube nicht, dass du ein Recht hast, so eine Frage zu stellen, jetzt, wo du weggehst.«

»Aber das wusstest du doch vor heute Abend noch gar nicht, oder? Ich bin nicht blind, Thea, obwohl ich dir durchaus Recht geben muss, dass ich unglaublich lange brauche, bis ich irgendetwas bemerke. Bitte sie doch, morgen zu Hause zu bleiben. Ich muss mit ihr reden. Aber natürlich musste ich zuerst zu dir.«

»Und wann meinst du, dass du weggehst? Nach Amerika?« Sie sprach es so sarkastisch aus, als wäre Amerika eine Art Illusion.

»Nächstes Jahr. Bis dahin werde ich in Paris wohnen. Und nach Paris fahre ich ...«, an dieser Stelle warf er einen Blick auf seine Armbanduhr, »... in ein paar Monaten. Innerhalb der nächsten zwei Monate werde ich aus dem Haus ausziehen und mir irgendwo eine Wohnung suchen. Die Wohnung kann dann ja Jessica haben, wenn sie erwachsen ist. Wenn sie will. Irgendwann ...« Er legte eine kleine Pause ein, weil ihm bewusst war, dass er sich auf dünnem Eis bewegte. »... würde ich hoffen, wieder in mein Haus zurückziehen zu können. Aber in der Zwischenzeit bin ich sicher, dass ihr es dort alle bequemer habt.«

»Tja, das musst du dann organisieren, Lewis. Ich kann nicht sagen, was Tissy davon hält.«

»Selbstverständlich werde ich das alles organisieren. Und vielleicht möchte Tissy mir ja mitteilen, was sie von meinem Vorschlag hält, wenn ich morgen Abend vorbeikomme. Kopf hoch, Thea. Tissy hat mein Haus immer geliebt, und Jessica wird einen richtigen Garten haben, in dem sie spielen kann. Und du wirst dort auch glücklich sein, da bin ich ganz sicher.« Er sagte das alles in sehr bestimmtem Ton, als ob er es wirklich glaubte. Bestimmtheit war ganz wichtig. Von ihrer Seite durfte man sich keine Hoffnungen erwarten.

»Ich werde jetzt gehen«, sagte er. »Du will jetzt sicher ins Bett. Bis morgen dann.«

Sie folgte ihm zur Tür, die er wie immer selbst aufmachen musste.

»Ich hatte überlegt, ob ich nach Jersey zurückgehe«, sagte sie. »Ich habe dort immer noch einen Bruder. Wir könnten bei ihm wohnen.«

»Tja, das müsst ihr jetzt nicht mehr«, sagte er freundlich. »Ihr müsst mit niemand mehr zusammenwohnen. Das Geld, das ihr für dieses Haus bekommt, wird euch für ein paar Jahre mehr als nur über Wasser halten. Ihr könnt ja jederzeit Kontakt zu mir aufnehmen, falls ihr irgendetwas braucht. Aber ich werde die Scheidung verlangen. Das verstehst du doch, Thea, oder? Ich bin mittlerweile zu lange allein, und ich kann so nicht weitermachen. Und ich wage zu sagen, dass Tissy auch andere Pläne hat. Wie gesagt – ich bin nicht blind, obwohl ich freilich unglaublich dumm bin.«

»Ich weiß nicht, Lewis. Du bist immer so gut zu ihr gewesen.«

»Aber sie ist nicht mehr meine Frau, oder? Ich verlasse doch keine Ehefrau, oder? Sie liebt mich nicht, und ich glaube nicht, dass sie es jemals getan hat. Sie wollte einfach nur verheiratet sein. Was meine Gefühle angeht …« Er hielt inne. Auf einmal war es ihm unerträglich, über seine Gefühle zu sprechen. Er beschloss, seine Gefühle aus dem Spiel zu lassen, weil sie so wenig Einfluss auf seine Frau gehabt hatten: Mittlerweile war es ein Akt menschlicher Sparsamkeit, der Rationalität, sie ganz außen vor zu lassen.

Durch die offene Tür winkte ein Nachthimmel ohne Sterne, unnahbar und rein, ohne jegliches Versprechen menschlicher Zuneigung. Der kleine Flur duftete wie immer nach feinen Speisen, doch jetzt bemerkte er auch eine gewisse Muffigkeit in der Luft. Ein Teil dieser Muffigkeit ging von Mrs Harper selbst aus. Lewis empfand seine übliche Mischung aus Abneigung und Mitleid für sie. Aus einem Impuls heraus beugte er sich zu ihr hinab und küsste sie, etwas, was er seit dem Tag seiner Hochzeit nicht mehr getan hatte, wenn er sich recht erinnerte. Sie senkte die Augenlider zum Zeichen ihrer Kenntnisnahme. Er wartete draußen auf der Treppe, bis er hörte, wie sie die Tür zumachte, und dann lief er in die Nacht hinaus. Ein Fremder hätte bemerkt, dass er gehandelt hatte wie ein Mann. Deswegen war es erstaunlich, dass er sich fast gar nicht so fühlte.

# 16

Am nächsten Morgen wachte er wütend auf. Er würde ihnen nicht erlauben, damit davonzukommen. Wer »sie« waren, war ihm nicht ganz klar, und es war auch nicht weiter wichtig; er war eigentlich ganz zufrieden damit, ihre Identität im Unklaren zu lassen. Er fand einfach, ein Anrecht auf eine Phase irrationalen und zwecklosen Grolls zu haben, nach der er gleich wieder zu seinem gewöhnlichen Selbst zurückkehren würde, mit seiner sanften Art und dem guten Benehmen. In der Zwischenzeit genoss er es, wütend zu sein. Voller Energie und mit einem Gefühl der Befreiung frühstückte er hastig und verfasste ein spitzes Schreiben an Mrs Joliffe, in dem er sie bat, der Reinigung der Schlafzimmer mehr als ihre gewöhnliche Aufmerksamkeit zu schenken. Dann wurde er noch wütender, als ihm aufging, dass es zu früh war, um loszugehen und Immobilienmakler zu belagern. Er hätte seine Angelegenheiten am liebsten an nur einem Vormittag erledigt, hätte den Abtransport der Möbel überwacht, hätte gern die Wohnung gekauft und die Möbel dort hineingestellt, die üblichen Benachrichtigungskarten über seine Adressänderung rausgeschickt, in der Bibliothek gekündigt und seine Koffer gepackt. Er war bereit zur Abreise. Aber das war die Wut, die aus ihm sprach, und unter dieser Wut lauerte etwas Einfacheres, Zarteres, Unvernünftiges, etwas wie die Überreste von Glauben, Hoffnung und Nächstenliebe, tatsächlich alle drei, etwas, das sich auf die schlichteste Art auf sein neues Leben freute, während es gleichzeitig seine Hilfsbedürftigkeit anerkannte. Er fühlte sich wie neu geboren, völlig unreif. Er musste an ein Bild denken, das er einmal von der Hand Gottes gesehen hatte, die praktischerweise ein Stück vom Himmel spaltete, um einem Märtyrer zu Hilfe zu kommen, der kurz davor stand, sein Leben auszuhauchen. Ihm fiel auch noch ein anderes ein, von einer Seele, die gerade den Körper verließ, die Hände zusammengelegt für ihren Flug nach oben und schon ganz passend für die jenseitige Welt gekleidet. Er hatte sich das Ganze als etwas vorgestellt, das Gläubigen vorbehalten war, während er keine Verwendung dafür hatte. Doch jetzt kam er ins Grübeln. Wenn er Hilfe brauchen sollte, durfte er diese Quelle nicht vergessen. Denn ihm wurde klar, dass er aus keiner anderen Richtung mit Hilfe rechnen konnte. Er hatte Andeutungen seine Zukunft betreffend bekommen, jetzt brauchte er nur noch – aber das nicht zu knapp – das Geschenk des Annehmens. Vielleicht lag das nicht in menschlicher Macht. Vielleicht war sein Gefühl verzeihlich, verständlich, sogar gerechtfertigt – noch besser, vielleicht war es ganz natürlich, sich so zu fühlen, wie er sich jetzt fühlte. Er hatte die Wut genossen, auch weil sie spontan gekommen war, wie auf Bestellung. Und ebenso diese neue Verletzlichkeit, der alten ziemlich unähnlich, seiner allzu vertrauten Schwäche. Dieses neue Gefühl war kindlich, jedoch frei von Angst. Er verstand, dass man zwar ein gewisses Quantum von Angriffslust brauchte, um die Welt genießen zu können, doch man brauchte auch Innerlichkeit, um sie zu begreifen. Er hätte gerne eine Wette mit sich selbst geschlossen, dass er es schaffen würde. Allein die Gefühle der letzten Stunde hatten ihm einen Schnellkurs in Sachen Möglichkeiten gegeben. Die einzige Störung dieser Einsichten würde von den Unberechenbarkeiten des Alltagslebens kommen, die er sich als riesige, grob gearbeitete Straßensperren vorstellte, Barrikaden auf seinem Weg, der ganze Tag ein einziger Verhandlungshärtetest. Er wünschte, er besäße etwas mehr Gerissenheit. Aber es ließ sie nicht ändern: Niemand konnte an seine Stelle treten. Er musste da alleine durch.

Aus alter Gewohnheit überflog er die Gesellschaftsanzeigen in der *Times* auf der Suche nach Emmys bevorstehender Heirat. Wie immer fand er nichts. Er ließ die Zeitung mit den üblichen Gefühlen der Erleichterung und Betroffenheit fallen. Was war ihr zugestoßen, seinem armen Mädchen? Warum hatte sie so spektakulär versagt dabei, das zu tun, was anderen, weit weniger interessanten Frauen mit solcher Leichtigkeit gelang? Sie hatte etwas wahrhaftig Verlorenes an sich, wie er schon vor langer Zeit geahnt hatte, und er hatte sich nicht getäuscht. Diese unendliche Bandbreite an Launen, die sie hatte, diese enorme Fähigkeit zum Vergnügen, diese großen Augen, die immer aussahen, als würden sie ihr gleich überlaufen, diese brutale Raffiniertheit – das alles konnte ihr einsames Herz nicht verbergen, ein Herz, das noch einsamer war als seines. Eine endlose Suche, ohne jemals zu finden – sie war in einer gefährlicheren Verfassung als jeder andere, den er kannte. Im Vergleich dazu war Tissy, für die er sie geopfert hatte, ein hinterhältiges kleines Mädchen. Aus einem Impuls heraus und trotz der frühen Stunde wählte er Emmys Nummer. Das war natürlich ein Fehler, wie ihm klar wurde, als sich eine Männerstimme meldete.

»Sie schläft noch«, sagte die Stimme streng.

»Könnten Sie ihr bitte ausrichten, dass ich angerufen habe? Mein Name ist Lewis Percy. Sie kennt meine Nummer. Ich wäre sehr dankbar, wenn sie sich bei mir melden könnte.«

Als er auflegte, merkte er, wie dringend er sie sehen wollte, nicht um seinetwillen, sondern ihretwillen. Er wollte ihr sagen, dass er sie liebte, aber auf eine andere Art, dass er immer für sie sorgen würde, sich sorgen um alles, was ihr passierte, dass er ihre Tränen trocknen würde. Er sah eine Zukunft, in der sie zu ihm zurückkehren würde, halb beschämt, halb trotzig, und er würde sie in die Arme schließen und sie trösten, während sie wieder neuen Mut schöpfte und wieder die Emmy wurde, die er geliebt und enttäuscht hatte. Es würde jede Menge Enttäuschungen geben, ging ihm auf. Seine Gutgläubigkeit würde mit ihrer Anarchie nicht mithalten können, er würde leiden. Und vielleicht würde auch sie leiden, als ob er kein Recht hätte, sie nicht glücklich zu machen – was sie sich ja wünschte und verdient zu haben meinte. Das Schlimmste daran war, dass sie eine echte Veranlagung zum Glücklichsein hatte, die zu befriedigen er nicht imstande sein würde. Für sie war Glücklichsein gleichbedeutend mit Zerstreuungen: Partys, Urlaube, Liebesaffären. Sie war durch und durch eine Frau des Vergnügens. Und seine eigene Vorstellung vom Glücklichsein war ihrer gänzlich entgegengesetzt. Er wollte Frieden, Stille, Häuslichkeit, das sonnige Zimmer mit der stillen Frauenfigur, die mit einem auf die Lippen gelegten Finger zur Tür hinausglitt.

Wenn sie sich jemals wiederträfen, wären sie bestürzt und bekümmert darüber, dass es ihnen nicht gelungen war, ein Paar zu werden, dass es ihnen nicht gelungen war, sich zu ändern. Aber vielleicht war das ja die Quintessenz der Lehrjahre des Herzens: Niemand lebte glücklich bis ans Ende aller Tage, oder zumindest nur in den seltensten Fällen, was nicht dem entsprach, was einem immer alle weismachen wollten. Vielleicht wurde man immer wieder aufs Neue überrascht davon, wie endlos sich erneuernd und selbstzerstörerisch Liebesaffären waren. Und die schiere Unmöglichkeit, in den Kopf eines anderen zu schlüpfen, sich mit seinen Gedanken und Ängsten auseinanderzusetzen, musste auch in Betracht gezogen werden. Gut möglich, dass am Ende der Liebe immer Traurigkeit stand, oder, wenn nicht am Ende, dann eben irgendwo unterwegs. Er wusste nur, dass ihm das Herz schmerzte, wenn er an Emmy dachte, als würde er sich sehnlichst wünschen, sie wiederzufinden, ihr zu Hilfe zu eilen. Auf einmal fühlte er siedend heiß die Scham darüber, dass er sich nicht bei ihr gemeldet hatte. Aber das illustrierte auch nur das, was er meinte. Sein Ideal war die Ehe gewesen beziehungsweise das Verheiratetsein, genau wie bei ihr, aber während er eine Frau hatte und sie keinen Mann, mussten sie sich zwangsläufig unterschiedlich verhalten. Er hatte sich als disqualifiziert betrachtet und ihre Freiheit als eine Gefahr für seinen Zustand. Wie sie ihn verachtet haben musste! Sie hatte ihm zu Anfang gesagt, dass sie die Ehe hasste – für jeden außer ihr, so hatte er sie damals verstanden. Und er hielt sich immer noch an die Regeln, obwohl seine Ehe nur eine schlechte Kopie war!

Nie und nimmer würde sie jetzt zu ihm kommen, dachte

er, nach so vielen Enttäuschungen. Wenn sie jemals wieder zusammenkommen würden, wären sie wie Adam und Eva, beschämt über ihre Verstoßung aus ihrem jeweiligen Garten Eden. Nachdem sie beide von dem Apfel gegessen hatten, würden sie wissen, dass sie sich nicht auf eine ereignis- und wolkenlose Zukunft freuen konnten, sondern sich gegenübertreten mussten in der genauen Kenntnis ihrer eigenen Unzulänglichkeiten. An ihren Augen könnte man ihre Charakterzüge ablesen: Er wäre langweilig und sie wäre ungehorsam. Trotzdem wollte er sagen, dass das alles nicht wichtig war beziehungsweise, dass es zwar wichtig war, aber nicht entscheidend. Er wollte sich um sie kümmern, und mehr als alles andere auf der Welt wollte er, dass sie sich um ihn kümmerte. Ohne das bezweifelte er seine Fähigkeit, sein Leben führen zu können, wie er es leben wollte. Er bezweifelte seine Fähigkeit, seine Arbeit zu tun, seine Recherchen zu erledigen, erneut zu diesem sonnenlosen Meer hinunterzugehen, ohne zu ihrer Wärme zurückkehren zu können. Er fühlte sich, als hätte er seit Monaten gefroren, seit Jahren, während sein Unbehagen in Wirklichkeit mit ihrer Abwesenheit zu tun hatte. Es war ihm sogar egal, ob sie ihn liebte oder eines Tages lieben würde oder nicht. Er akzeptierte das als Möglichkeit. Er akzeptierte, dass sein Verhalten ihm ihre Verachtung eingetragen hatte. Er wusste nur, dass er Pen erreichen musste, um ihr eine Nachricht zu übermitteln. Er sah sich kaum in der Lage, wieder nur eine Stimme am anderen Ende einer Leitung zu hören, obwohl solche Stimmen gut und gerne Teil seiner Zukunft werden konnten. Jetzt war er entschlossen, sie zu heiraten.

Als ihm das klar wurde, zerbrachen lauter Barrieren in

seinem Kopf, und frühere Loyalitäten wurden aufgehoben. Sogar seine Tochter begann zu schwinden, sie entfernte sich wohlerzogen wie ein kleiner Geist. Warte auf mich, dachte er, warte auf mich. Vielleicht werde ich andere Kinder haben, aber du gehörst zu meinem richtigen Leben, dem Leben, das zu führen ich erzogen wurde, als Männer und Frauen noch geheiratet und Kinder bekommen haben und sich nicht einmal den Gedanken an eine zweite Chance gestatteten. Wie auch? Sie waren zu unschuldig, wie meine Mutter und mein Vater. Jetzt bin ich älter, klüger, trauriger, und ich weiß, dass die Unschuld geopfert werden muss, bevor sich herausstellt, dass sie einfach nicht mehr war als Unwissenheit. Vielleicht werde ich andere Kinder haben, aber sie werden in diesem Wissen aufwachsen müssen, denn ihre Eltern werden davon erfüllt sein: Es wird die Luft sein, die sie atmen. Während du, so ernst, so unsicher, so voller *méfiance* und – darunter verborgen – dem ratlosen Wunsch, jemand zu vertrauen, das Kind bist, das ich gewesen sein muss und deine Mutter ebenfalls, bevor alles schiefllief, bevor die Kunstgriffe und Strategien in unser Leben traten. Unsere Berechnungen waren harmlos, als wir heirateten, taten wir es wie Kinder. Ich sehe dieselben schlichten Annahmen in deinen Augen, denn du wirst nichts zu verbergen haben. Du wirst immer mein bestes, mein am meisten geliebtes Kind sein, nicht nur, weil du mein erstes bist, sondern in einem gewissen Sinne auch mein letztes. Ich verabschiede mich von mir selbst in dir. Meine anderen Kinder werden wachsam sein, wie ich selbst auch.

Bevor er zu Pen ging, dem gegenüber er es nicht mehr so wichtig fand wie früher, sich streng an einen Ehrenkodex zu halten, musste er seine Abreise organisieren, obwohl er genau wusste, dass er nirgendwohin gehen würde, bevor er sie nicht gesehen hatte. Seine Verärgerung war verschwunden beziehungsweise auf ein anderes Ziel umgelenkt worden: auf sich selbst und seine beschämende Zurückhaltung angesichts Emmys Verlangen. Schlimmer noch: Er hatte sich noch nicht einmal als ihr Freund erwiesen, er war nichts weiter als einfach nur Tissys tugendhafter Ehemann. Emmy hätte alles Recht, ihn zu hassen, dachte er. Er hatte es versäumt, ihr das Zeichen zu geben, das sie zu ihm zurückgebracht hätte. Er wusste noch, wie sie zu ihm gesagt hatte: »Es liegt bei dir« – schlichte, karge Worte, und nun wurde ihm zum ersten Mal ihre ganze Tragweite bewusst. Sie hatte auf ihn gewartet, hatte sich die Zeit mit anderen Liebhabern vertrieben, denen gegenüber sie sich mit unterschiedlichen Graden an Feindseligkeit verhielt, mit denen sie das Spiel aber fortsetzen würde. Er ahnte eine große Gefahr voraus, große Hindernisse, die sie überwinden mussten. Er musste sie überzeugen, dass er ein anderer Mann geworden war. Denn er hatte sich doch verändert, oder nicht? Er war erwachsen geworden, ein voll qualifiziertes Mitglied der gefallenen Welt. All das musste er ihr vermitteln. Doch bevor diese wichtige Aufgabe getan werden konnte, musste er so weitermachen, als wäre alles wie vorher, als wäre er derselbe geduldige, hoffnungsvolle, treue Charakter, auf den sich jeder verlassen konnte. In vielerlei Hinsicht trauerte er diesem Charakter nach, betrauerte den Tod des eigentlichen Lewis Percy. Doch im grellen Gleißen seines neuen Schicksals hatte er keine Zeit mehr, ihm seinen Respekt zu erweisen. Nach dem Tod kam die Auferstehung, zumindest hoffte er das. Wer weiß, vielleicht steckte doch auch noch etwas Gutes in ihm?

Der Makler, bei dem er auf seinem Weg in die Arbeit vorbeiging, war begeistert. »Britannia Road? Kein Problem. Ich habe Fernsehproduzenten, die Schlange stehen nach Immobilien in dieser Gegend. Sie wissen ja, wie das so ist: Sobald der eine hinzieht, folgen die anderen nach. Wenn Sie hier warten wollen, während ich ein paar Leute anrufe, kann ich vielleicht gleich etwas für die nächsten Tage verabreden. Besichtigungen und so. Ich gehe davon aus, dass jemand zu Hause ist? Ihre Frau?«

»Es wird jemand da sein«, sagte Lewis. »Obwohl es besser wäre, wenn Sie die Termine für den Abend vereinbaren könnten, dann kann ich nämlich selbst da sein.«

»Kein Problem«, sagte der junge Mann wieder.

»Und ich suche nach einer Wohnung für mich selbst. Irgendwo ein bisschen näher an der Innenstadt.«

»Aha!« Er kippte den Stuhl zurück in Normalposition und blätterte in einer Kartei. »Wohnungen sind im Moment ein bisschen knapp. Das Beste, was ich für Sie tun kann, ist, Ihren Namen aufzunehmen und Ihnen Bescheid zu geben, wenn irgendwas reinkommt.«

»Das Dumme ist nur, ich hab's ein bisschen eilig. Ich muss in Kürze das Land verlassen, und ich würde mich sehr gerne ziemlich bald mit jemand geeinigt haben.«

»Kein Problem«, sagte der junge Mann zum dritten Mal. Seine Aufmerksamkeitsspanne war begrenzt, dachte Lewis, ebenso wie sein Wortschatz. Er bereute, dass er keine etwas pompösere Immobilienfirma aufgesucht hatte. »Überlassen Sie es einfach mir. Ich bin sicher, es wird sich etwas finden.

Mein Name ist Canning. Hugh Canning.« Lewis war sich ziemlich sicher, dass er nie wieder von ihm hören würde. Als er sich zum Gehen wandte, hörte er, wie Hugh Canning den nächsten Kunden mit einem Gesichtsausdruck geheuchelten Vergnügens begrüßte. Zweifellos machte er das den ganzen Tag.

Eine Verzögerung würde ihn vor Schwierigkeiten stellen. Lewis hatte sich selbst schon gesehen, wie er in eine absolut kahle, absolut weiße, absolut effiziente Wohnung gezogen war, in der nur seine Bücher standen. Die Wohnung würde selbstverständlich leer sein, weil er nicht darin wohnen würde, aber sie würde da sein und auf ihn warten, für den Fall, dass er zurückkam. Er betrachtete das Scheitern seines Plans, diese Angelegenheit kurzfristig zu regeln, als den ersten Rückschlag an einem Tag, der nur problematisch werden konnte, doch er wischte das Ganze beiseite, weil er zur Bibliothek wollte, um dort mit Pen zu sprechen. Doch Pen war mit einem Studenten beschäftigt, und er musste sich damit begnügen, ihm einen Zettel hinzulegen, auf dem er – wie sie es oft taten – ein Mittagessen am gewohnten Ort zur gewohnten Zeit vorschlug. Dann marschierte er zu Goldsboroughs Büro, aber dann fiel ihm wieder ein, dass Goldsborough noch in Amerika war und dass er seine Kündigungsrede erst Mitte der nächsten Woche halten konnte. Vielleicht war es sogar besser so, dachte er. Er hatte gar nicht den Wunsch, Goldsborough zu blamieren oder einen Schatten über seine fröhliche Herrschaft zu werfen. Er würde irgendwie zurechtkommen müssen. Es würde eine dieser diskreten kleinen Feiern geben, nachdem die Bibliothek abends zugemacht hatte, mit ein paar Flaschen Wein und den Sekretärinnen in ihren besten Blusen. Goldsborough könnte ein paar Worte sagen, und Lewis konnte ihnen allen versichern, wie glücklich er gewesen war. Und er war ja auch einmal glücklich gewesen, aber das gehörte einer Vergangenheit an, die ihm jetzt weit entfernt vorkam, quasi noch vor dem Sündenfall, kindlich. Er würde ohne Bedauern seinen Hut nehmen.

Der Vormittag verging langsam und ereignislos und mit täuschender Normalität. Lewis fand es so beruhigend, dass er die Gedanken an eine Abreise und ein neues Leben beinahe aufgegeben hätte. Wie ein Mann in Trance hob er die Augen alle paar Minuten zur Uhr: Jede Karte des Stichwortregisters nahm den feierlichen Schimmer eines Reliquienbehälters an. Dass dieses Leben insgesamt zu Ende gehen würde, war eine Tatsache, die ihn bis jetzt nicht gänzlich erreicht hatte: Irgendwie hatte er geglaubt, dass er immer wiederkommen, seine Stelle für ihn freigehalten werden würde, dass sein Schreibtisch auf ihn warten würde, bis er, der verlorene Sohn, schmerzlos wieder in seinen Alltag aufgenommen werden konnte, den er nur aus nacktem Wahnsinn heraus verlassen hatte. Die getriebene Ungeduld, die er eben noch empfunden hatte, als er genau wusste, was er zu tun hatte, wich einem schmerzlichen Gefühl der Zärtlichkeit, sodass er von den trivialsten Anblicken gerührt war: der Kopf eines Studenten, der über ein Buch gebeugt war, eine Sekretärin, die Pen eine Mitteilung auf seinen Schreibtisch legte, ein Assistent, der die Zettel aus der Schachtel mit den Anfragen nahm, langsame Regungen und Bewegungen, vollzogen in einer Atmosphäre himmlischer Ruhe. Sonnenstrahlen fielen durch staubige Fenster auf karamellfarbenes Holz. Es war sehr still: Die Prüfungen fanden gerade statt, und es waren nur noch wenige Leser da. Die Bibliothek war ein großes Holzschiff, bemannt nur noch von der Mindestmannschaft. Über seinem Kopf erzitterte das Gebälk, während Arthur Tooth in der Galerie Bücher in die Regale räumte. Er würde sie alle überdauern, dachte Lewis nicht zum ersten Mal. Diese Bemerkung bekam man hier mehrmals im Jahr zu hören: »Du wirst uns alle überdauern, Arthur«, so sagten die anderen in herzhaftem und leicht verzweifeltem Ton, normalerweise am Ende eines besonders ärgerlichen Gesprächs mit ihm. Obwohl es heiß war, trug Arthur seinen üblichen dreiteiligen Anzug. Zu Mittag setzte er sich präzise seinen Hut auf, nahm seinen Regenschirm und marschierte zu seinem Club. Nach dem Mittagessen, wenn er ein paar Pfefferminzdrops gegessen hatte, um den Rotweingeruch zu vertreiben, döste er im hinteren Bereich der Bibliothek, und zwar so lange, bis Hilary ihm um vier Uhr eine Tasse Tee brachte. Das weckte seine Lebensgeister wieder, und dann verbrachte er die letzte Stunde damit, die Schreibtische zu polieren. Niemand schien das seltsam zu finden, obwohl er die Bücher auf den Tischen oft verschieben musste, um seinen Wunsch nach perfekter Symmetrie zu befriedigen. Die Bemerkungen, die im Laufe eines Arbeitstages an ihn gerichtet wurde, waren ritueller Natur: »Guten Morgen, Arthur« oder »Guten Abend, Arthur«, oder häufiger auch »Nicht jetzt, Arthur.« Für Lewis hatte er früher die Zukunft repräsentiert, die auch ihn erwartete, eine Aussicht, die ihn jetzt mit Grauen erfüllte.

Beim Mittagessen schob er seine unangetastete Quiche zur Seite und kam sofort zur Sache.

»Pen«, sagte er. »Kannst du Emmy dazu bringen, mich anzurufen? Ich will sie nämlich heiraten.«

Pen hob den Blick von einem nachlässig zubereiteten Salat. »Dieses Lokal wird auch immer schlechter«, stellte er fest. »Es wird mir nicht leidtun, hier wegzugehen. Mein lieber alter Junge, du weißt, dass ich nichts lieber täte als das. Aber ich muss dir sagen, dass sie im Moment mit jemand zusammenlebt. Emmy ist für mich ein Problem«, fuhr er fort. »Ich würde über solche Dinge normalerweise nicht reden, aber sie gibt uns Grund zur Besorgnis. Zum einen ist sie nicht immer zu Hause: Die meiste Zeit weiß ich gar nicht, wo sie sich rumtreibt.«

»Heute Morgen war sie zu Hause«, sagte Lewis. »Aber ich konnte sie nicht sprechen, es war jemand anders da.«

»Tja, typisch Emmy. So ist sie eben. Ich wünschte weiß Gott, dass sie mal jemand an die Kandare nähme. Ich wünschte weiß Gott, dass du das sein könntest. Aber mach dir keine allzu großen Hoffnungen, Lewis. Ich werde ihr ausrichten, dass sie sich bei dir melden soll, aber das ist nicht so wichtig. Du tust es ja sowieso selbst. Dann lässt du dich also von Tissy scheiden? Und bleibst hier?«

»Tja, nein«, sagte Lewis. »Ich gehe nach Amerika. Und was Tissy angeht, werde ich mich heute Abend mit ihr zusammensetzen. Ich werde sie um die Scheidung bitten. Sie kann das Haus haben. Ich suche mir eine Wohnung.«

»Du könntest Georges Wohnung haben«, sagte Pen. »Er hat schon die Hälfte seiner Sachen ausgeräumt. Wir können in meinem Haus wohnen, wenn wir in London sind. Mein Gott, so viele Neuigkeiten! Großartig, Lewis, wirklich. Der Gedanke, dass du für immer hierbleiben könntest, war mir immer ein Stachel im Fleisch, obwohl es mir nicht fair vorgekommen wäre, dir das so zu sagen. War das dieser Amerikaner, der dich neulich gesucht hat? Mit Geschenken im Gepäck?«

»Mit dem Angebot einer Gastprofessur im Gepäck«, sagte Lewis. »Ich gehe Ende des Monats. Erst mal nach Paris – der Amerikaner hat mir seine Wohnung zur Verfügung gestellt. Ich beginne, das Gewicht des Unvermeidlichen zu spüren. Werden wir uns jemals wiedersehen, Pen? Wo ist überhaupt Georges Wohnung?«

»Am St Petersburgh Place. Ruf ihn doch mal an. Er wird sie dir sicher gerne zeigen. Natürlich werden wir uns wiedersehen – du wirst runterkommen und bei uns wohnen. Ich freue mich wirklich ganz furchtbar, Lewis.«

»Und wenn ich Emmy heirate ...«

»Ach, na ja, Emmy. Verlass dich nicht zu sehr auf sie, alter Junge. Ich befürchte, sie ist ein böses Mädchen gewesen. In der Tat gibt es gerade jemand, der sie heiraten will. Ehrlich gesagt – ich würde da nicht dazwischenfunken. Es wäre eine große Erleichterung für uns alle, wenn sie sich endlich mal niederlassen würde.«

»Es gibt immer jemand, der sie heiraten will, oder? Letztes Mal, als ich sie gesehen habe, war es auch so.«

»Das war derselbe. Sie hat ihn übel an der Nase herumgeführt, und das hat ihn natürlich nur noch mehr gereizt. Er ist ein ganzes Stückchen älter als sie, im Grunde ideal. Sie sagt, dass sie ihn nicht liebt, aber er würde gut daran tun, sie zu heiraten. Er kennt auch meine Eltern, weißt du. Tatsächlich befürworten wir alle diese Heirat.« Pens vertrautes Lächeln war so freundlich wie immer.

Lewis jedoch war niedergeschlagen, weil er einen Makel in dieser Freundschaft entdeckte. Im Grunde war es doch immer so, dass sich gleich und gleich gerne gesellten, dachte er: Er musste gegen riesige Grundstücke und Privilegien ankämpfen. Ein Mann musste bei so einem Heiratsantrag eine Mitgift mitbringen, und er hatte nichts vorzuweisen außer seinem tadellosen Vorstadthintergrund. Ihm wurde klar, dass man ihm gerade zartfühlend von seinem Vorhaben abgeraten hatte, und er war schockiert und traurig. Diese Gefühle wurden stärker und tiefer. Er bekam Georges Wohnung als Trostpreis.

Am Nachmittag arbeitete er nur wenig. Er würde die Wohnung ungesehen nehmen, dachte er: Jetzt kam es auch nicht mehr darauf an. Es gab schließlich keinen Grund mehr für ihn, in London zu bleiben – tatsächlich wurde ihm kalt bei dem Gedanken, hierzubleiben. Das typisch Englische, dessen Erbe er zu sein gemeint hatte, schien ihn plötzlich auszuschließen. Wenn er in den Trichter seiner bevorstehenden Abreise blickte, schien seine Vertrautheit dahinzuschwinden und seine Zuneigung ins Straucheln zu geraten. Sein stiller Abschied von seiner Tochter – »Warte auf mich! Warte auf mich!« – war im Grunde vor allem ein Aufschrei der Einsamkeit, das wurde ihm jetzt klar. Als wäre sein Herz so schlicht, dass er sich nur in der Gesellschaft eines Kindes wohlfühlen konnte. Er machte sich selbst Vorwürfe wegen seiner Leichtgläubigkeit. Schließlich war die Welt ein kalter Ort. Das hatte er zwar schon immer gewusst, aber seine Naivität oder sein schlichtes Gemüt hatten ihn von diesem Wissen abgeschirmt. Er starrte auf seine Hände und beschloss, so rasch wie möglich abzureisen, noch vor Ende des

Monats. Er war jetzt überflüssig wie ein Kropf. Er würde sich in Paris mit den Millinships treffen und sich in einem Hotel einquartieren, bis sie nach Süden weiterreisten. Wahrscheinlich würde er ein bisschen arbeiten, obwohl er sich eigentlich zu langsam, zu entmutigt und zu unnütz fühlte. Die Arbeit würde ein so illusorisches Hilfsmittel sein, wie sie es vielleicht schon immer gewesen war.

Er war in einer Stimmung trostloser Ruhe, als er sich später mit Tissy traf. Seine kleine Tochter lag mit einer leichten Erkältung im Bett, wofür er fast dankbar war – er wäre zusammengebrochen, wenn er sie gesehen hätte. Tissy empfing ihn förmlich, mit ausgebreitetem weitem Rock und auf dem Schoß gefalteten Händen, wie ein Kind aus dem viktorianischen Zeitalter. Ihre Augen waren bescheiden niedergeschlagen, aber er sah, dass sie angefangen hatte, Make-up zu tragen, was ihrer zerbrechlichen Schönheit eine gewisse Fröhlichkeit verlieh, die fast schon an Kühnheit grenzte. Ihre gesenkten Lider hatte sie mit graublauem Lidschatten geschminkt und sich dazu die Wimpern schwarz getuscht, was eine vorteilhafte Wirkung hatte, derer sie sich zweifellos bewusst war. Ihre Miene war wie immer höchst tugendhaft, als wäre er immer noch im Unrecht. Sie machte keine Anstrengung, ihn willkommen zu heißen, abgesehen von einem gemurmelten »Lewis«, das allerdings mit so schwacher Stimme vorgebracht wurde, als würde er sie gegen ihren Willen zum Geschlechtsverkehr zwingen wollen. Er hatte ganz kurz Mitleid mit Gilbert Bradshaw, aber das ging unter in einer Welle von Bedauern, die ihn überschwemmte, nicht nur wegen seiner Ehe, sondern wegen seines ganzen Lebens.

Ruhig und traurig sagte er: »Also, Tissy, jetzt trennen sich unsere Wege.«

Durch diese simple Feststellung einer Tatsache hatte er sie ihrer gewöhnlichen Waffen beraubt. Er merkte, dass sie wenig zu sagen hatte, wenn sie nicht auf Vorwürfe zurückgreifen konnte. Doch er hatte sie ja auch nicht wegen ihrer Redseligkeit geheiratet, sondern gerade wegen ihrer Stille und ihrer hausfraulichen Neigungen. Er hatte gedacht, dass sie zwei vom gleichen Schlag seien, was sie vielleicht auch wirklich waren. Vielleicht war sie die einzige ihm ähnliche Person, die er jemals kennen würde, denn der Weg zu einer zweiten Ehe war ihm, wie er jetzt erkannte, subtil versperrt worden.

»Sag mal«, meinte er sanft, »hast du mich eigentlich jemals geliebt? Keine Sorge, Tissy. Ich weiß, dass du wieder heiraten wirst. Aber hast du mich jemals geliebt?«

Schweigen. Er dachte, dass sie vielleicht befremdet war von der Sachlichkeit seines Tons. Schließlich sagte sie: »Ich habe dich sehr gern gehabt.«

Oh. Gern gehabt, dachte er. Das sagte ja alles. Er war schockiert, wie wenig es zu sagen gab. So viele Schocks an einem Tag. Er wollte seinen Kopf auf ihren Schoß legen und sagen: »Ich verlasse mein Zuhause, Tissy. Weißt du, was das bedeutet? Du, die du niemals dein Zuhause verlassen hast, die das niemals musste? Ich gehe fort. Willst du denn gar nicht wissen, wohin ich gehe? Ich wünschte, du könntest mich in deinen Gedanken behalten, nur für einen Moment. Manchmal will ich hierbleiben, ohne etwas zu ändern, aber ich weiß in meinem Herzen, dass ich gehen muss. Und es wird Zeit, zu gehen, nicht weil ich muss, sondern weil niemand will, dass ich bleibe. Kümmere dich um mein Kind. Du kannst dir nicht vorstellen, was für eine Qual es für mich bedeutet, diese Worte auszusprechen. Denn ich weiß nicht, wann ich meine Tochter wiedersehen werde, ob ich sie überhaupt jemals wiedersehen werde. Es fühlt sich alles so endgültig an, was ich hier tue, als würde ich nie zurückkommen, nie die Energie dazu finden, das Bedürfnis, niemals eine weitere Abreise überleben. Tissy, ich bin so todtraurig. Sag mir, dass du mich liebst, oder wenn nicht das – denn es stimmt ja gar nicht –, dann sag mir, dass du mich einmal geliebt hast, selbst wenn auch das nicht stimmt. Tissy, sei nett zu mir. Ich kann nicht behaupten, dass ich dich noch liebe, weil ich nicht sicher bin, ob es so ist. Ich weiß nur, dass ich melancholisch werde, wenn ich dich sehe. Weißt du, ich glaube, du fehlst mir jetzt schon. Deswegen kann ich mich auch nicht verabschieden. Ich habe zu viel Angst vor meinen Tränen.«

Stattdessen reichte er ihr einen Zettel mit dem Namen seines Anwalts, den sie wie immer mit jungfräulicher Miene entgegennahm. Sie schien ihm genau so zu handeln, wie es ihrem Wesen entsprach. Nur ihr Moment der Befreiung war uncharakteristisch gewesen, doch selbst der hatte ihr genutzt. Sie war resoluter seitdem.

Er gab ihr einen Kuss auf die kühle Wange, hielt für einen Augenblick ihre Hand. Er versuchte, ihr alles Gute zu wünschen, irgendein letztes zärtliches Wort zu sagen, um die Sache ehrenhaft zu beenden, schaffte es aber nicht. Eine Romanfigur hätte diesen Verzicht als großen Moment betrachtet, während er seine ganze Kraft brauchte, nur um aus dem Haus zu gehen. Ihm war bewusst, dass Mrs Harper stumm auf der Schwelle stand: Sie hatte sich offenbar auch gedacht, dass dieser Moment etwas Besonderes war. »Auf Wiedersehen, Thea«, sagte er und nahm ihre Hand. »Auf Wiedersehen, Lewis«, erwiderte sie. »Hast du deine Adresse hinterlassen? Für den Fall, dass wir irgendetwas brauchen?« Keine Scheidung hätte endgültiger sein können, dachte er sich, als er auch ihr noch einen Kuss gab.

Als er nach Hause kam, rief er bei Emmy an, landete aber nur auf ihrem Anrufbeantworter. Er sagte sich, dass es jetzt auch schon egal war: Er würde sich nur lächerlich machen, noch lächerlicher, als er ohnehin schon war. Bis zu seiner Mittagspause mit Pen waren ihm seine Nachteile nicht klar gewesen. Zweifellos hatte sie ihn abgeschrieben als einen Niemand, einen Einfaltspinsel, der damit überfordert war, sie zu lieben. Er konnte ihre verächtlichen Kommentare förmlich hören, als würde sie mit Pen über ihn sprechen: *petit bourgeois* wäre wohl noch das Harmloseste. Zweifellos war er, ohne es zu wissen, schon immer Zielscheibe ihres Spotts gewesen. Er errötete in der Dunkelheit seines Zimmers, als er sich Pen und George Cheveley vorstellte, wie Emmy ihnen eine Imitation von ihm vorführte, wobei sie sich über all seine Skrupel lustig machte. Er sehnte sich in diesem Moment danach, fortzukommen und sie alle hinter sich zu lassen, vollkommen zu verschwinden. Er wäre sofort in diesem Moment gegangen, wenn er genug Geld dabeigehabt hätte, aber an diesem ungewöhnlich geschäftigen Tag hatte er keine Zeit gehabt, zur Bank zu gehen.

Er hatte schlecht geschlafen, weil sein Kopf sich mit Angelegenheiten aus der Vergangenheit beschäftigt hatte, die er konstant fehlinterpretiert hatte. Mein Zuhause verlassen, dachte er. Das ist die einzige Möglichkeit, und ich muss handeln wie ein Mann. Aber er war froh, aufzustehen, sich zu waschen und anzuziehen und dann in die Bibliothek zu gehen. Er konnte das Haus am frühen Morgen nicht ertragen und flüchtete sich zum Frühstück in ein Café in Collegenähe. Er genoss die Bibliothek, ihr Schweigen, ihre Seufzer, ihre glänzenden Schreibtische und ihre grünen Lampen, als wäre er ein Mönch und dies sein Kloster, oder eher, als wäre er ein Mönch, der das Kloster demnächst verlassen musste, um eine gefährliche Mission unter Fremden auszuführen. Liebe und Freundlichkeit musste seine Parole lauten, dachte er, immer noch darauf bedacht, sich gut zu benehmen. Dennoch war er wie von einer geistigen Kälte befallen, sodass er nur auf seine Hände starrte, seinen Stift ruhen ließ und die Karten für sein Stichwortregister vergessen waren.

Goldsborough würde erleichtert über sein Fortgehen sein – wenn er überhaupt eine Reaktion zeigen würde –, denn jetzt konnte er ihn durch zwei oder sogar drei frische Absolventen ersetzen, die ihn nicht mehr kosten würden als Lewis. Trotzdem hatte Goldsborough den Anstand, ernst bis besorgt dreinzuschauen, als Lewis ihm mitteilte, dass er gehen werde. Er nahm die Brille ab und enthüllte kindlich nackte Augen. Sie schauten sich schweigend an. Goldsborough war schon immer ein Weichling gewesen, dachte Lewis: Kleinigkeiten machten ihn glücklich. »Willst du eine Abschiedsfeier?«, fragte Goldsborough und setzte seine Brille wieder auf.

»Nein, danke, Arnold«, sagte Lewis hastig. »Aber ich würde gerne sofort gehen. Ende dieser Woche. Ich glaube nicht, dass es hier noch viel gibt, wo ich von Nutzen sein kann. Nicht, wenn die Computer schon bald kommen.«

»Gut, Lewis. Ist vielleicht das Beste. Ich meine, es ist besser, wenn ich zu diesem Zeitpunkt einfach neues Personal einstelle.«

»Auf Wiedersehen, Arnold«, sagte Lewis und hielt ihm die Hand hin. »Du bist immer sehr freundlich zu mir gewesen.«

Doch Goldsborough sagte mit angelaufenen Brillengläsern: »Ich hasse Abschiede, Lewis. Viel Glück. Vergiss uns nicht, ja? Alles Gute.«

Ausgerechnet Goldsborough würde ihn also vermissen, dachte er, während er zu seinem Schreibtisch zurückging. Doch die geistige Kälte blieb, obwohl er wusste, dass er eigentlich gerührt sein müsste. Er überschlug die Dinge rasch im Kopf und beschloss, dass er Ende der nächsten Woche abreisen würde. Ihm fiel niemand ein, der das wissen sollte. Zu Mittag ging er in ein Reisebüro und kaufte ein Flugticket nach Paris. Pen hatte gerade ein paar Tage frei. Um ihrer alten Freundschaft willen, auch wenn sie jetzt gelitten hatte, würde er Pen einen Zettel mit seiner Flugnummer auf den Schreibtisch legen. Vielleicht würde er (eventuell sogar mit George) zum Flughafen kommen, um ihn zu verabschieden. Er wusste nicht, wie er es schaffen sollte, von hier wegzugehen, wenn seine Abreise nicht irgendwie offiziellen Charakter hatte.

Seine innere Kälte ermöglichte es ihm, die Formalitäten seines Umzugs zu erledigen, ein paar Bücher auszusortieren, andere in Kisten zu packen, um sie nach Amerika zu schicken, neue Hemden und Socken zu kaufen, sich die

Haare schneiden zu lassen und den Garten ein letztes Mal zu gießen. Er fühlte sich dermaßen entfremdet, dass es ihm gar nicht in den Sinn kam, sich von irgendjemand zu verabschieden: Er fühlte sich unsichtbar. Dennoch führte er ziemlich kompetent die vielen kleinen Aufgaben aus, die seine Tage füllten, Tage, die nicht viel menschliche Gesellschaft boten, nachdem er die Bibliothek erst einmal verlassen hatte. An seinem letzten Abend saß er im Garten, betrachtete seine schimmernden Rosen und roch ihren Duft. Seine Taschen standen im Flur, das Taxi für den nächsten Morgen war bestellt. Ein ganz neues Mitgefühl sagte ihm, dass sich Patienten vor einer Operation so fühlen mussten wie er jetzt, wenn die Vorbereitungen abgeschlossen waren und die Schwester sie für die Nacht allein gelassen hatte. Er überlegte sogar, ob es sich überhaupt noch lohnte, sich ins Bett zu legen und zu versuchen einzuschlafen, denn die Stille des Gartens passte besser zu seinem Zustand, als der beschränkte Raum seines Schlafzimmers es jemals könnte. Am Ende ging er ins Haus, genehmigte sich noch einen Schlummertrunk, stieg die Treppe hoch und zog sich aus. Doch der Schlaf kam nicht, wie er schon seit vielen Nächten nicht mehr gekommen war.

Am Ende war es eine Erleichterung, endlich gehen zu können. Sogar der Flughafen war eine Erleichterung, weil dort alle in derselben Situation waren wie er. Jedes Gesicht war angespannt und nervös. Er war jetzt völlig ruhig und hatte sich in sein Schicksal ergeben: Die Skalpelle des Chirurgen waren geschliffen, die Instrumente lagen bereit. Jetzt musste er nur noch auf den Operationstisch steigen. Wenn überhaupt, dann war jetzt der Moment, sich wie ein Held zu benehmen, auf unbeschreibliche Ressourcen zurückzugreifen. Doch er war solcher Fantasien müde, und als sein Flug aufgerufen wurde, stand er sofort auf und nahm seinen Koffer – er wollte es endlich hinter sich bringen. Als er sich zu einem letzten Blick nach England umdrehte, erblickte er Emmy, die sich mit ihren fliegenden, langen Halsketten durch die Menge drängte, wobei sie lachte, fluchte, sich entschuldigte und dabei ihre Bordkarte in der erhobenen Hand schwenkte.

## NACHWORT

von Volker Weidermann

Ganz am Ende dieser unendlich traurigen Geschichte wäre eigentlich der Moment, all die Ressourcen seines Lesens in Leben zu verwandeln. Sein ganzes ruhiges Leben lang hat sich unser stiller Freund Lewis Percy mit dem Archetypen des Helden in der Literatur beschäftigt. Er hat von Helden gelesen, hat über Helden geschrieben, und er hat es sehr, sehr gut gemacht. Alle bestätigen ihm das staunend. So ein ruhiger, blasser, unauffälliger, bescheidener Mann – und weiß so viel über das Heldentum im Laufe der Geschichte. Etwas überrascht sind sie schon, alle, die sein Werk über episch große Männer lesen. Irgendetwas scheint da nicht ganz zusammenzupassen zwischen Geschriebenem und Schreibendem. Es sind zwei Welten. Eine aus Papier. Eine aus der dünnen Luft des Alltags. Es ist, als gäbe es ihn zweimal: Lewis, den Heldenkenner, und Lewis, den Mann aus Angst.

Anita Brookners phänomenaler Roman *Ein tugendhafter Mann*, der 1989 im englischen Original unter dem Titel *Lewis Percy* erschienen ist, erzählt die Geschichte eines papierenen Helden, der versucht, sich in einen Helden des Lebens zu verwandeln. Es geht um die große Frage, ob Literatur eigentlich zu irgendetwas gut ist. Ob sie hilfreich sein kann, als Leitfaden, als Leuchtfeuer, als Waffe oder als eine Festung, in der wir uns in Sicherheit bringen können, um uns vor dem Leben da draußen zu schützen. Unser Mann, der Heldenforscher Lewis Percy, taumelt zwischen den verschiedenen Antwortmöglichkeiten hin und her.

Und ganz am Ende also, als er ein Mal im Leben beschließt, all sein aufgehäuftes Heldenwissen wie einen Zauberspruch des Lebens endlich anzuwenden, in höchster Not die Superkräfte seiner Forschung aus der Flasche zu lassen und für sich und für sein Leben zu gebrauchen, da überkommt ihn diese große Müdigkeit, und ein schreckliches Wissen von der Vergeblichkeit allen Tuns hier auf Erden ergreift von ihm Besitz. Der eine Moment, auf den er sein Leben lang hingeforscht hatte, Lewis lässt ihn einfach vorüberziehen: »Wenn überhaupt«, so schreibt Anita Brookner ganz zum Schluss dieses wunderschönen Buches, »dann war jetzt der Moment, sich wie ein Held zu benehmen, auf unbeschreibliche Ressourcen zurückzugreifen.« Und wir schauen, wir lesen, wir warten, wir zittern – aber der Moment geht vorbei, ungenutzt: »Doch er war solcher Fantasien müde, und als sein Flug aufgerufen wurde, stand er sofort auf und nahm seinen Koffer – er wollte es endlich hinter sich bringen.«

Ja. Und dann geschieht – Sie haben es gerade gelesen: eines der überraschendsten Enden der Literaturgeschichte. Anita Brookner braucht nur vier Zeilen, um ein auf so vielen Seiten vorbereitetes, scheinbar endgültiges Unglück in ein unwahrscheinliches Glück zu verwandeln: Emmy mit der Bordkarte in der Hand. Bereit zum Abheben in ein neues, gemeinsames Leben. Ein Wunder.

Wir waren darauf wirklich nicht vorbereitet. Die Menschen in Anita Brookners Roman leben wie hinter Glas ihr Leben in unberührbarer Einsamkeit. Beinahe nie wagen sie sich in eine Zweisamkeit hinaus. Doch selbst wenn sie diesen tollkühnen Schritt ins Leben tun, schreiten sie wie auf Messerspitzen ängstlich voran. Jede Unwägbarkeit könnte sie zu Fall bringen und in die tödlichen Messer stürzen lassen. Sie haben ihre Konventionen, ihre Salons, ihre Bibliothek, ihre Bücher als Festungen um sich herum gebaut. Sie fürchten nichts so sehr wie die Welt da draußen. Die Freiheit. Den Wind. Die Gefühle. Diesen ganzen Wirbelsturm des Lebens.

Lewis, der Heldenforscher, entschließt sich zur Ehe aus rein praktischen Gründen. Die Mutter ist tot. Wer kann sie ersetzen? Als Haushaltshilfe, treues Möbel, Mitgefangene des Lebens, das Wesen, das stets zu Hause wartet? Der Moment, in dem er sich für Tissy als Ehepartnerin entscheidet, ist an sachlicher, antiromantischer Brutalität und Kälte schwer zu übertreffen: »Trotzdem blieb ihm auf dem Heimweg, mit den ausgeliehenen Büchern unterm Arm, das Bild von Miss Harper, Tissy, im Gedächtnis, winzig, kühl, ewig distanziert, wie etwas, was man durch ein umgedrehtes Fernglas betrachtet. Er hatte sie eigentlich für ziemlich reizlos gehalten. Sie könnte vielleicht jemand sein, den er heiraten könnte, dachte er sich, denn er verzagte bei dem Gedanken an das leere Haus seiner Mutter.«

Es ist, als habe sich ein Insektenforscher für eine Kellerassel als Lebenspartnerin entschieden. Doch anders als bei Insektenforschern üblich, betrachtet er dieses »Etwas« nicht mit einer Lupe oder unter dem Mikroskop – sondern durch ein umgedrehtes Fernglas. Das heißt: es soll viel kleiner und viel ferner als in der Wirklichkeit erscheinen. Bitte nicht groß. Bitte nicht nah.

Die große englische Autorin Anita Brookner wusste selbst lange Zeit nicht, dass sie eine Schriftstellerin ist. Sie musste über fünfzig Jahre alt werden, um dieses unglaubliche Talent, diese erzählerische Kraft in sich zu entdecken. Sie hatte Kunstgeschichte am King's College in London studiert, übernahm als erste Frau die renommierte Slade-Professur der Schönen Künste an der Universität in Cambridge und schrieb biografische Fachbücher über französische Maler und auch ein Werk über Schriftsteller als Kunstkritiker.

Doch dann fing ihr wahres Leben an: Als sie 53 Jahre alt war, erschein ihr schriftstellerisches Debüt *Ein Start ins Leben*, und Anita Brookner wurde damit wie ein Komet in den Sternenhimmel der Literatur geschossen, und als hätte sie in der ersten Hälfte ihres Lebens nur auf diese Befreiung gewartet, erschien ab sofort Jahr für Jahr ein neuer Roman. Schon ihr vierter Roman *Hotel du Lac* wurde mit dem Booker-Preis ausgezeichnet. Ihr Ruhm war ebenso spät wie groß. Und die Figurenwelt, die sie von nun an in ihren Büchern entwarf, wirkte so, als habe sie jahrelang auf ihren Auftritt gewartet.

Anita Brookners Eltern schrieben sich noch Bruckner und waren als Juden, aus Angst vor Pogromen in ihrer Heimat, aus Polen nach England emigriert. Anita Brookner schildert sie als ängstliche, unglückliche Menschen. Ihr Vater identifizierte sich ganz und gar mit der Welt der Romane von Charles Dickens, und ihre Mutter hatte eine Karriere als Konzert-Sängerin begonnen, gab das Singen aber für die

Ehe auf. Ihre Eltern lebten in London in engen, isolierten Familienverhältnissen. Onkel, Tanten, Großeltern, Cousinen, Cousins – »sie waren entwurzelt und zerbrechlich, eine unglückliche Brut«, so beschreibt Brookner die Familie, und sie selbst habe lange Zeit gedacht, die ganze Welt sei wie ihre Familie, sei wie diese ängstliche polnisch-jüdische Emigrantengemeinschaft. Und Anita Brookner sagt, sie habe es stets als Auftrag ihres Lebens verstanden, diese unglückliche Brut zu beschützen.

Besonders eindrücklich beschreibt sie, wie es war, wenn ihre Mutter zu Hause sang. Sie war eine tief in Melancholie versunkene Frau. Aber wenn sie sang, änderte sich das. Dann war sie wie verwandelt. Ihr Ehemann hasste es, wenn sie sang. »Kein Wunder«, sagt Brookner. Sie hatte ihre Gesangskarriere ja für ihn und für die Ehe mit ihm aufgegeben. Und sie hatte niemals Leidenschaften für irgendetwas im Leben gezeigt – schon gar nicht für ihren Mann –, außer für die Musik. Der Gesang war Befreiung für sie. Und ihr Mann hatte gute Gründe, ihr Singen als einen Vorwurf an sich zu verstehen. Und als einen Beleg dafür, dass sie in Wahrheit sehr wohl ein leidenschaftlicher Mensch war. Nur eben – nicht im Zusammensein mit ihm. Ihre Tochter dachte stets, sie könne das Unglück ihrer Eltern und der ganzen entwurzelten Familie verkleinern oder in eine Art Glück verwandeln. Sie konnte es nicht.

Viel von der Traurigkeit ihrer Herkunftsfamilie hat Anita Brookner in sich selbst getragen. »Mein Leben war eine Enttäuschung« hat sie gesagt. Und dass sie bei ihrem ersten Auftritt im Leben irgendwie mit dem falschen Fuß aufgestanden sei. Sie musste ihr falsch begonnenes Leben mit aller Macht neu ordnen. Einen Neustart – befreit von der Herkunftswelt.

So kam das Schreiben zu ihr. »Das Schreiben hat mich von der Lebensverzweiflung befreit«, sagt sie. Sie könne das während des Schreibens spüren. Es habe sie weicher gemacht, verständnisvoller und aufmerksamer für andere Menschen.

Man kann das in jeder Zeile des »Tugendhaften Mannes« spüren, finde ich. Anita Brookner blickt voller Mitleid und Staunen auf die einsamen Menschen, die die Romanwelt bevölkern: Tissy, dieses zerbrechliche Menschenkind, das so wenig braucht, um glücklich zu sein. Etwas Ruhe, Geborgenheit, Sicherheit und Wärme. Wie wahnsinnig traurig ist das Gespräch der beiden Eheleute, wenn Lewis zu ihr sagt, sie sei doch auch nicht glücklich in ihrer kalten, leisen Ehe, und sie darauf antwortet: Natürlich sei sie glücklich. Sie wolle nicht mehr als das.

Und wie gut spürt sie, als Emmy, die leichtlebige, verführerische Schauspielerin, zu ihnen zu Besuch kommt, die feindliche Macht. Sie spürt – obwohl gar nichts Auffälliges vorgefallen ist –, dass diese alles hat und kann und ausstrahlt, was sie selbst nicht hat. Eigentlich weiß sie schon alles, als Lewis ihren Besuch nur ankündigt. Sie weiß um ihre Unzulänglichkeit. Sie weiß, dass sie unterliegen wird, egal welcher Gegnerin. Sie will nicht kämpfen. Sie will nur geborgen, will nur in Sicherheit sein. Lange bevor Lewis an so etwas wie Ehebruch auch nur denkt, hat sie schon angstvoll vorausgedacht. Vorausgefürchtet. Und sie flüchtet lieber wieder zurück, in diese rote Gebärmutterwohnung ihrer Mutter. Für immer gefangen und geborgen im Mutterleib.

Sie sind alle Isolierte und Ängstliche in dieser Welt der Anita Brookner. Die Ängstlichste ist wahrscheinlich die äußerlich Mutigste und Freieste: Emmy. So viele Leben hat sie hinter sich, so viele Lieben. So oft wurde sie enttäuscht. Ein versehrter, liebesbedürftiger Mensch.

»Gut möglich, dass am Ende der Liebe immer Traurigkeit stand, oder, wenn nicht am Ende, dann eben irgendwo unterwegs«, heißt es im Roman.

Diese Traurigkeit grundiert alles in diesem Panoptikum der Enttäuschten und der Furchtsamen. Es scheint, als fürchteten all die Menschen, die Anita Brookner mit ihrer traurigen Liebe beschreibt, alle nur diesen einen Moment der großen Enttäuschung. Als würden sie sich alle die Mitmenschen mit einem umgedrehten Fernglas vom Leibe halten. So bringen sie sich in Sicherheit.

Aber Anita Brookner hat ja das Schreiben begonnen, um das Leben neu zu programmieren. Das Leben ihrer Helden und ihr eigenes Leben. Es ist, als sei ihr das selbst wenige Zeilen vor Schluss siedend heiß wieder eingefallen. Sie kann ja einfach: Glück erfinden. Sie kann ja Emmy einfach eine Bordkarte in die Hand zaubern. Sie kann diese Welt der Vereinzelten und ihre Bewohner ja einfach erlösen. Lewis und Emmy fliegen zusammen nach Amerika. Die Antwort auf die Frage, wie groß ihr Glück, ihre Liebe, ihre Enttäuschung sein wird – hat Anita Brookner ganz allein uns überlassen.